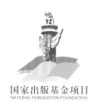

"十四五"时期国家重点出版物出版专项规划项目

脊柱微创外科前沿与创新手术丛书

国家出版基金项目
NATIONAL PUBLICATION FOUNDATION

脊柱内镜辅助下腰椎融合术

Percutaneous Endoscopic Lumbar Interbody Fusion

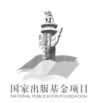

国家出版基金项目
NATIONAL PUBLICATION FOUNDATION

"十四五"时期国家重点出版物出版专项规划项目
脊柱微创外科前沿与创新手术丛书

脊柱内镜辅助下腰椎融合术

Percutaneous Endoscopic Lumbar Interbody Fusion

主　　审　海　涌　周　跃　刘晓光

主　　编　杨晋才　李长青　祝　斌　陈博来

副 主 编　尹　鹏　蒋　毅　马学晓　李利军

秘　　书　韩　渤

北京大学医学出版社

JIZHU NEIJING FUZHU XIA YAOZHUI RONGHESHU

图书在版编目（CIP）数据

脊柱内镜辅助下腰椎融合术 / 杨晋才，李长青，祝斌等主编 .
– 北京：北京大学医学出版社，2024.1
ISBN 978-7-5659-3077-5

Ⅰ．①脊… Ⅱ．①杨… ②李… ③祝… Ⅲ．①腰椎—
脊柱病—外科手术 Ⅳ．① R681.5

中国国家版本馆 CIP 数据核字 (2024) 第 038304 号

脊柱内镜辅助下腰椎融合术

主　　编：杨晋才　李长青　祝　斌　陈博来
出版发行：北京大学医学出版社
地　　址：（100191）北京市海淀区学院路 38 号　北京大学医学部院内
电　　话：发行部 010-82802230；图书邮购 010-82802495
网　　址：http ://www.pumpress.com.cn
E－mail：booksale@bjmu.edu.cn
印　　刷：北京金康利印刷有限公司
经　　销：新华书店
责任编辑：冯智勇　　责任校对：靳新强　　责任印制：李　啸
开　　本：889 mm × 1194 mm　1/16　印张：15.5　字数：525 千字
版　　次：2024 年 1 月第 1 版　2024 年 1 月第 1 次印刷
书　　号：ISBN 978-7-5659-3077-5
定　　价：198.00 元

编者名单

主　审

海　涌　首都医科大学附属北京朝阳医院

周　跃　陆军军医大学第二附属医院

刘晓光　北京大学第三医院

主　编

杨晋才　首都医科大学附属北京朝阳医院

李长青　陆军军医大学第二附属医院

祝　斌　首都医科大学附属北京友谊医院

副主编

尹　鹏　首都医科大学附属北京朝阳医院

蒋　毅　北京市海淀医院

陈博来　广东省中医院

编　者（按姓名汉语拼音排序）

常建军　山西白求恩医院

陈博来　广东省中医院

程黎明　上海同济大学附属同济医院

戴瑜亮　中南大学湘雅二医院

丁红涛　北京积水潭医院

冯皓宇　山西白求恩医院

海　涌　首都医科大学附属北京朝阳医院

韩　渤　首都医科大学附属北京朝阳医院

韩超凡　首都医科大学附属北京朝阳医院

贺　毅　河南省直第三人民医院

黄亚增　浙江省人民医院

蒋　彬　中南大学湘雅二医院

蒋　毅　北京市海淀医院

孔清泉　四川大学华西医院

郎　昭　北京积水潭医院

李长青　陆军军医大学新桥医院

李海音　陆军军医大学新桥医院

李　健　北京市海淀医院

李利军　山西省人民医院
李永津　广东省中医院
李子全　北京协和医院
梁伟时　首都医科大学附属北京朝阳医院
刘　畅　北京市海淀医院
刘晓光　北京大学第三医院
刘　正　北京大学首钢医院
马海军　河南省直第三人民医院
马　明　北京市海淀医院
马学晓　青岛大学附属医院
孟　海　首都医科大学附属北京友谊医院
苏国义　广东省中医院
王　冰　中南大学湘雅二医院
王云生　首都医科大学附属北京朝阳医院
向卿志　上海同济大学附属同济医院
许德荣　青岛大学附属医院
杨晋才　首都医科大学附属北京朝阳医院
杨　雍　首都医科大学附属北京友谊医院
尹　鹏　首都医科大学附属北京朝阳医院
于　研　上海同济大学附属同济医院
余可谊　北京协和医院
袁　帅　北京市海淀医院
占旭强　上海同济大学附属同济医院
张　斌　四川大学华西医院
张捷迅　北京市海淀医院
赵廷潇　浙江省人民医院
赵小兵　河南省直第三人民医院
周传利　青岛大学附属医院
周红刚　河南省直第三人民医院
周　跃　陆军军医大学新桥医院
祝　斌　首都医科大学附属北京友谊医院

秘　书
韩　渤　首都医科大学附属北京朝阳医院

文字秘书组（首都医科大学附属北京朝阳医院骨科）
范哲轩　高海峰　黄继旋　庞大明　孙　端
王建强　杨逸寒　张耀申　邹聪颖

视频秘书组（首都医科大学附属北京朝阳医院骨科）
范哲轩　高海峰　庞大明　王建强　许春阳　张耀申

序　言

　　非常荣幸与开心受主编杨晋才教授的邀请，为新书《脊柱内镜辅助下腰椎融合术》写序。同时，我也感到紧张与责任重大，不知自己是否能够担当重任，从科学、客观、真实的角度来介绍本书的特色和价值，因为《脊柱内镜辅助下腰椎融合术》是我目前见到的唯一一本专门为内镜辅助下腰椎融合术而撰写的专著。不得不说，我看到这本书时非常感慨，因为其内容既详细全面，又很实用。全书共有16章，分别从腰椎融合术的历史发展，单通道、双通道内镜辅助下腰椎融合技术以及相关的融合材料和内固定选择方面进行了详细的介绍与描述，特别是针对不同内镜辅助下的各种腰椎融合技术，以及近年来中国医生在内镜辅助下进行的腰椎融合的创新技术进行了全面介绍。我相信，通过阅读本书，读者不但能够清楚地了解脊柱内镜融合技术的发展历史，还能学习和掌握最新、最实用的脊柱内镜融合操作技术与正确的适应证选择。

　　脊柱内镜技术已有近20年的发展历史，从早期的显微内镜技术到后来的单孔单通道同轴内镜技术和近年来迅猛发展的双孔双通道非同轴内镜技术。这些技术在临床的推广应用，极大地促进了中国微创脊柱外科技术的发展与进步，也是中国内镜技术走向世界、引领世界微创脊柱外科发展的重要标志。其中，内镜辅助下腰椎融合技术是最具有挑战性和最具创新性的技术，而中国医生也为此做了大量的技术创新、临床应用与教育推广，为世界脊柱内镜技术的发展做出了不懈努力与突出贡献。本书的编写，聚集了中国一大批著名的脊柱微创内镜专家、学者。他们在脊柱微创外科领域做出了杰出贡献，同时，他们也把自己宝贵的临床经验与体会融入本书的撰写中，从而使这本著作更加经典与实用。这让我由衷地感到敬佩。

　　本书经过数年的筹划、编写，终于问世了。作为中国微创外科技术的先行者，在此，我对本书的顺利出版表示衷心的祝贺，对各位作者表示衷心的感谢。

前　言

众所周知，周跃教授是中国脊柱微创外科领域"教父"级的人物，他推动了中国脊柱微创技术的普及与发展。2014年在新桥医院的一次交流会上，一位德国教授报道的1例内镜下经椎间孔腰椎融合手术引起了我的注意，2015年周跃教授在一次学术交流会上也报道了镜下融合的初步临床经验，同时期我们也在潜心研究脊柱内镜下腰椎减压融合手术的相关问题。

学习相关文献后，我总结了当时镜下融合技术存在的几个问题：第一，椎间孔区域出口神经与上关节突之间的距离很小，8 mm直径的工作通道的置入需要一定技巧，植入一个至少不小于常规8 mm×10 mm大的融合器对出口神经根的损伤风险是很大的；第二，通常内镜下手术器械的直径为2.5～3.5 mm，处理椎间盘组织困难重重，很难实现彻底切除软骨终板；第三，由于技术问题，植入的融合器与椎间隙不匹配，其结果就是术后发生融合器移位的比例很高。基于这些问题我们进行了研究，认为解决以上困难的途径如下：①经皮上关节突安全切除，使得工作通道可以直接进入安全三角；②增大脊柱内镜操作通道；③创新设计经皮腰椎融合的操作工具；④创新设计和使用高度可调椎间融合器。于是，朝阳医院骨科海涌、杨晋才团队于2014年开始进行手术方法、器械及高度可调融合器的设计与创新。2015年相关研究成果获得专利并进行了模拟手术实验。2016年获得临床研究的成功。2018年开始进行推广。同年，周跃教授也推出了ZELIF技术，设计弹片式可撑开的通道，可以植入临床需要的任何高度的融合器。2016年大通道内镜应用于临床，推动了内镜下腰椎融合的发展，最重要的标志就是在开展大通道内镜椎管减压技术熟练后直接进行椎间融合。周跃教授发明了镜外环锯，使得经腰椎后侧入路大通道内镜辅助下腰椎减压融合手术更加安全、快捷。

2018年后国内内镜辅助下腰椎融合技术得到大力推广，逐渐形成了具有代表性的三种不同入路的技术，分别是：①经后路椎板间入路，类似经典的PLIF技术，以切除部分椎板、下关节突与部分上关节突为特点，术中使用镜外环锯，直视下操作，安全、快捷，手术时间短；②经椎间孔入路，类似经典TLIF技术，以切除上、下关节突为特点，术中主要使用钩舌状套筒与安全环锯，切除上关节突，工作通道直接进入安全三角，典型技术如PE-TLIF技术；③经椎间孔远外侧入路，以经椎间孔外侧入路进行椎间孔成形切除部分或更多上关节突为特点，术中使用Zessys双通道关节突成形系统及弹片式工作套筒，典型技术如ZLIF技术。

2018年前后，在国内脊柱微创外科专家们的共同努力下，内镜辅助下腰椎融合技术犹如雨后春笋，迅速开展并普及。据不完全统计，到2022年底国内开展内镜辅助下融合术的医院近千家，甚至有一些县级医院也已经有相当数量（百例以上）的手术经验。随着脊柱微创技术的进一步推广，越来越多的医生开展内镜辅助下腰椎融合术。有很多年轻的医生都希望有一本专业的书籍来介绍内镜辅助下腰椎融合技术。对于一个新技术来讲，早期经验非常重要。鉴于此，在周跃教授、海涌教授和刘晓光教授的号召与指导下，我们组织了在国内较早开展内镜辅助下腰椎融合技术的相关专家进行了该书的编写。

本书内容主要分为三部分：第一部分主要介绍腰椎融合术的基础知识，包含腰椎融合术的发展史、脊柱内镜下腰椎融合术的发展历程、腰椎内固定技术以及内固定生物力学和植骨材料学等内容，旨在为读者提供开展内镜辅助下腰椎融合术的相关基础知识，掌握腰椎融合的原则，不能为了"融合"而"融合"。第二部分为技术实战篇，涵盖上面提到的三种入路的不同技术，由7位专家分别介绍了自己在后路椎板间入路技术方面的技巧与经验。经后外侧入路与远外侧入路的PE-TLIF技术和ZLIF技术分别由发明单位作者亲自介绍。第三部分对导航技术在镜下融合中的应用、循证医学以及目前内镜辅助下融合术面临的问题与挑战进行阐述，为内镜辅助下腰椎融合技术的未来发展提出一些观点。

本书在图文并茂的基础上增加了关键技术的手术视频，读者可以通过扫描二维码观看以进行更直观的学习、借鉴，这也是本书的一大特点。希望本书能够给大家带来完整的技术理念，同时给读者提供可以借鉴的技术、技巧等。

因技术发展迅速，本书中不妥之处在所难免，欢迎读者积极提出建议，以便我们完善修改，共同促进我国脊柱微创外科事业的发展。

视频目录

视频资源获取说明

◆ 在使用本书增值服务之前，请您刮开右侧二维码，使用 微信扫码激活。

* 温馨提示：每个激活二维码只能绑定一个微信号。

◆ 扫描对应页码中的二维码观看视频。

目　录

第一章　腰椎融合术的发展历史

腰椎融合术是治疗腰椎疾患的一项基本技术，用于治疗腰椎感染、创伤、畸形、肿瘤以及退变性疾病已有 100 多年的历史。这些疾病在手术中往往需要进行广泛的椎板切除减压，切除椎间盘以及部分或者全部关节突，破坏了腰椎后方的稳定结构，从而对腰椎的稳定性产生影响。因此，腰椎的稳定性重建成为腰椎手术的一个重要目的。腰椎融合术通过手术植骨和内固定稳定的方法使椎间关节之间发生骨性融合，从而建立和维持腰椎稳定性。维持稳定是脊柱发挥运动、支持和保护脊髓与神经根等生理功能的基础。随着脊柱外科技术和内固定器械的迅猛发展，腰椎融合术越来越多地应用于临床。

纵观百年发展进程，腰椎融合术出现了许多改良术式用以提高临床疗效，特别是自 20 世纪 80 年代发展起来的脊柱生物力学，通过对脊柱正常解剖结构的生物力学测试、椎间盘结构的应力分析、手术方式对脊柱结构及稳定性的影响以及脊柱内固定器械的生物力学研究，进一步阐明了腰椎后方结构和腰椎椎间关节对腰椎整体稳定的重要性，为脊柱融合术提供了理论依据。从早期的后方融合、后外侧融合（posterolateral fusion，PLF）发展到现在的后路腰椎椎体间融合（posterior lumbar interbody fusion，PLIF）、经椎间孔后路腰椎椎体间融合（transforaminal posterior lumbar interbody fusion，TLIF）、前路腰椎椎体间融合（anterior lumbar interbody fusion，ALIF）、通道下微创腰椎融合，以及脊柱内镜辅助下的腰椎融合术。

一、传统腰椎融合术
（一）腰椎后方融合术

脊柱融合概念由 Hibbs 和 Albee 于 1911 年首次提出。其中 Albee 在动物实验中，首次将肢体骨移植于脊柱上，奠定了"Albee 骨移植"的基础理论。

Hibbs 则首次报道腰椎后侧融合术，又称 Hibbs 融合术，是文献记载的最早的腰椎融合术式，其融合的部位为双侧椎板和关节突关节，手术方法是将棘突劈开、关节面软骨切除、椎板皮质切开使之能够相互融合。这种手术在 1920 年后渐渐地用于脊柱侧弯、脊柱骨折、因腰椎疾病引起的疼痛等，但该术式的使用前提是椎板必须保持完整，且其承担的载荷很小，不到脊柱轴向静载荷的 20%，而且不能解决因退变或破裂的椎间盘产生的椎间盘源性腰痛，其适应证非常局限。现在该术式已很少使用，基本上被淘汰，但它开创了脊柱融合的先河，为脊柱融合手术的后续发展奠定了基础。

（二）腰椎后外侧融合术

1948 年，Cleveland、Bosworth 和 Thompson 首次报道了腰椎后外侧融合（PLF）。其最初用于 Hibbs 融合术融合失败、假关节形成的翻修，对 Hibbs 融合术进行了改进，将融合的部位延伸至横突基部、关节突及峡部，所以又被称为横突间融合术。该术式是将病变椎体节段横突和小关节充分去皮质化后，于植骨床填充大量骨块，使骨床与骨块在紧密接触下充分融合，现主要用于因腰椎退行性失稳而出现严重顽固性腰痛症状的患者。

与 Hibbs 融合术相比，PLF 适应证较广泛，其优点为：可同时行后路减压术，解除椎管狭窄、侧隐窝狭窄所致症状；横突及关节突处血供较为丰富，植骨床大，血供丰富，融合率高；手术入路简单，易暴露，对椎管内的重要结构，诸如脊髓、神经组织及血管的干扰性小，无植骨块滑入椎管的风险，各种并发症发生率较低；横突间及其背侧形成骨桥后可以产生"张力带"效应，具有良好的剪力及抗张力等力学优势。缺点亦较多：不符合脊柱生物力学，不能恢复前柱及中柱的稳定；创伤大，椎旁肌肉损伤严重；植骨床处理困难，需要植骨量多，融合率低，易形成假关节；同 Hibbs 融合术一样，PLF 不能解决椎间盘源性腰痛问题。

（三）后路腰椎椎体间融合术

1936 年，Mercer 提出理想的脊柱融合方法是腰椎椎体间融合。1953 年 Cloward 率先将 PLIF 技术应用于脊柱外科领域，是临床应用更加广泛的椎间融合方法之一。经后路同时完成椎管减压及椎间盘的切除，将后路切除的椎板修成楔形骨块植于腰椎间隙完成椎间融合，获得腰椎前中柱的稳定，并恢复椎间高度，取得了良好的效果并快速推广。

腰椎节段性不稳的患者通常合并不同程度的椎管狭窄和（或）椎间盘病变，只有做到充分减压和坚固脊柱融合才能使手术疗效更加确切。PLIF 可以切除椎间盘组织，进行椎间融合，以及广泛切除增生退变的椎板、关节突、黄韧带等结构，使神经根及硬膜囊清楚暴露，从而做到充分减压。PLIF 术后软组织广泛剥离，关节突、椎板等结构切除后使腰椎后柱稳定结构遭到医源性破坏，因此，行椎弓根钉棒系统内固定术可避免腰椎失稳的发生。同时，在植入椎间融合器时起临时撑开椎间隙作用，植骨后对植骨材料进行加压，预防植骨块移位并恢复腰椎生理性前凸及神经根管的高度，进而能在最大程度上松解受压神经，维持矢状面稳定。

该术式优势在于：大量切除了椎间盘，解决了可能的疼痛源，恢复了椎间高度，保持了脊柱的生理曲度，减压神经根，融合率高。其缺点在于：由于减压范围的需要，常常会切除包括棘突、小关节、椎板等脊柱重要结构，破坏后柱的稳定性；术中需要将硬膜及神经根牵拉过中线，会增加硬膜及神经根并发症；L3 以上节段由于脊髓圆锥的存在、硬膜完全牵拉范围较小，因此仅限于下腰椎水平；存在植骨块脱出、术后形成瘢痕再次压迫硬膜和神经根、硬膜外纤维化及硬膜外大部分血供丢失等风险。

（四）经椎间孔入路椎体间融合术

1982 年 Harms 等结合前人经验，在 PLIF 技术的基础上进行改良，首次介绍了 TLIF 技术。通过后路旁正中切口肌间隙入路，切除关节突关节内侧大部分或全部，经椎间孔达到减压和融合。

该术式优势在于：通过单侧入路提供整体前柱支撑，由于充分保留脊柱前后韧带复合体，从而能够对植入的骨块起到张力带作用并能够防止植入物向外滑出；无须打开椎管，避免破坏椎板结构和牵拉神经根、硬膜囊，减少椎间融合对神经结构的牵拉，较 PLIF 神经损伤的发生率低，降低硬膜外或神经周围瘢痕形成所致的神经根损伤风险；保留了后柱中的棘间韧带、棘上韧带等中线支持结构，很大程度保留了脊柱的稳定性；避免前路融合手术中常见的腹膜后脏器、大血管损伤及腹壁损伤等并发症；不易对脊髓圆锥造成损伤，所以适合于所有腰椎节段的椎间融合。TLIF 技术用于腰椎翻修手术时优点较为突出，由于第一次手术很少涉及椎间孔区域，该术式能避开常规 PLIF 术后腰背部瘢痕组织形成所致的硬膜外间隙粘连，使神经根管得到彻底减压，并进行椎体间植骨融合。因此 TLIF 的主要适应证为腰椎术后翻修，单侧神经根管狭窄，合并单侧神经根症状的轻、中度椎体滑脱及假关节形成等。

但是该技术偏于显露一侧，无法处理中央椎管的病理因素，因此不适合于中央型椎管狭窄、中央型椎间盘突出；TLIF 还可因术中长时间牵拉腰背部软组织，使相应肌肉丧失神经支配，导致肌肉萎缩，从而造成患者术后腰背部持续无力。该技术需要医生拥有熟练的手术技术及解剖学基础，手术操作难度也更大，对脊柱外科医生的要求也更高。

（五）前路腰椎椎体间融合术

ALIF 技术由 Capener 于 1932 年首次应用于临床治疗腰椎滑脱症，得到满意的临床效果。随着各种椎间融合器的出现，已经发展成为一种成熟的腰椎融合技术，ALIF 的主要适应证包括椎间盘源性腰痛、退行性腰椎不稳、腰椎滑脱症（小于Ⅱ度）；禁忌证包括过度肥胖、来源于后柱的腰椎管狭窄、既往有经腹膜后间隙手术史、腰椎滑脱（大于Ⅱ度）和严重骨质疏松。

由于单纯 ALIF 难以维持脊柱稳定性，且单纯融合固定易引起融合器下沉，因此 ALIF 联合前路钛板曾一度为广大脊柱外科医师所接受。Beaubien 等对腰椎前路钛板的生物力学强度进行测试发现，经前路置入腰椎椎体间融合器联合钛板的固定强度低于前路置入椎间融合器后再联合后路椎弓根钉棒系统的固定强度。但联合后路椎弓根钉棒系统固定需要术中广泛剥离椎旁肌，进而增加术中出血量、延长手术时间，增加了手术的复杂程度，从而增加医源性损伤，增加术后腰部顽固性疼痛、腰背肌肉僵硬的发生率，一定程度上影响临床疗效，故 ALIF 中联合前路钛板固定更易为脊柱外科医师所接受。

标准的 ALIF 可分为正中经腹膜入路以及经腹膜后间隙入路。其特点为从前方进入椎间隙，对椎管内的结构干扰非常小，避免了神经根和硬膜囊的损伤及瘢痕的形成，不会损伤到腰椎后部骨性结构及椎旁肌，能更有效地撑开和恢复椎间隙高度，彻底地清除变性的椎间盘，植骨床面积大，融合率高。缺点在于：ALIF 需经腹膜腔或腹膜后手术，可能出现逆向射精、椎前大血管损伤等并发症；动静脉大血管受干扰，易出现脏器栓塞、深静脉血栓、肺栓塞等；不能同时处理椎管内病变，对神经松解减压的程度不及后路手术，等等。

（六）腰椎环形融合术（360°）

20 世纪 60 —70 年代产生了通过前后路联合而达到 360° 环形融合的技术，被称作环周型或 360° 融合，以进一步提高融合成功率。1983 年 O'Brein 首次报道了使用 360° 环形融合的经验。

不同于前面几种术式，360° 环形融合是几种腰椎融合术式的联用以达到三柱融合的目的。主要指 ALIF+ PLF、PLIF+PLF 与 TLIF+PLF 等几种形式，360° 环形融合，可同时做椎弓根钉系统固定，通过对脊椎的三柱固定提高稳定性和融合率；如单纯做 PLF，由于横突间存在宽的间隙，植骨表面欠缺，加上椎弓根钉系统占据了部分有效空间，植骨质量受较大影响。同时腰椎的负重主要在前柱，加做 PLIF 可增加植骨床的面积，也可提高植骨的"质"和"量"；加做 PLIF 还能同时解决腰椎间盘源性疼痛的问题。全方位的融合使前方的椎间融合器、后方的椎弓根钉及外周的植骨在横断面上形成稳定的三角形结构，降低了螺钉松动、椎间塌陷等并发症的发生率。

腰椎环形融合术适应证为：重度滑脱，腰骶椎融合有潜在假关节形成危险，腰椎翻修手术等。另外，糖尿病、免疫缺陷患者的术后融合率相对降低，容易形成假关节，所以 360° 环形融合术的高融合率及高稳定性使得这类患者的假关节的发病率降低。360° 融合最大的优点：能提高固定强度，促进植骨融合；在对称地植入植骨块或椎间融合器方面，较 PLIF、TLIF 更好，较少发生植入物移位。但是，360° 环形融合术存在操作较复杂、手术时间长、出血量多等缺点，出现远期并发症的风险较高。

二、微创腰椎融合术

（一）传统腰椎融合术的微创技术

传统腰椎融合术的微创技术（minimally invasive surgery，MIS）的适应证与开放手术类似但相对较窄。其目的是采用不同的微创入路，结合特殊设计的手术器械与植入物，在取得优于或不低于开放腰椎融合术效果的同时，减少术后恢复时间，有利于患者早日康复。根据入路不同，可以分为采用腹腔镜辅助或小切口前路椎间融合、小切口后路椎间融合、小切口经椎间孔入路椎间融合等。每项技术都有其优缺点，要求术者结合本单位的条件、术者的经验、对技术的熟悉程度及每例患者不同的疾病情况进行选择。

1. 微创前路腰椎椎体间融合术（MIS-ALIF）

1991 年 Obeichain 等报道了第一例腹腔镜下腰椎间盘切除手术，1993 年 Zucherman 等完成了第一例腹腔镜下经腹前路椎体间融合术。随后，在腹腔镜下行前路腰椎椎体间融合（ALIF）便逐渐开展起来。1995 年，Zuchermen 用腹膜后腹腔镜技术完成了 2 例腰椎融合术，该技术可用于 L1-S1 所有腰椎节段的手术，克服了经腹膜手术局限于 L4-S1 的限制，但是在处理 L4 以上节段时需要结扎髂腰动脉或腰动脉。1997 年，Mayer 报道了一种对传统大切口 ALIF 术的改良术式，即小切口 ALIF 术（mini-open ALIF），可经腹膜或腹膜后入路，它使术者既能在直视下进行操作，也能在显微镜的辅助下完成操作。伴随着椎间融合器等微创器械的出现，MIS-ALIF 技术变得越来越普及。

MIS-ALIF 技术的开发立足于尽可能地减少腹

部软组织和内部器官损伤，并通过减轻术后疼痛和减少并发症使患者早日恢复。同 ALIF 手术一样，MIS-ALIF 与后路腰椎融合术相比，无须破坏脊柱后柱结构，不牵拉神经和硬膜囊，可以直接去除病变椎体及椎间盘，易恢复脊柱正常生理曲度；同时具有切除椎间盘组织彻底、融合面积大、融合率高等优势。然而，由于 MIS-ALIF 需经腹或腹膜后手术，因而也存在着较多缺陷，如：术中易造成大血管及骶前丛的损伤；腹腔镜手术中转开放手术的概率也很大；术后易发生尿潴留、逆行射精和腹肌萎缩等并发症；同时 MIS-ALIF 也不能解除来源于椎管后方压迫所致的神经症状等。

2. 微创后路腰椎椎体间融合术（MIS–PLIF）

随着脊柱微创手术器械特别是腰椎微创牵开器的问世以及经皮椎弓根螺钉固定技术的发展，逐渐产生了微创后路腰椎椎体间融合术（MIS-PLIF）。最新的改进术式可以通过套管扩张小切口完成。首先在中线旁对应于病变椎间盘处做小切口，扩张器钝性分离椎旁肌肉，使用内镜系统将通道置于椎板与关节突关节结合处，镜下切除半椎板及内侧关节突，保留切除的骨质用做椎间植骨融合，切除黄韧带，将神经根牵向内侧，切除椎间盘，处理终板，植入椎间融合器。

MIS-PLIF 技术是在传统 PLIF 技术上发展起来的微创手术技术，与开放 PLIF 相比，MIS-PLIF 同样能增加椎间隙高度，提供良好的椎间融合环境，缩短融合时间，减少假关节形成。MIS-PLIF 技术在彻底减压的同时，能减少对脊柱后柱结构的损伤，因而对脊柱的稳定性影响较小；也可减少对椎旁软组织的损伤及减少术中出血量，降低患者术后腰痛的发生率，缩短住院时间及康复时间。但 MIS-PLIF 术中需牵拉硬膜与神经根，因而容易对其造成损伤，且术后也易出现硬膜瘢痕粘连等并发症。

3. 微创经椎间孔入路腰椎椎体间融合术（MIS–TLIF）

2003 年 Kevin 等首次提到了微创经椎间孔入路腰椎椎体间融合术（MIS-TLIF）。随后，该技术便逐渐为脊柱外科医生所熟悉并推广开来。目前，MIS-TLIF 已成为临床上应用最多的一种腰椎微创融合技术。

MIS-TLIF 技术是在传统 TLIF 技术上发展演变

而来的，其发展时间较短。但 MIS-TLIF 技术无论是和 PLIF 技术相比，还是和开放 TLIF 技术相比都具有明显的优势。它主要通过钝性分离从多裂肌及最长肌间隙进入，利用软组织膨胀技术，通过管道牵开器获取视野，避免了对椎旁软组织进行广泛剥离。因而，相对于 PLIF，MIS-TLIF 能很好地保留椎旁软组织的生理功能，降低了术后腰背痛的发生率。同时，还能避免牵拉硬膜囊和神经根，以及保护腰部的肌肉韧带结构，减少术后硬膜粘连和瘢痕形成，减少术中出血等。

MIS-TLIF 技术相对于传统 TLIF 技术优势明显，且可有效避免前路手术对腹膜后神经、血管的损伤以及后路手术对硬膜囊和神经根的干扰。同时，MIS-TLIF 只需经后方单侧入路便可完成椎体间融合，也可避免切除椎板和破坏椎管内结构等。但其仍存在一些不容忽视的问题，如：椎管后方减压受限；L5-S1 节段显露与操作较为困难；手术经一侧入路无法充分显露对侧椎间孔与神经根，从而难以对对侧进行彻底减压等。且其操作空间狭小，解剖标志显露不全，操作难度高，学习曲线陡峭，妨碍未受过训练的脊柱外科医生进行充分的减压和终板准备，并且有可能导致并发症，术者往往需要积累大量开放手术经验方能熟练应用此技术。

为了克服以上融合技术的不足，北京朝阳医院海涌、杨晋才团队于 2014 年开始进行相关技术及工具的创新型设计并提出"脊柱内镜辅助下经皮经椎间孔腰椎减压融合术"的新理念，并最终将该项技术命名为 PE-TLIF 技术。该技术首次通过直径 10 mm 的脊柱内镜完成手术过程，并已在临床疗效观察中获得满意的短期临床疗效。

（二）轴向腰椎融合术

轴向腰椎融合术（AxiaLIF）由 Cragg 等在 2004 年首先报道，具体做法是：在尾骨旁切迹做微创切口，经钝性分离进入骶前直肠后间隙，在 X 线透视引导下将导针沿此间隙送至 S1、S2 水平并建立工作通道，可经此通道完成椎间盘切除。手术可同时辅以后路经皮椎弓根螺钉或关节突螺钉固定。这一术式从骶前间隙到达腰骶部，避免暴露脊柱前方、后方及侧方的结构，不损伤后方肌肉、韧带及脊柱后部结构，也不需进入腹腔或牵拉血管、内脏器官等。

AxiaLIF 主要适用于 L5/S1 节段的退行性腰椎疾病需行椎间植骨融合者。AxiaLIF 的主要优势有：术中最大限度地保留了腰椎原有正常解剖结构；避免破坏椎旁软组织结构，创伤较小。局限性在于：不能直接对伴有椎间盘突出的患者做充分、彻底的减压；有损伤骶前神经、血管及直肠的风险；固定后防旋转稳定性差；由于骶前静脉丛和骶前血管存在解剖变异的可能，因此与其他术式相比，AxiaLIF 手术入路存在着较大的血管损伤风险。该术式的实施要求术者充分了解局部解剖结构及合理选择手术适应证，否则易致浅表软组织感染、术后假关节形成、骶前血肿形成等并发症的发生。因此，AxiaLIF 在临床实践中运用较少，其临床疗效仍需进一步的试验研究验证。

（三）经腹膜后侧方入路腰椎融合术

侧路腰椎椎体间融合术（lateral lumbar interbody fusion，LLIF）由于其微创，强大的前、中柱支撑，间接椎管减压以及恢复脊柱冠状位、矢状位序列等优点，近年来临床应用逐步增多，适用于退行性脊柱侧凸、腰椎管狭窄症、腰椎滑脱症甚至部分腰椎创伤、感染与肿瘤的手术治疗。

1. 极外侧椎体间融合术

极外侧椎体间融合术（extreme lateral interbody fusion/direct lateral interbody fusion，XLIF/DLIF）是经腹膜后入路前方腰椎椎间融合术的改良，是近年来出现的经外侧穿过腹膜后间隙和腰大肌到达腰椎的一种新的微创腰椎椎体间融合技术。2001 年 Pimenta 首次报道了这一技术，他自 1998 年以来在内镜下共进行了 100 余例经腰大肌入路的前路椎间融合术。随后，Darren 等及 Ozgur 等分别于 2004 年和 2006 年相继报道并进一步完善了这一技术。

由于 XLIF/DLIF 术不需经腹腔，不用游离和牵拉大血管，也不需进入椎管及牵拉神经根，因此可以有效地避免前路和后路手术的相关风险；同时，该技术还具有手术时间短、手术创伤小、术中出血少、术后恢复快以及并发症少等优点，因而是一种较为安全可靠的微创技术，具有较大的应用价值。

然而，该技术也存在一些潜在并发症，例如：腰大肌分离后可致屈髋无力、腰骶神经丛损伤、生殖股神经损伤等；另外有关血管损伤、腹腔脏器损伤、融合器移位、对侧的神经根症状、终板骨折、植骨不融合等并发症也时有报道。

在早期 Burak M. Ozgur 等的临床研究中，XLIF/DLIF 的纳入条件为保守治疗无效的下腰痛患者，存在退行性椎间盘疾患，排除脊柱侧凸、严重的椎管狭窄及腰椎滑脱。目前报道的 XLIF/DLIF 适应证较为广泛，主要包括腰椎退行性疾病，腰椎管狭窄，腰椎侧凸、肿瘤、结核、感染等疾病，与其他腰椎融合方法相比，XLIF/DLIF 更适用于节段较长的、需改善冠状平衡及矢状平衡的腰椎疾患。XLIF/DLIF 的禁忌证主要为肋骨（胸段）及髂骨（L5-S1）阻挡带来手术困难的节段，以及需要着重对后方进行减压及重建的疾病，如严重的椎管狭窄、椎体滑脱、严重的小关节病变，以及存在腹膜疾病的患者。

2. 经斜方入路腰椎体间融合术

为了避免椎体间融合时血管及神经损伤的发生，Silvestre 等于 2012 年首次提出了一种新的腰椎椎体间融合方式，即 OLIF（oblique lateral interbody fusion）。Zhang 等的一项研究证实，OLIF 是治疗腰椎退行性疾病的一种安全有效的椎体间融合方式。OLIF 是一种需要在 C 臂或 O 臂机的监测下进行操作的腰椎微创入路技术。OLIF 的主要适应证包括腰椎退行性疾病、椎间盘源性腰痛、腰椎滑脱（Ⅱ度）、邻近节段退行性改变、退行性脊柱侧弯、脊柱畸形、腰椎后路手术失败假关节形成以及脊柱感染。主要禁忌证包括腰椎滑脱（＞Ⅱ度）、中重度腰椎管狭窄、骨性中央椎管狭窄、中重度退变性腰椎后凸以及血管、腰大肌解剖条件不佳、中重度骨质疏松和过度肥胖。OLIF 采用前外侧腹部切口，通过腰大肌与腹主动脉的间隙进行椎间盘的暴露，然后进行椎间盘的切除和椎间融合。OLIF 的主要优势包括：与 ALIF 相比，减少了腹膜后血管、腹部脏器及椎体前方神经的损伤；与 PLIF 和 TLIF 相比，减少了对椎旁肌、硬膜囊及神经根的损伤，而且 OLIF 保留了下关节突，创伤更小，生物力学更优，对脊柱本身稳定性保护较好；与 XLIF/DLIF 相比，避免了对腰大肌和腰骶神经丛的损伤，且术中不需要进行神经电生理监测。OLIF 的主要局限性包括：无法解除来源于黄韧带及关节突增生造成的压迫；显露椎间盘时有可能对腹膜及血管造成损伤；对于具有神经根性症状的患者，术者无法利用 OLIF 技术进行神经根探查及充分减压。

3. 腰椎斜外侧椎体间融合技术

腰椎斜外侧椎体间融合技术（oblique lateral lumbar interbody fusion，OLLIF）由 Abbasi 等于 2015 年首次报道，该术式利用微创杨氏椎间孔镜操作技术逐级扩张建立工作通道，从皮下经 Kambin 三角进入病变腰椎间盘进行相应节段间盘摘除及融合器置入，通过间接减压，解除突出间盘对神经根及硬膜囊的压迫，辅以经皮椎弓根螺钉，恢复椎间隙及椎间孔高度，预防融合器移位及塌陷，重建腰椎稳定性。术中避免了因对硬膜外结构的破坏而导致的出血增加，减少了对神经根及硬膜囊的牵拉刺激。Abbasi 等的研究表明，相比于 TLIF，OLLIF 可显著缩短手术时间，减少术中出血量。该技术要求术者熟练掌握局部解剖结构，有坚实的开放手术基础、熟练的脊柱外科微创操作技术，并且要求术中工作通道定位精确。该术式存在较长的学习曲线，而且全程需要 X 线引导，术中需反复透视，医患双方均会受到辐射，使用时应严格把握手术适应证，以确保临床疗效。

4. 改良侧方入路腰椎椎体间融合术

为进一步减少侧方入路腰椎椎体间融合术的上述入路相关并发症，浙江大学团队于 2015 年 1 月开始自行研发改良侧方入路腰椎椎体间融合术（crenel lateral interbody fusion，CLIF），包括直视下操作、"安全"腰大肌入路及微型弹性拉钩的应用。该技术作为 LLIF 技术的一种，其手术适应证和禁忌证与传统 LLIF 技术一致，且仍保留 LLIF 技术的优点。

CLIF 在传统侧方融合技术的基础上进行了以下几个方面的改进：采用单一切口的直视下手术，可以避免肋下神经、髂腹下神经、生殖股神经等在建立通道过程中导致的直接损伤。因为上述神经损伤的主要原因可能是建立通道过程中直接损伤，特别是生殖股神经由于个体间差异很大，不管是肌内部分还是肌外部分，直视下轻柔地牵拉是避免生殖股神经损伤的最有效方法。改进了经腰大肌入路，即根据术前 MRI 提供的安全工作区域，保证工作通道

中线距离后方神经根 1 cm 以上（主要指 L4/5 椎间隙），避免工作通道及融合器植入时对后方神经根直接损伤或压迫；然后沿肌纤维方向纵行分离腰大肌纤维，而不是采用传统的 XLIF 扩张通道盲目逐级地扩大腰大肌，研究也证实沿肌纤维方向分离腰大肌可以减少对腰大肌的损伤以及对周围神经的损伤。设计了改良牵开器，该牵开器具有以下特征：具有一定弹性的微型弹性拉钩，用微型弹性拉钩纵向牵开腰大肌肌纤维的间隙，而不是横向前后牵拉腰大肌肌纤维，因此进一步减轻对腰大肌及周围神经的压迫；由于固定微型弹性拉钩的椎体螺钉直径小，因此形成的工作通道不如传统侧方入路手术的工作通道坚强，在手术操作过程中具有一定的活动度，此弹性特征一定程度上避免了传统硬性通道对周围结构的持续压迫，也使术中进行椎间隙操作时便于调整方向。

该技术的局限性在于：该技术应用的微型拉钩不如传统 XLIF 的通道坚强，因此，行 L1/2 椎间隙融合操作时往往需要切除部分肋骨才能安装微型拉钩以建立工作通道。此外，微型弹性拉钩需要椎体螺钉固定于椎体，如微型弹性拉钩放置时接近椎体中央，此时椎体螺钉可能损伤节段血管导致大出血，因此，必要时先切除椎间盘、显露椎间隙，然后紧邻终板固定微型弹性拉钩以避免损伤节段血管。

（四）经皮内镜下腰椎融合术

随着微创技术的不断发展，以最小的创伤获得最佳的临床疗效是当今外科医生追求的目标。以脊柱内镜为代表的脊柱微创技术，目前已成为脊柱外科最具代表性的微创技术。手术适应证也从最初单纯治疗腰椎间盘突出症，到现在能够处理部分轻度或中度腰椎管狭窄症等，成为目前进行脊柱单纯减压的最佳手术方案之一。近年来，国内外脊柱外科医生致力于脊柱内镜辅助下腰椎减压融合技术的探索。

1. 经皮内镜下腰椎融合术

经皮内镜下腰椎融合术（PE-LIF/Endo-LIF）由近年来广泛运用于治疗腰椎间盘突出症的经皮内镜手术（PELD）发展而来。随着可视化光纤维内镜以及脊柱外科器械精细化的不断进步，Kambin 和 Gellman 在 1983 年首次报道了关节镜辅助下经后外侧入路腰椎间盘髓核切除术，是可视化脊柱内镜发

展的里程碑。发展初期设计成在空气介质中椎间盘镜下髓核摘除术。1991 年"Kambin 安全三角"理论的提出，确立了经椎间孔入路的安全操作区域，奠定了经皮脊柱内镜技术的理论基础。伴随 MIS-TLIF 技术的有效性获得临床认可，如何将二者结合起来，以弥补 PELD 技术只能减压而无法建立稳定性、存在一定复发率以及加速手术节段退变进程等弊端，国内外学者的思考与研究，催生了如今 Endo-LIF 的雏形。

2012 年 Osman 等首次报道了 Endo-LIF 在腰椎退行性疾病中的应用，并获得满意的临床效果。就手术入路而言，在局麻下经 Kambin 安全三角的椎间孔镜通路椎间融合术更能减少组织结构破坏，保留后小关节复合体，从而能更有效地降低因外科手术所带来的副损伤，在减少手术出血、缩短患者住院和康复周期等方面更具优势。然而，该手术的总体并发症发生率高达 20%，其中最主要的并发症是出口神经根损伤。早期的 Endo-LIF 术式往往采用单纯的椎间融合器植入，由于该术式对于椎间初期稳定性建立尚显欠缺，后期融合率有待长期随访；伴随经皮椎弓根螺钉的兴起，目前主流的 Endo-LIF 术式，为椎间融合器置入＋单 / 双侧经皮后路椎弓根螺钉固定。其优势在于减压后椎间初期稳定性的建立相对可靠，但由于需在患者腰背部增加 3~4 个甚至更多的皮肤切口，有部分研究者认为创伤仍较大，对术者经验技术要求较高的同时，融合器植入过程实际上仍为盲视操作，有违微创内镜设计初衷。

随着手术数量的增长，出现了更多需要改进的问题。值得高兴的是，Endo-LIF 手术适应证在不断扩展，微创经皮脊柱内镜技术的发展方兴未艾，其发展呈现出多流派、多方向的趋势。

2. 单侧双通道内镜技术

然而无论采用经椎间孔入路还是经椎板间入路，脊柱内镜手术在现阶段大多是通过单一通道进行，通道中要通过光源、冲洗盐水、可视化探头和器械。Sairyo 等认为，单通道脊柱内镜系统在治疗腰椎椎管狭窄症时手术视野受限、对侧减压困难、对手术医师操作技术要求较高、对侧隐窝狭窄的患者可能减压不彻底。尤其在患者存在严重椎管狭窄或需要双侧侧隐窝减压等情况下限制极大，增加了

操作难度。于是内镜通道与工作通道分离的双通道脊柱内镜技术重新回到脊柱医师的视野。Hwa 等于 2016 年报道经皮双通道内镜下减压术；同年 Choi 等将其命名为双通道下脊柱内镜手术（BESS）；2017 年，Heo 等提出了更为准确的名称——单侧双通道脊柱内镜（unilateral biportal endoscopy，UBE）技术。本文将其统称为 UBE/BESS 技术，作为开放手术和内镜下手术的结合，极大地减少了各方面限制对手术难度的影响。

目前报道的单侧双通道下脊柱内镜下椎间融合术（ULIF）多采取后侧入路，在内镜下完成同侧减压、对侧探查及彻底清除终板软骨，之后于内镜直视下放置融合器，利用双通道原有切口放置椎弓根螺钉。

UBE/BESS 技术是新兴的脊柱内镜技术，具有以下优点：①独立的内镜和器械通道，增大了镜头和手术器械的移动角度与空间范围，术中视野清晰；②允许使用关节镜和常规脊柱手术器械，操作方便；③对椎旁肌破坏较小，无须过度剥离多裂肌，术后能较好地维持脊柱和运动系统稳定性。UBE/BESS 技术通常适用于 PETD 难以解决的病变，包括中央型椎管狭窄伴双侧侧隐窝狭窄、腰椎神经根管狭窄及中等至较大的椎间盘突出。UBE/BESS 技术不适用于椎间孔狭窄严重伴椎间盘间隙塌陷的患者，减压时易损伤出行神经根；同时单纯减压不适用于脊柱不稳的患者，还需联合椎间融合内固定。

UBE 技术相较于传统开放性手术具有明显的微创优势，可以理解为显微镜手术的进一步微创化，但亦有其固有的缺点。如所有操作均在通道下进行，操作灵活性相对较差且有一定的学习曲线；其次，该技术以水为媒介，若操作时出血较多易造成视野不清晰，从而增加误伤硬膜及神经根的风险。虽然目前的研究结果均提示 UBE 技术治疗腰椎退行性疾病的疗效较为确切，但与常规的开放性手术、单通道内镜技术相比其安全性及疗效尚缺乏高等级证据支持，因而需要进一步评估及验证。因此，后续需要进行大样本的前瞻性随机研究及长期随访来综合评估该技术的中远期疗效。

微创椎间融合的开展尚有许多问题需要进一步改进，微创手术并不代表更小的风险，相反，外科

医生承担了更大的风险。首先，学习掌握新技术有一个陡峭的曲线，盲目开展有灾难性的后果。其次，需要微创脊柱外科医生熟悉脊柱周围的三维解剖，微创手术不同于传统直视下手术，微创手术在狭小的视野内操作，需要寻找标志点，从标志点了解周围的重要组织及器官的位置，传统的大体解剖已不适于微创外科发展，需要有更多微创解剖的资料，结合影像及可视虚拟人技术，以进一步指导临床工作。虽然腰椎融合的微创手术初步临床结果效果较好，但目前的临床资料只是一些回顾性的资料分析，尚需做前瞻性的对比研究，长期的效果有待进一步的验证。随着计算机导航系统、机器人、可视虚拟人、生物学如骨形态发生蛋白、组织工程的发展，符合生理功能的微创技术将使外科医生能够有效地应对更复杂的脊柱疾病。

三、腰椎融合手术内固定的发展

自 1911 年以来，腰椎融合术逐渐发展，但是由于单纯的植骨术其融合率相对较低，患者术后仍有部分存在腰痛及神经症状，很大程度上影响手术的疗效。随着腰椎内固定器械的不断研制和改进，植骨融合术辅以脊柱内固定术可以大大提高融合率的观点得到了广泛的认同，其应用也逐渐普及。在过去的一个世纪，腰椎内固定从关节突螺钉、棘突钢丝、棘突钢板、椎板下钢丝到现在椎弓根螺钉的出现，也充分反映了腰椎内固定技术的革命性更新和变化。早期的棘突钢板、椎板下钢丝等在脊柱矫形中得以应用，但在需要后方减压的病例中，后方结构被切除破坏，此类内固定在临床上无法实施；且单纯的脊柱后柱固定，对腰椎屈伸和旋转的控制力不佳。而椎弓根螺钉可以提供脊柱三柱稳定，为腰椎融合提供了有利的技术支撑，提高了临床疗效。1970 年，Roy-Camille 等首先报道了椎弓根螺钉内固定系统的临床研究，此后，更多的椎弓根内固定系统不断出现，经过几十年的研究，椎弓根螺钉系统的临床价值逐渐被证实和肯定。

传统的开放手术需广泛剥离椎旁肌才能得到理想的置钉位置，其手术切口大、软组织损伤重、术中出血多、术后恢复时间长、远期并发症较多，为了避免上述弊端，微创的经皮椎弓根螺钉内固定技

术问世。20 世纪 80 年代 Magerl 首次报道 X 线监测下经皮置钉，避免了对肌肉的广泛剥离，但该器械存在较大弊端，其钉尾及连接棒露于体外，患者术后平卧困难，钉道周围感染风险加大，同时因为螺钉力臂过长，易导致断钉。1995 年 Mathews 等报道将连接器埋置于皮下，避免了钉尾暴露体外，降低了术后感染的风险。但由于连接器表浅、螺钉力臂过长等原因，患者同样平卧时不适，断钉、松动等发生率高。20 世纪初 Foley 等报道应用 Sextant 系统进行经皮椎弓根螺钉内固定术，该系统可使钉棒顺利地穿过肌肉深层，准确地安置在万向螺钉的凹槽，避免了内固定物表浅、螺钉力臂长的弊端。Sextant 系统的问世标志着经皮椎弓根螺钉内固定术的初步成熟，促进了微创经皮椎弓根螺钉内固定技术的发展。该技术优势为：切口小，术中出血少，肌肉损伤小，术后疼痛轻、并发症少等，可以联合前后路手术、微创通道等完成各种腰椎融合手术。

经皮椎弓根螺钉内固定技术的关键在于精准的定位，要保证椎弓根螺钉准确地置入椎弓根内而不损伤周围的神经、血管，置钉全过程在 X 线机透视下进行，为置钉提出极高的技术要求，使其推广普及较困难，并且手术过程中反复透视，医生和患者受到的辐射较多。随着现代科技的发展，机器人导航系统已逐渐被临床应用，仅需在术前行一次 CT 扫描，通过特定的软件和相应的参照标志，将扫描的三维图像与患者实际体位配准，可安全准确地将螺钉置入，大大减少了术中辐射，成为微创内固定新的发展趋势。

四、椎间融合材料的发展

腰椎椎间植骨融合术采用自体植骨，即将自身切除的髂前上棘、肋骨、棘突及椎板骨等作为椎体间融合材料。自体植骨由于自身排斥小，融合性良好，这使患者成骨能力、骨爬行替代能力及骨诱导能力均恢复较为良好。新鲜自体骨移植早已成为植骨融合的"金标准"。但是在多数手术中自体骨的骨量并不能满足植骨的需要，取自体骨不但增加手术创伤、增加失血量、延长手术时间，同时还存在供骨区并发症如供骨区疼痛、骨质缺损、感染等。大量临床经验证明，需大面积植骨者，如椎体肿瘤、

椎体结核疾病患者并不适用此法。

异体骨移植由于骨量不受限制，目前，国内外广泛应用于骨代谢疾病、骨肿瘤等的治疗。同种异体骨主要有钙磷陶瓷材料与组织工程复合骨材料。钙磷陶瓷材料包括羟基磷灰石、磷酸三钙和双相磷酸钙三种形式。这类异体骨移植材料虽然避免了自体移植术后并发症的发生与骨量的限制问题，但是异体骨移植仍属于外来异物，因此异体植骨常引起宿主炎性以及排斥反应的发生。而且在术后融合时间及融合率方面与自体植骨比较均无明显的优势，同时价格昂贵，这使异体骨移植不能发挥更加良好的作用。有关异体骨移植还需要进一步研究。

1986 年，Bagby 和 Kuslich 首次设计出人体使用的椎间融合器并应用于临床，简称 BAK（Bagby 和 Kuslich）。自此以后，椎间融合器发展至今，无论其材质 / 形状的变化，均遵循了 Bagby 提出的"撑开 - 压缩"原理：植入椎间融合器后，椎间隙被撑开，使得纤维环、前后纵韧带等周围组织处于张力状态；同时其受到自身重力的作用和椎旁肌肉的收缩力作用，两种相反的作用力，使椎间融合器达到稳定的状态，增加脊柱融合率。椎间融合器在椎间融合中应用的成功，现已得到脊柱外科医生的认可并广泛应用。

椎间融合器使用的适应证：有椎体间融合指征的腰椎退行性疾患，均可作为椎间融合技术使用椎间融合器的适应证。其禁忌证为：各种原因导致的终板不完整；脊柱感染性疾病、脊柱肿瘤；椎管内粘连严重、椎间隙重度狭窄及严重骨质疏松患者慎用。对椎间融合器材料过敏者禁用。

椎间融合器的材质主要有四大类：生物类、金属类、高分子材料以及可吸收材料。①生物类，主要指同种异体骨，其优点为来源充足，保证了植骨量，利于椎间隙快速融合。但是，存在传播疾病的风险，且难以保持完整的结构来抵抗轴向载荷，其对于椎间隙高度及生理曲度的维持并不理想。②金属类，主要包括钛合金等。其生物力学性能优良，早期稳定性较好，便于 3D 打印制备个性化的椎间融合器。缺点为弹性模量大，有应力遮挡、融合器下沉风险等特点，且占据有效的骨生长空间，X 线检查难以判断其内部的骨融合情况，CT 及 MRI 检查时存在金属伪影，金属碎屑的产生可能造成远期的骨溶解。③高分子材料，有碳纤维、聚醚醚酮（PEEK）等。特点是弹性模量接近骨组织，力学特性接近皮质骨，应力遮挡较小，透光性好，利于影像学观察。但是其表面齿状突起比较浅，咬合力差，容易发生移位，必须要与坚强的内固定联合使用。④可降解高分子材料，如聚碳酸酯、多聚酸等。优点为亲水性好，具有良好的生物相容性。但是内在脆性使其容易在手术操作过程中碎裂，骨替代的时间较长，高浓度的降解产物（酸类和晶体成分）有可能导致严重的组织反应，如感染、骨质溶解，因此限制了其临床应用。

理想的椎间融合器材质应具备以下特点：①良好的生物相容性；②稳定的化学性质；③与骨组织相近的生物力学性能；④促进骨融合；⑤利于影像观察。

五、总结

目前腰椎融合术广泛用于腰椎退行性疾病的治疗，并取得良好的临床效果。从简单的单纯植骨融合到伴有椎弓根内固定辅助，再到椎间融合器的应用，再到微创技术的开展，腰椎融合技术正在一步步创新、发展和完善，从治疗简单疾病到复杂疾病的发展过程，目前仍然处于一个变革的早期。与此同时，融合术后相应的腰椎活动度下降以及加速邻近节段的退变等问题需要进一步研究解决。随着脊柱外科技术和内固定器械的迅猛发展，以及对局部解剖认识的逐渐深入和计算机辅助设备的发展，不断有新技术涌现和传统技术的革新。微创技术是当今医学界的主要发展方向已成为临床共识，但是各种术式都有其利弊，应根据具体疾病特点个体化拟定具体手术操作方案，取长补短，以最小的损伤、最少的并发症，获得最终的腰椎融合稳定性是最重要的。

（孟　海　祝　斌　杨　雍　刘晓光）

参考文献

[1] Albee FH. Transplantation of a portion of the tibia into the spine for Pott's disease. A preliminary report[J]. JAMA, 1911, 57: 885.

[2] Cleveland M, Bosworth DM, THOMPSON FR. Pseudarthrosis in the lumbosacral spine[J]. J Bone Joint Surg Am, 1948, 30A(2):302-312.

[3] CLOWARD RB. A new brain retractor: a mechanical aid to the removal of deep-lying intracranial lesions[J]. J Int Coll Surg, 1953, 19(3):341-348.

[4] Harms J, Rolinger H. A one-stager procedure in operative treatment of spondylolistheses:dorsal traction-reposition and anterior fusion[J]. Z Orthop Ihre Grenzgeb, 1982, 120(3):343-347.

[5] Capener N. Spondylolisthesis[J]. Br J Surg, 1932, 17:374-386.

[6] O'Brien JP. The role of fusion for chronic low back pain[J]. Orthop Clin North Am, 1983, 14(3):639-647.

[7] Obenchain TG. Laparoscopic lumbar discectomy: case report[J]. J Laparoendosc Surg, 1991, 1(3):145-149.

[8] Zucherman JF, Zdeblick TA, Bailey SA, et al. Instrumented laparoscopic spinal fusion. Preliminary Results[J]. Spine (Phila Pa 1976), 1995, 20(18):2029-2035.

[9] Foley KT, Holly LT, Schwender JD. Minimally invasive lumbar fusion[J]. Spine, 2003, 15:26-35.

[10] KAMBIN P, GELLMAN H. Percutaneous lateral discectomy of the lumbar spine: A preliminary report[J]. Clin Orthop, 1983, (174): 127-132.

第二章　内镜辅助下腰椎融合术的发展历程

内镜辅助下腰椎融合手术自 20 世纪 90 年代后期开展，经历了早期的探索阶段、发展阶段以及逐步成熟阶段。在外科医生熟练掌握了内镜下突出腰椎间盘切除、腰椎管狭窄减压技术后，必然有"兴趣"去尝试内镜辅助的腰椎椎体间融合，希望实现内镜下腰椎外科手术的"全覆盖"。内镜辅助下的腰椎融合手术根据采用的内镜技术、工具、入路不同，有种类繁多的命名方式，如 PE-TLIF（PE-transforaminal lumbar interbody fusion）、Endo-LIF（endo-lumbar interbody fusion）、Endo-TLIF（endo-transforaminal lumbar interbody fusion）、Endo-PLIF（endo-posterior lumbar interbody fusion）、UBE-TLIF（UBE-transforaminal lumbar interbody fusion）、UBE-PLIF（UBE-posterior lumbar interbody fusion）等，本章根据内镜技术的不同，主要是单通道内镜技术和双通道内镜技术进行分类，阐述内镜辅助下腰椎融合技术的发展历程。

第一节　单通道内镜辅助下腰椎融合技术

在单侧双通道脊柱内镜（unilateral biportal endoscopy, UBE）技术流行前，单通道内镜技术是大家约定俗成的脊柱内镜技术，在过去的十年间，获得了极为迅猛的发展。

一、脊柱内镜技术的起步与发展

单通道脊柱内镜技术实质上脱胎于经椎间孔入路的经皮椎间盘髓核切吸技术，萌生并发展于 20 世纪 70 年代，3 篇非常重要的文献分别由 Hijikata（1975，Journal of Toden Hospital）、Kambin 和 Sampson（1984，CORR）以及 Schreiber（1988，CORR）所发表，其意义在于打开了一条全新的脊柱外科入路——后外侧入路。因为椎间孔区域分布着较多的神经和血管，在传统开放腰椎外科手术的发展中，长期以来被认为不适合作为常规的手术入路，Hijikata 和 Kambin 等专家的创新工作开创了经椎间孔入路脊柱外科手术的新局面，为后来的经椎间孔入路脊柱内镜的发展打下了基础。

20 世纪 80 年代 Kambin 和 Schreiber 等开始尝试使用关节镜进行腰椎间盘切除手术，因为关节镜的工作原理是内镜监视与操作路径分别从不同切口进入关节腔的，因此 Kambin 等学者将其在脊柱上进行尝试的时候也是两个切口，一个监视通道，一个操作通道，这也是双通道脊柱内镜的最早雏形。这样对于没有自然腔隙的脊柱来讲非常不方便，视野也很不清楚，于是就有了同轴内镜的设计。随着内镜系统逐步改进，1997 年美国医生 Anthony Yeung 发表了以自己名字命名的同轴脊柱内镜操作系统（Yeung Endoscopic Spine System，YESS）论文。几乎在同期，德国医生 Thomas Hoogland 也发表了以自己名字命名的脊柱内镜系统（Thomas Hoogland Endoscopic Spine System，THESSYS）论文。这大大推动了脊柱内镜技术的发展。2006 年开始，国内学者开始引入脊柱内镜技术并广泛应用于腰椎间盘突出症的微创手术。引进的时候为了与更早进入中国的椎间盘镜相区分，采用了椎间孔镜的名字。

二、内镜辅助下腰椎融合手术起步

其实伴随着脊柱内镜技术的起步，很早就有学者尝试脊柱内镜辅助下的腰椎融合手术。能够检索到的最早的腰椎镜下融合论文发表于1996年，由瑞士苏黎世大学医学院的Leu和Hauser报道（图2-1-1）。手术分两步进行，首先采用Schanz钉复位外固定，患者带着这个外固定装置活动5~7天后疼痛症状缓解再进行镜下融合操作。内镜操作与前述的Kambin的双通道关节镜辅助操作方法类似，一边是监视通道，一边是操作通道，通道直径都是7.5mm，镜头采用的是加长型的70°关节镜，采用髂骨自体骨植骨，没有采用融合器。为了增加植骨量，植骨的时候用外固定架做椎间隙撑开，植骨完成后再做加压。患者带外固定架12周后去除Schanz钉。作者从1988年到1993年间共完成了50例此类手术，平均随访29个月，融合率84%。有8例植骨吸收不融合，其中6例开放翻修。该方法具有很强的探索意义，也存在一些问题，比如1例高髂骨L5-S1节段终板处理不充分，钉道感染4例，1例被迫提前取出内固定等。

这种关节镜辅助下的腰椎间盘切除手术在20世纪90年代初期曾经短暂引进国内，开展手术量不多，也未进行腰椎融合尝试。

三、单通道同轴脊柱内镜辅助腰椎融合手术起步

采用单通道同轴脊柱内镜进行的腰椎融合手术开展要晚得多。它是伴随着侧入路内镜技术的应用而逐渐发展的。如前所述，在单通道脊柱内镜的发展过程中，经椎间孔入路/侧入路长期占据技术主流。此处经椎间孔入路（transforaminal approach）和经椎间孔腰椎融合手术（transforaminal lumbar interbody fusion, TLIF）中的"经椎间孔"有着本质的区别。前者是通过自然的椎间孔通道，不去骨或者少量去骨，经Kambin三角完成或者更靠近椎管内的区域完成椎间盘减压手术，而TLIF中的transforaminal更像是为了与PLIF（posterior lumbar interbody fusion）相区别，强调经肌间隙入路、切除更多的关节突关节、避免对椎管内硬膜神经的牵拉刺激等。

因此，早期的镜下融合手术属于经Kambin三角入路脊柱内镜辅助下的腰椎融合手术，用于治疗比较严重的椎间盘退变性疾病和腰椎滑脱等，也有学者称其为Endo-LIF或者PE-LIF等。如Osman等在2012年就报道过60例经椎间孔入路单孔镜辅助下腰椎融合手术1年随访结果，采用椎体间减压植入自体松质骨结合经皮椎弓根螺钉内固定的方法，影像融合率为59.6%。Jacquot等在2013年报道57例采用内镜辅助下钛合金融合器置入完成腰椎融合的临床结果。该组病例为单纯的椎间融合器，没有附加内固定。随访结果出现融合器移位22.8%，神经根损伤14%。除去融合器移位的13例（22.8%），其余病例均获得了良好的融合（77.2%）。

国内也有许多学者尝试在经椎间孔入路内镜减压手术的基础上附加腰椎融合手术。碰到的问题和上述研究类似，如果不放置融合器，单纯椎间植骨，融合率很难保证；如要放置融合器，虽然融合率有所保证，但是椎间孔区狭小的自然通道带来的潜在出口神经根损伤始终阻碍着该技术的进一步推

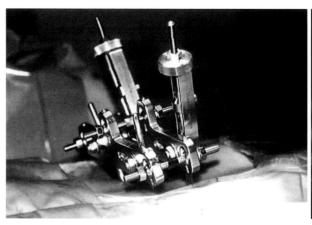
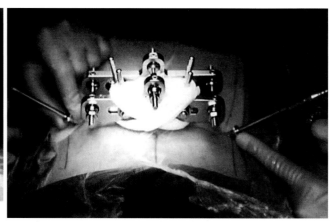

图2-1-1 Leu和Hauser论文中外固定复位器和双通道内镜（1996年）

广。但国内外学者始终都在坚持完善之，这是镜下融合百花齐放的一段时间，主要是发生在 2016 年到 2018 年间，包括可膨胀融合器的研发，高效率去骨减压工具的研发如镜外可视环锯系统，特殊的内固定方法如椎板关节突螺钉等，推进了腰椎镜下融合技术的标准化。

四、现阶段单通道同轴脊柱内镜辅助腰椎融合手术

近年来，随着内镜设备的发展、全内镜下手术技术的提高，以及内镜相关器械工具的改进，尤其是大通道脊柱内镜系统的研发，使得腰椎内镜融合手术逐步成熟。大通道脊柱内镜工作通道的大小足以放置常规开放手术减压器械，极大地提高了手术效率。新桥医院的周跃教授及李长青教授团队、北京朝阳医院的海涌教授及杨晋才教授团队在国内率先对技术入路及配套相关工具进行技术创新，克服了既往内镜下腰椎融合手术的不足，临床结果令人满意，形成了成熟的大通道脊柱内镜下经椎间孔入路减压融合技术。

以上两种技术的手术切口在中线旁开距离为 6~8 cm，区别在于周跃教授团队的核心技术为弹片式工作通道，该通道可以有效撑开椎间隙，从而放入常规的腰椎融合器；海涌教授团队的核心技术为钩舌状套筒和可撑开融合器的设计，很好地解决了如何安全有效地扩大操作空间和在相对有限的空间置入最大型号的椎间融合器。随后，内镜下腰椎融合技术进入了相对快速的发展成熟时期。此外，还有一些学者将内镜技术与 MIS-TLIF 技术相结合。该项技术类似于常规 MIS-TLIF 手术入路，手术切口在中线旁开距离 3~4 cm。内镜下完全切除或大部分除切关节突关节，经 Kambin 三角置入全尺寸的常规腰椎间融合器，避免了经椎板间入路过度牵拉硬膜囊以及椎间孔腹侧成形激惹损伤出口神经根风险。根据 Kambin 三角的大小，可保留上关节突外侧壁以保护出口神经根，同时仅需轻轻向内侧牵拉硬膜囊就会得到足够的空间，能安全地置入常规尺寸的椎间融合器。尽管内镜下经椎间孔入路不断成熟和完善，但对于 L5-S1 节段的处理还是相对比较困难，术中操作空间相对有限。因此，一些学者开始尝试大通道下经椎板间入路，该入路适合于对低位腰椎疾病的处理，特别是 L5-S1 节段的内镜下腰椎融合，早期临床疗效令人满意。

在成熟阶段同轴单通道内镜融合技术具有如下特点：同轴内镜系统从小通道发展为大通道；镜下操作工具如椎板咬骨钳、刮刀等与开放手术一致，极大地提高了手术效率；融合器为开放手术非扩张融合器；手术入路从后外侧椎间孔入路逐步过渡到近外侧椎间孔入路和椎板间入路；手术时间、手术效果及并发症接近于腰椎开放融合手术和 MIS-TLIF 手术，学习曲线缩短。这些特点使该技术有了更为广泛的应用前景。

五、腰椎镜下融合技术的命名

随着内镜辅助下腰椎融合手术的发展，文献中对该技术的报道越来越多，该技术的名称也各不相同，如 PE-LIF、Endo-LIF、PE-TLIF、BLIF 等，容易造成读者的混淆。笔者根据该手术技术的特点概括经皮内镜辅助腰椎融合术的命名分类。

根据内镜入路可分为：经椎板间入路（图 2-1-2）、经椎间孔入路（图 2-1-3）的镜下融合。以椎弓根螺钉皮肤进针点为界限，内镜减压位置在椎弓根螺钉进针点内侧的为椎板间入路、在椎弓根螺钉进针点外侧的为椎间孔入路。根据技术特点可分为单通道镜下融合（PE-LIF，Endo-LIF）、双通道镜下融合（BLIF），其中单通道内镜又分为常规内镜、大通道内镜（LUSTA、DELTA 内镜）。根据处理关节突与否分为不处理关节突的镜下融合（PLIF）、处理关节突（TLIF）的镜下融合，其中处理关节突的镜下融合包括经典关节突关节切除入路（TLIF）、偏内侧关节突关节切除入路（Medial TLIF/ M-TLIF）、偏外侧关节突关节切除入路（Slightly Lateral TLIF/ SL-TLIF）以及远外侧关节突关节切除入路（Far Lateral TLIF/FL-TLIF）4 种。根据置入融合器是否需牵拉硬膜囊分为硬膜囊向内侧牵拉的镜下融合（PLIF）、硬膜囊不牵拉的镜下融合（TLIF）。

总之，经皮内镜辅助腰椎融合技术目前已经进入相对成熟时期，已经在国际及国内广泛应用，临床效果满意，在大多数腰椎退行性疾病的治疗方面能够达到与常规开放手术相似的疗效。同时，该微创技术减少了术中软组织损伤，术后恢复相对较快。

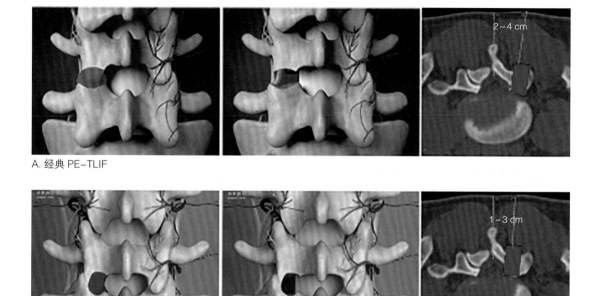

A. 经典 PE-TLIF

B. 偏内侧 TLIF（PE M-TLIF）

图 2-1-2　经椎板间入路的腰椎内镜融合，包括：A. 经典关节突关节切除入路（PE-TLIF），旁开距离 2~4 cm；B. 偏内侧关节突关节切除入路（PE M-TLIF），旁开距离 1~3 cm

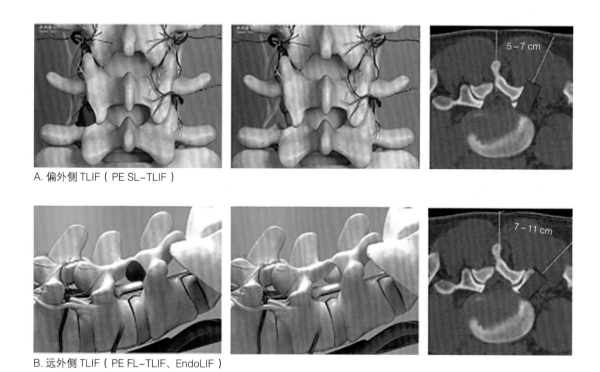

A. 偏外侧 TLIF（PE SL-TLIF）

B. 远外侧 TLIF（PE FL-TLIF、EndoLIF）

图 2-1-3　经椎间孔入路的腰椎内镜融合，包括：A. 偏外侧关节突切除入路（PE SL-TLIF），旁开距离 5~7 cm；B. 远外侧关节突关节切除入路（PE FL-TLIF、Endo-LIF），旁开距离 7~11 cm

第二节　双通道内镜辅助下腰椎融合技术

从 2018 年年底起，双通道脊柱内镜技术在我国开始兴起，近几年来获得了迅速发展。如今，双通道脊柱内镜技术已不局限于后侧经椎板间入路，它可以进行后外侧经椎间孔入路、对侧椎板下入路等多种手术，且涵盖了腰椎、颈椎、胸椎疾病，除常规的退行性病变外还有报道应用于感染、肿瘤、创伤等其他脊柱疾患并取得良好的临床结果。在众多双通道脊柱内镜技术中，腰椎椎间融合术是广泛开展的重要技术之一，是众多脊柱退行性疾病的最终治疗方案。得益于双通道脊柱内镜技术的特殊优势，其辅助下的腰椎椎间融合技术被术者广泛接受并取得了满意的疗效。本节将围绕其发展历史和技术特点进行讨论。

一、双通道脊柱内镜技术的萌芽

回顾双通道脊柱内镜技术的发展史可以发现，其早期探索者和单通道脊柱内镜技术的探索者是同一批学者，如 Parviz Kambin 教授、Hijikata 教授等。1983 年，Kambin 教授发表了他的首篇经皮侧方腰椎间盘切除术的研究论文，总结了他从 1973 起经通道行髓核切吸术以及 80 年代初使用关节镜行椎间盘摘除手术的技术。同时代的日本学者 Hijikata 教授于 1975 年报道了"经皮髓核切除术"，该文为日本首篇对经皮脊柱内镜椎间盘摘除的手术技术的研究论文。可以认为，他们二人是现代经皮脊柱内镜技术最早的开拓者。而 Kambin 教授在关节镜下进行腰椎间盘切除术时，设置两个切口，一个监视通道，一个操作通道，这也是双通道脊柱内镜技术的最早雏形。1986 年 Schreiber 和 Suezawa 报道了使用双通道在关节镜下行髓核切除术。他们开发了一种允许插入 45° 角器械的通道，但是，由于这一技术在椎间盘内无法建立足够的空间，以满足充足的出入水量来维持清晰的视野，且器械活动角度有限，难以抵达后方突出间盘。但上述所有学者进行手术时都面临一个问题，就是无法实现在内镜监视下进行

椎间盘的摘除，想要实现可视化必须以脊柱为中线在内镜通道对侧建立操作通道，这一方面增加手术的难度和风险，但不可否认的是在另一方面促进了早期双通道技术思想的形成。

1999 年，Anthony Yeung 等创立了同轴脊柱内镜操作系统，经由"Kambin 三角"安全区进入椎间盘内进行盘内减压，简称 YESS（Yeung Endoscopic Spine System）技术。而同时代的 Hoogland 教授提出了经椎间孔进入椎管直接进行神经根减压的 THESSYS（Thomas Hoogland Endoscopic Spine System）技术，由此两者互补，推动了单通道脊柱内镜技术的蓬勃发展。与此同时，双通道脊柱内镜技术也出现了两位重要的奠基者——阿根廷的 De Antoni 教授和美国的 SG Osman 教授。

二、双通道脊柱内镜技术的早期发展

随着内镜光源和影像采集技术的进步，1996 年，De Antoni 教授首次描述了使用关节镜系统和器械在双通道下行腰椎间盘切除的手术技术（图 2-2-1）。手术时患者取侧卧位，患侧向上，工作通道切口位于目标节段体表垂直投影点，关节镜通道体表切口则根据非优势手的习惯位置选取。这一技术可以视为现阶段单侧双通道脊柱内镜技术的前身。De Antoni 总结了一系列技术优点，如：易于处理 L5-S1 节段，可视化效果较好且对神经根扰动少，认为这一术式可对过去椎旁脊柱内镜技术进行有效补充，提高微创技术的手术效果并扩大其手术指征。Antoni 教授之所以被称为双通道内镜技术的鼻祖，是因为他创新性地将关节镜通道和操作通道分开，以实现可视下椎间盘操作这一终极目标，大大地提高了手术的安全性。但很遗憾，这一技术报道后并未引起广泛关注，以至于后期很长一段时间没有学者对此进行改良和尝试。

除了 Antoni 教授，还有另一位同时代的学者对双通道脊柱内镜技术做出了同样甚至更为重要的贡

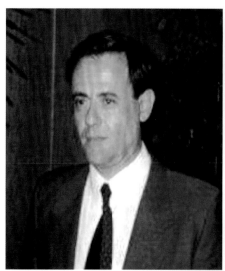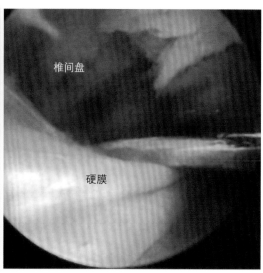

椎间盘

硬膜

图 2-2-1　De Antoni 教授与他报道的应用关节镜进行椎间盘摘除手术的镜下视野

献，他就是美国的 SG Osman 教授。Osman 在 1994 发表描述了胸腰椎后外侧关节镜下间盘切除术，确定了入路以及入路相关解剖。在 1997 年报道了解剖尸体标本中使用单侧双通道脊柱内镜技术经髂骨入路处理 L5/S1 节段病变。但真正引起同行关注的是其在 2012 年报道了其对 15 例患者行单侧双通道脊柱内镜下的胸椎椎间融合术，取得了令人满意的效果。同年，Osman 还报道了其对 60 例患者行双通道脊柱内镜和单通道脊柱内镜（双通道脊柱内镜技术为主）下腰椎椎间融合技术，亦取得了良好的结果。但 Osman 在文中对当时脊柱外科界不重视脊柱内镜尤其是双通道脊柱内镜技术与理念很是担忧，其在文中表述："考虑目前的技术水平，我们决定等脊柱外科医生群体更接受这些理念后再发表"。同时，Osman 敏锐地提出：单侧双通道脊柱内镜技术中，操作器械可以独立于内镜自由操作，以及可以使用较大的手术器械（如环钻、刮匙、磨钻、刨刀等）。Osman 自己也发明了一些特制的工具，如可扩张的铰刀，在单通道经皮脊柱内镜尚未迎来可视化时代前，他就已经借助双通道完成了下椎间隙处理和融合操作，他的理念很大程度上超越了同时代的其他微创技术（图 2-2-2）。

三、双通道脊柱内镜技术的初步成熟期

最近十多年来，双通道脊柱内镜技术在韩国逐步生根发芽，并走向成熟。2001 年，巴林 Abdul Gaffar 教授在美国骨科医师学会年会上报道了单侧双通道脊柱内镜技术。2003 年，师从 Abdul Gaffar 教授的韩国神经外科医生 Jin Hwa Eum 在第四届韩日脊柱外科双年会议上报道了单侧双通道脊柱内镜技术。随后的 10 余年，单侧双通道脊柱内镜技术在韩国神经外科医生如 Jin Hwa Eum、Sang Kyu Son、Dong Hwa Heo 和骨科医生如 Dae Jung Choi、Ju Eun Kim、Si Young Park 等的推动下，进入了快速发展期，并逐步走向成熟。他们对双通道脊柱内镜技术进行了许多探索和改进，Sang Kyu Son 提出了 2 个脊柱后侧的潜在间隙：①多裂肌三角，②肌肉与椎板之间的间隙，这是单侧双通道脊柱内镜下初始空间创立的解剖学基础，并提出可以依靠内镜注水的静水压和物理牵拉进一步扩大这个初始工作间隙。2013 年，埃及的 Soliman 医生也报道了双通道脊柱内镜下进行腰椎间盘切除术，也是极为早期的这一技术的应用者。2016 年，韩国骨科医生 Dae Jung Choi 报道了使用单侧双通道脊柱内镜技术治疗腰椎管狭窄症，并将此技术名为 BESS（biportal

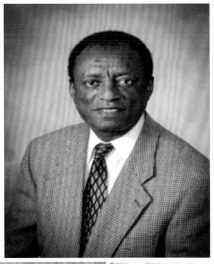

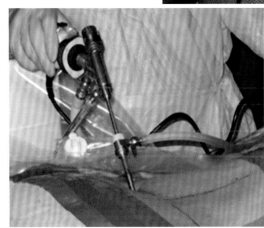
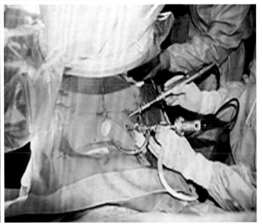

图 2-2-2　SG Osman 教授和他进行的单通道、双通道内镜下脊柱融合的手术

endoscopic spinal surgery）技术。2016 年 4 月，韩国神经外科医生 Jin Hwa Eum、Sang Kyu Son、Dong Hwa Heo 也共同发表了他们的单侧双通道脊柱内镜研究。由于当时单孔镜技术处于快速发展期，作者借鉴了单孔镜技术的命名规则将其命名为 PBED（percutaneous biportal endoscopic decompression）。两种术式大体上相似，在手术细节方面略有不同。随后，诸多韩国专家将双通道脊柱内镜技术用于颈椎、胸椎、腰椎各种类型的退变性疾病患者中。就命名而言，UBE（unilateral biportal endoscopy）是主要由韩国神经脊柱外科医生团体创立的组织，而 BESS（biportal endoscopic spinal surgery）则是由韩国脊柱外科医生团体创立的组织。双方都对双通道脊柱内镜技术的开拓、发展做出诸多开创性的贡献，这些工作使他们在国际微创内镜领域享有盛誉，世界各国脊柱外科医生，包括我国的许多双通道脊柱内镜专家，如许卫兵教授、张伟教授，均在韩国学习过这一技术。从 2018 年起，双通道脊柱内镜技术在我国获得了蓬勃发展。UBE 技术和 BESS 技术在细节上虽有差别，但在观察通道与操作通道分离这一本质上是一致的，所以现在很多论文并不拘泥于 UBE 或 BESS 这两个简称，最新出版的韩国学者的专著直接统称为 UBESS（unilateral biportal endoscopic spine surgery）技术，足见这种概念的转变。

四、双通道脊柱内镜下腰椎融合术的发展

回溯历史，早在 1996 年，瑞士的 Hansjoerg FL 和 Rene KH 教授就报道了双通道关节镜辅助下经皮腰椎融合术，作者在 1988 年到 1993 年间共完成了

50 例此类手术，平均随访 29 个月，融合率 84%。有 8 例植骨吸收不融合，其中 6 例开放翻修。此技术中，关节镜入口在中线旁开 9~11 cm，镜子方向平行于手术间隙下终板，作者在双侧依次使用关节镜进行镜下摘除椎间盘、植骨操作。Hansjoerg FL 和 Rene KH 报道的镜下操作技术与 Kambin 教授 20 世纪 80 年代报道的技术非常类似。这是目前已知的最早的成功通过内镜通道和操作通道分离完成脊柱融合操作的报道，但由于其影响力有限，随后 10 余年并没有其他学者进行深入研究。

直至 2012 年，前述的 SG Osman 教授先后发表了两篇文章，分别报道了 15 例双通道脊柱内镜下行胸椎椎间融合术患者和 60 例（少数患者行单通道脊柱内镜）腰椎椎间融合术患者的临床结果。在第一篇文章中，Osman 介绍了利用"三角原理"，在同侧做切口关节镜下行胸椎管减压、椎间盘摘除的手术过程，15 例胸椎融合的患者中，13 例患者行单阶段融合、1 例患者行双节段融合、1 例患者行 3 节段融合，T1-4 2 例，T4-7 4 例，T7-10 4 例，T10-12 5 例，植骨材料均取自于自体髂骨。最终，13 位患者手术效果良好，1 位患者因植骨块压迫神经行二次手术，术后症状缓解满意，还有 1 位患者术后症状残留，保守治疗 4 个月后缓解。在第二篇文章中，Osman 描述了双通道脊柱内镜下经椎间孔腰椎融合技术。在此文中，60 名患者平均年龄为 52.8 岁，病程平均为 5 年，随访时间为 6~25 个月，平均 12 个月。手术平均时间为 2 小时 54 分钟，估计失血量平均为 57.6 ml，住院时间平均为 2.6 天。单节段 22 例，双节段 28 例，三节段 7 例，四节段 1 例，五节段 2 例，所有患者术后症状均明显改善，2 例患者因螺钉位置不佳行翻修手术。Osman 认为，内镜下经椎间孔腰椎椎间融合手术的效果优于开放式经椎间孔腰椎椎间融合、后路腰椎椎间融合、通道下微创经椎间孔腰椎椎间融合和极外侧腰椎椎间融合手术。

2017 年，韩国 Dong Hwa Heo、Sang Kyu Son、Jinhwa Eum 三位教授联合报道了 69 例双通道内镜下腰椎椎间融合术的技术要点和初步临床结果。这是第一篇现代意义上的双通道内镜下椎间融合术的研究论文，其最重要的意义是确定了双通道内镜下腰椎椎间融合术规范化的操作过程（图 2-2-3）。由于该论文发表前双通道内镜技术在韩国已广泛开展起来，随后不断有新的研究发表，不断引起业界对该项技术的关注和兴趣。双通道内镜技术正式进入国际化快速发展时期。

2020 年 8 月，韩国 Min Seok Kang 和 Hyun Jin Park 医生的另一篇技术论文介绍了双通道内镜下一种全新的融合方式并将其命名为 BE-EFLIF（BE-extraforaminal lumbar interbody fusion）（图 2-2-4），这篇文章详细介绍了该术式的技术细节，但具体开展了多少例作者并未公布。这篇文章的意义在于它第一次介绍了双通道下另一种入路的融合手术，使得椎间融合并非一定要通过切除关节突关节去实现，丰富了双通道内镜下融合技术手段，拓展了适应证。这些都是一项技术逐步走向成熟的标志事件。

2021 年 2 月，Dong Hwa Heo 和 Jin Hwa Eum 医生再次融合了多种融合技术的优势并改良了手术切口，提出将类似于 OLIF 的大 cage 经 Kambin 三角植入并横置，他们将其称为改良远外侧内镜下椎间融合术（modified far lateral endoscopic transforaminal lumbar interbody fusion）。这与上述的融合方式都不尽相同。2022 年 2 月，Jin Hwa Eum 医生报道这种手术 22 例，并正式将其更名为 eXLIF（extreme transforaminal lumbar interbody fusion），后更多地将其称为 Ex-TLIF（图 2-2-5）。Eum 和 Heo 的原创性的研究也具有十分重要的意义，他吸取了 BE-EFLIF 技术的横置大 cage 的优势，同时也保留了常规 BE-TLIF 入路简单、减压便利的特点，在应用和发展前景上是优于 BE-EFLIF 的。该项技术立即引起我国众多学者的重视，随后在我国也进行了探索和应用。

2022 年 7 月，我国张伟医生报道了双通道脊柱内镜下双椎间融合器植入技术，作者利用对侧第三切口植入第二枚融合器。该技术有些类似于传统 PLIF 双 cage 植入手术，但不同的是在双通道内镜下完成该手术仅需要在对侧附加辅助切口即可，该辅助切口还可以高效地进行对侧的减压和关节突关节的松解，对于特定的疾病如腰椎滑脱具有较高的应用价值。

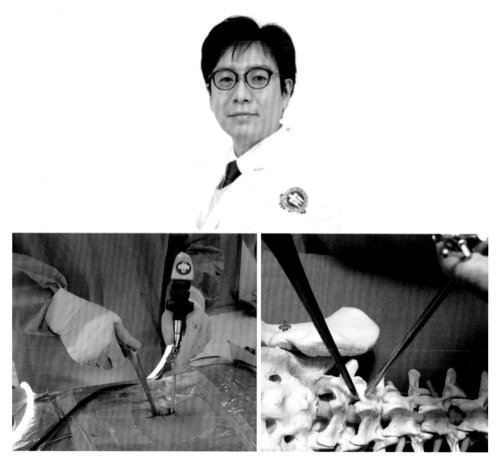

图 2-2-3　Dong Hwa Heo 医生和他展示的双通道操作中的三角关系

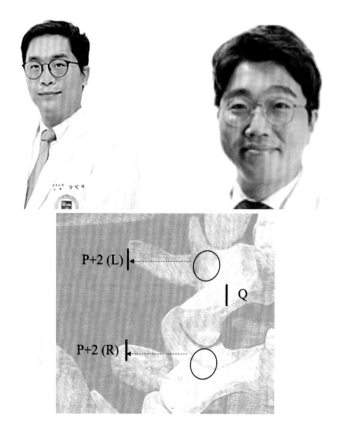

图 2-2-4　Min Seok Kang、Hyun Jin Park 医生和 BE-EFLIF 手术的切口位置。Q 表示 quarterback 切口；P，椎弓根；L，左侧通道；R，右侧通道；+2，旁开 2 cm

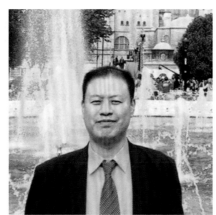

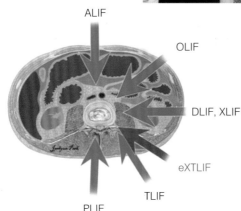

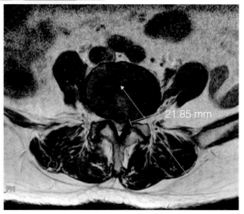

图 2-2-5   Jin Hwa Eum 教授和他报道的 Ex-TLIF（eXTLIF）入路方式。图中英文全称参见正文

五、UBE/BESS下的腰椎融合术的名称与种类

（一）BE-TLIF

目前报道的双通道脊柱内镜下主流融合术式即为（U）BE-TLIF（图 2-2-6），部分学者将其简称为ULIF，但这一名称国内很多学者认为其可能会引起歧义，也不能很好地表达双通道下融合的特性，所以将其称为 BE-LIF 或许更好。Dong Hwa Heo、Dae Jung Choi、Park MK 等早期的报道以及我国多数手术演示的 BE-LIF 都是采用完全切除同侧关节突关节的这种方式，而且作者们一致提出此术式类似 MIS-TLIF，故将此融合方式归为 TLIF。

P-TLIF 在 UBE/BESS 文献中未被直接提出，但通过文献中对手术步骤的描述笔者发现在 2020 年以后的 BE-TLIF 的文献中，多数作者不再将关节突关节完全切除，而是切除上关节突的内侧部分来完成减压和融合。

（二）EFLIF

Extraforaminal lumbar interbody fusion 常简称为EFLIF，文献中最早报道这一名称的是 2009 年韩国Oon Ki Baek 的一篇病案报道，但文中提到此术式来源于 2002 年美国 Phillips 和 Cunningham 的一项可行性研究，当时将这种融合方式称为横突间腰椎椎间融合术（intertransverse lumbar interbody fusion, ILIF）（图 2-2-7）。ILIF 是采用开放的手术方式经双侧 Kambin 三角植入 2 枚楔形骨块。

之后这种 ILIF 未再有报道，直到 2009 年韩国Oon Ki Baek 再次将这种手术方式应用于峡部裂滑脱中并更名为 ELIF。作者认为其较 PLIF 或 TLIF 的优势是对关节突关节破坏小，直接减压受压出口根，无须暴露后方肌肉和椎管内结构。Baek 将这个手术在小切口下完成，但仍需双侧植入 2 枚 cage（图2-2-8）。

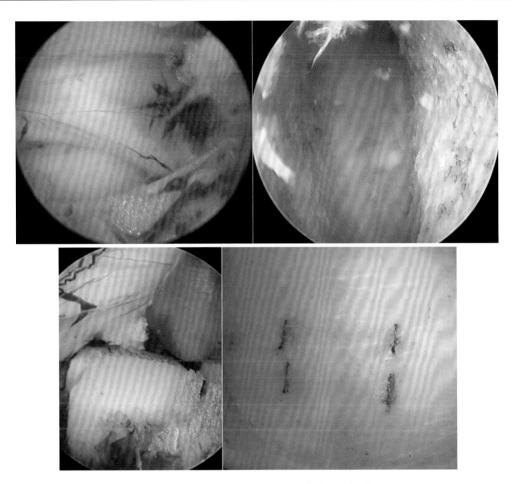

图 2-2-6　多位学者报道的 BE-TLIF 术中及术后伤口照片

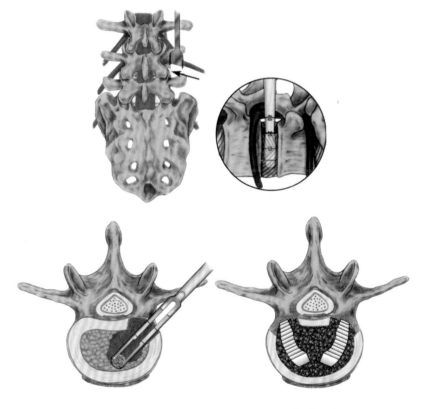

图 2-2-7　Phillips 教授论文中展示的 ILIF 操作示意图

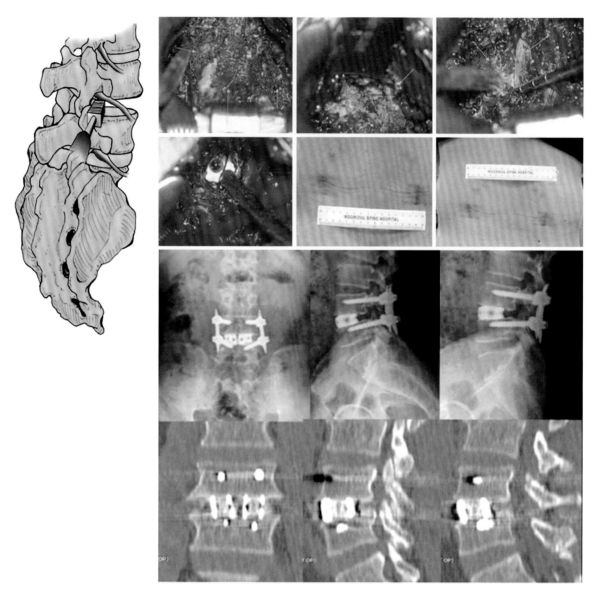

图 2-2-8　Oon Ki Baek 教授通过小切口完成 ELIF

之后韩国 Jun Gue Lee 也发表了两篇 ELIF 论文，均是应用于翻修手术中从而避免进入形成粘连的椎管。2016 年法国 Arthur Robert Kurzbuch 也是因为同样的原因采用 ELIF，但与前不同的是，他第一次通过单侧入路植入前后 2 枚 C 形 cage 的方式进行融合，椎弓根螺钉进钉点也更加靠外，Kurzbuch 随后以这种手术方式发表了多篇论文（图 2-2-9）。

单通道脊柱内镜下经椎间孔入路的椎间融合术也可以进行类似操作，也是经 Kambin 三角和椎间孔进入椎间隙，多数学者将其称为 Endo-LIF。值得注意的是这种 Endo-LIF 与前述的开放 TLIF、MIS-TLIF 和 BE-TLIF 均不同，而是类似本节的 ELIF，这是需要区别开的（图 2-2-10）。

在双通道内镜下融合技术不断发展下，2020 年 8 月韩国 Min Seok Kang 医生第一次报道了双通道下的 ELIF 并将其命名为 BE-EFLIF。作者应用椎旁入路的方式，切口在椎弓根外缘 2 cm 处，经过 Kambin 三角进行椎间隙处理和 cage 斜插入，再经 quarterback 切口将 cage 横置，取得了十分满意的效果（图 2-2-11）。

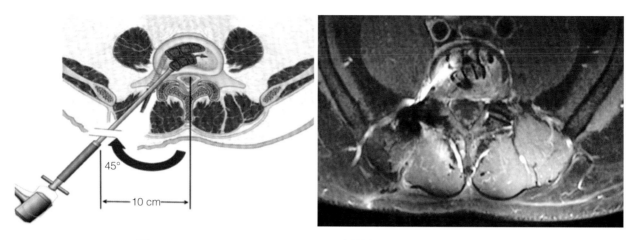

图 2-2-9　Arthur Robert Kurzbuch 通过单侧 ELIF 植入前后 2 枚 cage

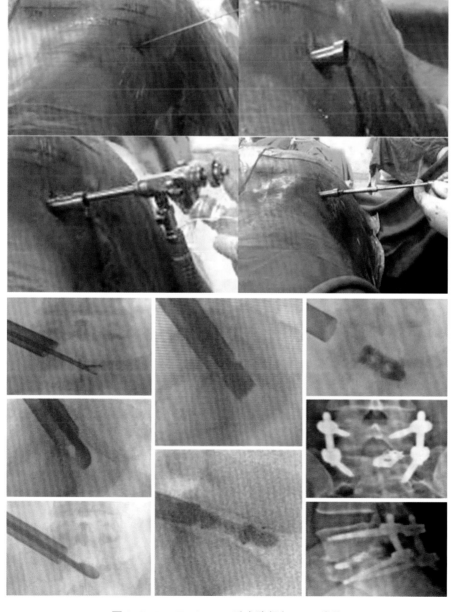

图 2-2-10　Endo-LIF 手术路径与 ELIF 类似

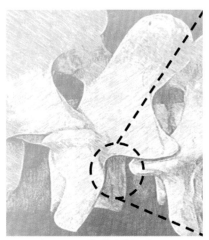

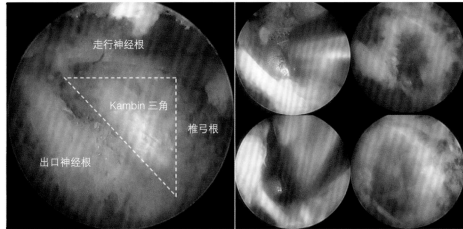

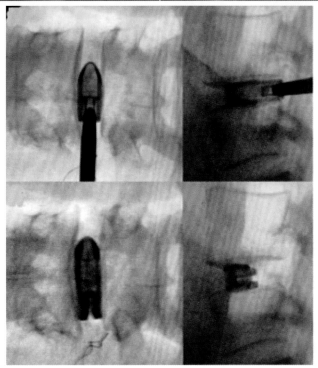

图 2-2-11　BE-ELIF 手术入路及术中镜下视野、cage 横置过程

（三）Ex–TLIF

就在 Min Seok Kang 医生发表 BE-EFLIF 论文的半年之后，Dong Hwa Heo 和 Jin Hwa Eum 医生在其基础上进行了两项改进，一是将通道切口重新确定在椎弓根外缘，二是关节突关节完全切除以便植入了更大的 OLIF cage，他们将这种手术方式命名为"改良远外侧内镜下椎间融合术"（modified far lateral endoscopic transforaminal lumbar interbody fusion）。1 年后 Jin Hwa Eum 医生发表了该手术的系列病例并首次将这种术式命名为 Ex-TLIF，他在文中指出其最大的特征就是在 BE-TLIF 操作的基础上植入更大的 Cage，植入 Cage 的路径是经过 Kambin 三角的，需要术中测量 Kambin 三角的底边长度，这一点与 BE-TLIF 是完全不同的（图 2-2-12）。

Ex-TLIF 这一名词是在双通道内镜手术下第一次被提出来的，是专属于双通道的一种融合技术。其沿用了 BE-TLIF 的部分手术技术，同时吸收了 BE-EFLIF 中大 cage 斜插横置技术，是双通道下新融合方式的代表。

六、双通道内镜下腰椎融合术的技术对比
（一）适应证对比

目前广泛开展的 UBE/BESS 下腰椎椎间融合术是 TLIF 和 P-TLIF 术式，从文献报道来看，几乎涵盖了各种腰椎退行性疾病，以单节段和双节段融合为主，也有三个节段融合的报道。BE-EFLIF 和 Ex-TLIF 手术报道的文献较少，在国内开展的数量和经验均有限。根据目前已经发表的文献和出版的专著中的信息，将这几类融合术的适应证对比列于表 2-2-1。

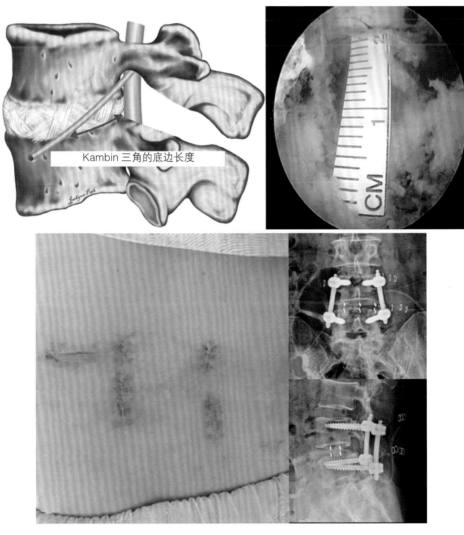

Kambin 三角的底边长度

图 2-2-12 Ex–TLIF 与 Kambin 三角的底边长度及术后照片

表 2-1-1　不同 UBE/BESS 下腰椎椎间融合术的适应证

术式	病理类型	节段数量	节段分布	最佳适应证
BE-TLIF	腰椎间盘突出 腰椎管狭窄伴不稳 Ⅱ度以内腰椎滑脱	1~3	所有腰椎节段均有报道	同侧双根需要减压者
BE-PTLIF	腰椎间盘突出 腰椎管狭窄伴不稳 Ⅱ度以内腰椎滑脱	1~3	L3-4 节段以上不适宜	同侧走行根减压或无须神经根减压者
BE-EFLIF	腰椎管狭窄伴不稳 Ⅱ度以内腰椎滑脱	1~2	L4-5、L5-S1 最佳	椎间孔狭窄和（或）同侧侧隐窝狭窄，不伴中央椎管狭窄和对侧侧隐窝狭窄
Ex-TLIF	中央椎管狭窄 椎间孔区狭窄 Ⅱ度以内腰椎滑脱	1~2	L4-5、L5-S1 （占 90%） L3-4 （占 10%）	各种类型椎管狭窄、低度滑脱；但出口根和走行根间距大于 20 mm 为宜
单侧双 cage 融合术	同 BE-TLIF （增加对侧融合率，提供对侧间隙支撑）			
双侧双 cage 融合术	同 BE-TLIF （增加对侧融合率，提供对侧间隙支持）			腰椎滑脱，伴中央椎管狭窄需对侧减压

（二）切口对比

多位学者报道的 UBE 下腰椎椎间融合术的切口可能存在一定的差异，每位术者对于切口的选择也有自己的经验。笔者根据文献中多数学者报道的定位方法总结于图 2-2-13。

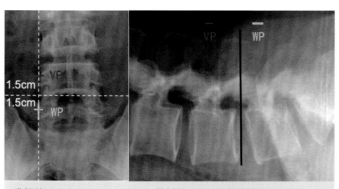

常规的 BE-TLIF、BE-PTLIF、单侧双 cage 融合的切口

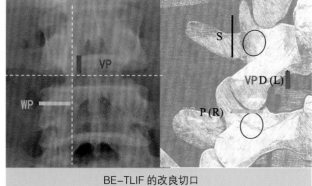

BE-TLIF 的改良切口

BE-EFIF 的切口

Ex-TLIF 的切口

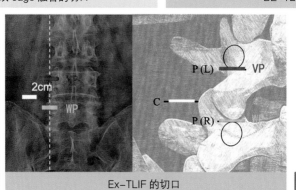

双侧双 cage 的切口

图 2-2-13　各类 UBE/BESS 下腰椎椎间融合术的切口设计

（三）减压特点对比

1. 常规切口 BE-TLIF 和改良切口 BE-TLIF　这两种方式都能很好地实现同侧减压融合和过顶减压，改良切口可以很好地观察椎间隙情况。BE-TLIF 常规不显露出口根，但可以根据需要对椎间孔减压并显露出口根。

2. 单侧双 cage 融合术　入路同 TLIF，处理好椎间隙后，同侧植入 cage 后将其打入至对侧，然后再植入一枚 cage。

3. BE-EFLIF　常规进行椎间孔成形、同侧关节突关节外侧部分切除，以实现椎间孔扩大，去除部分孔区黄韧带以实现 Kambin 三角区的显露。最后切开 Kambin 三角区的纤维环以处理椎间隙。但该术式无法常规进行过顶减压，需要进行 Q 和 Q' 切口。

4. Ex-TLIF　常规切除同侧关节突关节，显露出口根和走行根，测量两根之间的间距后切开纤维环后外侧以处理椎间隙。该术式可以很方便地进行过顶减压。

5. 双侧双 cage 融合术　该术式除了植入双 cage 的优势外，还可以借助 Zhang 切口对对侧进行高效率的减压，同时可以切除对侧关节突关节以实现滑脱更好的复位。

七、总结

1. BE-TLIF 和 BE-PTLIF 是开展最为广泛的融合方式，适应证广泛，没有致命的技术缺陷，符合 MIS-TLIF 的步骤和开放手术习惯，创伤较小，技术成熟，仍是未来很长一段时间内的主流融合术式。

2. BE-EFLIF 术式只有一篇文献报道其技术细节，目前仍无临床结果发表，书籍中也未将其列出，可见该技术应用存在一定的限制，同时由于其自身减压限制，有其明确的适应证，短期内难以很广泛地开展起来。

3. Ex-TLIF 术式在韩国和国内已有不少术者熟练开展，其主要优势在于大 cage 的融合和间接减压优势，但该技术有一定的技术难点，使用范围主要集中在下腰椎，需要特制 cage，这些也都限制了其大范围开展，但针对特定疾病该技术的优势也很明显，具有较大的应用前景。

4. 单侧双 cage 融合术只在某些书籍中列出，目前尚缺乏论文和临床数据支持，据笔者所知，韩国学者现已很少开展这种融合方式。

5. 双侧双 cage 融合术刚由张伟团队报道出来，但通过展示的病例来看，其理论上对于腰椎滑脱具有很强的优势，但尚无系列病例的论文报道，目前未见有其他学者应用，还需进一步探索。

（孔清泉　张　斌　祝　斌　刘　正）

参考文献

[1] Kambin P, Gellman H. Percutaneous lateral discectomy of the lumbar spine a preliminary report[J]. Clin Orthop Related Res, 1983, 174: 127-132.

[2] Leu HF, Hauser RK. Percutaneous endoscopic lumbar spine fusion[J]. Neurosurg Clin N Am, 1996, 7(1):107-117.

[3] Leu HJ, Hauser R, Schreiber A. Percutaneous lumbar spine fusion[J]. Acta Orthop Scand, 1993, Suppl 251:116-119.

[4] De Antoni DJ, Claro ML, Poehling GG, et al. Translaminar lumbar epidural endoscopy: anatomy, technique, and indications[J]. Arthroscopy, 1996, 12(3): 330-334.

[5] Heo DH , Son SK , Eum JH , et al. Fully endoscopic lumbar interbody fusion using a percutaneous unilateral biportal endoscopic technique: technical note and preliminary clinical results[J]. Neurosurgical Focus, 2017, 43(2):E8.

[6] Park JH, Jun SG, Jung JT, et al. Posterior percutaneous endoscopic cervical foraminotomy and diskectomy with unilateral biportal endoscopy[J].Orthopedics, 2017,40(5):e779-e783.

[7] Yeung AT. Minimally invasive disc surgery with the Yeung Endoscopic Spine System(YESS)[J]. Surg Technol Int, 1999, 8:267-277.

[8] Tsou PM, Yeung AT. Transforaminal endoscopic decompression for radiculopathy secondary to intracanal noncontained lumbar disc herniations: outcome and technique[J]. Spine J, 2002, 2:41-48.

[9] Hoogland T, Schubert M, Miklitz B, et al. Transforaminal posterolateral endoscopic discectomy with or without the combination of a low-dose chymopapain: a prospective randomized study in 280 consecutive cases[J]. Spine (Phila Pa 1976), 2006, 31: E890-897.

[10] Osman SG. Endoscopic transforaminal decompression, interbody fusion, and percutaneous pedicle screw implantation of the lumbar spine: A case series report[J]. Int J Spine Surg, 2012, 6:157-66.

[11] Jacquot F, Gastambide D. Percutaneous endoscopic transforaminal lumbar interbody fusion: is it worth it?[J]. Int Orthop, 2013, 37(8):1507-1510.

[12] Ao S, Zheng W, Wu J, et al. Comparison of preliminary clinical outcomes between percutaneous endoscopic and minimally invasive transforaminal lumbar interbody fusion

for lumbar degenerative diseases in a tertiary hospital: Is percutaneous endoscopic procedure superior to MIS-TLIF? A prospective cohort study[J]. Int J Surg, 2020 Apr;76:136-143.

[13] Yang J, Liu C, Hai Y, et al. Percutaneous endoscopic transforaminal lumbar interbody fusion for the treatment of lumbar spinal stenosis: preliminary report of seven cases with 12-month follow-up[J]. Biomed Res Int, 2019 Mar 24; 2019:3091459.

[14] Yin P, Zhang Y, Pan A, et al. The feasibility for a novel minimally invasive surgery-percutaneous endoscopic transforaminal lumbar interbody fusion (PE-TLIF) for the treatment of lumbar degenerative diseases: a cadaveric experiment[J]. J Orthop Surg Res, 2020 Sep 8, 15(1):387.

[15] Li YW, Dai YL, Wang B, et al. Full-endoscopic posterior lumbar interbody fusion via an interlaminar approach versus minimally invasive transforaminal lumbar interbody fusion: A preliminary retrospective study[J]. World Neurosurgery, 2020, 144: e475-e482.

[16] Park MK, Park SA, Son SK, et al. Clinical and radiological outcomes of unilateral biportal endoscopic lumbar interbody fusion (ULIF) compared with conventional posterior lumbar interbody fusion (PLIF): 1-year follow-up[J]. Neurosurg Rev, 2019, 42(3):753-761.

[17] Ahn Y, Youn MS, Heo DH. Endoscopic transforaminal lumbar interbody fusion: a comprehensive review[J]. Expert Rev Med Devices, 2019, 16(5):373-380.

[18] He L, Feng H, Ma X, et al. Percutaneous endoscopic posterior lumbar interbody fusion for the treatment of degenerative lumbar diseases: a technical note and summary of the initial clinical outcomes[J]. Br J Neurosurg, 2021 May, 24:1-6.

第三章　内固定融合器的材料学研究

随着社会老龄化的进展，脊柱退行性疾病的发病率逐年增加，椎间融合术是目前治疗脊柱退行性疾病的金标准。椎间融合器联合椎弓根螺钉系统可以有效地稳定椎体，撑开椎间隙和椎间孔，相邻椎体对于 cage 的挤压可诱导骨细胞增殖，促进椎间融合，显著提高融合率。虽然对椎间植骨的整体认识已经统一，但对于融合器材料存在多样化选择。

一、金属材料融合器

1979 年，Bagby 等首次将不锈钢材料的融合器用于马颈椎融合术中，以治疗马的颈椎不稳定，这种融合器是中空带孔的柱状体，其中可填塞碎骨块，并取得了良好的疗效，这种融合器称之为 Bagby 融合器。

自 1983 年起，Kuslich 教授联合 Bagby 教授成功研制了 BAK（Bagby And Kuslich）融合器，其材质为钛合金，为中空螺纹圆柱状，上下表面有许多大孔，在中空处放入自体骨，将其放入椎间隙中产生了由 Bagby 所描述的"撑开 - 压缩张力带"效应，即纤维环、前纵韧带和后纵韧带处于牵张状态，而自身重力和椎旁肌肉的收缩具有轴向压缩力，二者共同促进融合器的稳定状态，能够承受椎间的强大应力，加强融合器稳定性。Kuslich 教授于 1988 年首次将其应用到人的腰椎融合术中，经过 4 年的随访，临床效果良好且并发症发生率较低（图 3-0-1）。

20 世纪 90 年代初，Ray 等再次对 Bagby 融合器进行改良，在融合器上加用了线性螺纹结构，称之为 Ray-TFC（Threaded fusion cage）融合器，加强了其稳定度及机械强度（图 3-0-2）。在融合器中也可以植入自体骨或异体骨，经过 2 年的随访，这种融合器能够达到 96% 的融合率，且并发症发生率较低。BAK 融合器及 Ray-TFC 融合器作为早期金属融合器的代表，其设计理念及外形大同小异，缺点在于融合接触面积小、妨碍影像学判断融合率、融合器下沉以及抗扭转作用力弱等。

TMC（Titanium mesh cages）融合器是 1992 年由 Harms 教授设计，又称为 Harms-TMC 融合器，它是垂直环形融合器，呈网笼状，以钛合金为材料，通常称之为"钛笼"（图 3-0-3）。其可以稳固脊柱前柱，在手术中可以按需要裁剪为不同长度，钛笼中植入自体骨或异体骨以提高融合率，通常被用于椎体次全切手术中。当切除椎体的肿瘤或者结核病灶以及畸形矫正截骨等疾病时可以提高脊柱的稳定性。其上下缘锐利，可以增加摩擦力，与终板稳定固定。但是，也正因如此，在椎体融合的过程中有可能会出现断裂、偏斜、下沉等并发症。

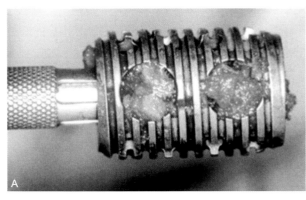
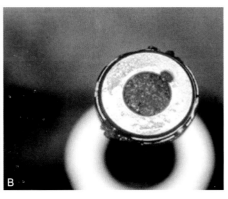

图 3-0-1　BAK（Bagby and Kuslich）融合器

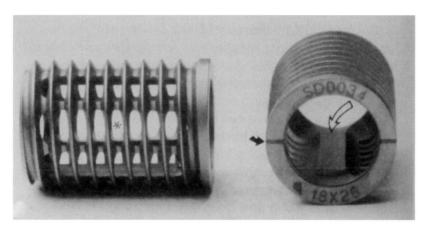

图 3-0-2　Ray-TFC（Threaded fusion cage）融合器

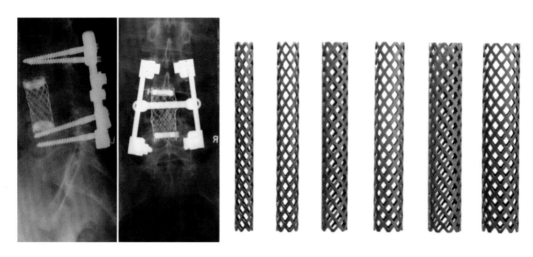

图 3-0-3　Harms-TMC 融合器

金属融合器是医学界最早研制并首先应用于临床的椎间融合器，具有较高的硬度及抗断裂的特点，制作材料有不锈钢、钴、镁、钛、钽等。早期金属融合器以不锈钢材质为主，目前以钛合金材质融合器在临床应用中最为广泛，因为相对于其他金属，钛合金生物相容性非常好，且重量轻、耐腐蚀，手术后并不影响磁共振检查。其缺点在于 X 线下显影，会影响对于椎间骨小梁生长和融合率的评价。另外其弹性模量较大，存在增加融合器下沉以及邻近节段退变的风险。其形状根据手术入路的不同也是多种多样，如前入路的楔形、圆柱形、垂直放置型融合器等，后入路的圆柱中空形、线性螺纹形、方形等。

近年来，随着科学技术的发展，脊柱外科手术不断向精准化、个体化等方面发展，3D 打印技术（增材制造）逐渐应用于临床。它起源于 20 世纪 80 年代的美国，目前在脊柱外科领域尚处于起步阶段，但通过 3D 打印技术生产的金属材料融合器的优点不容忽视：脊柱周围结构复杂，可以根据个体化定制椎间融合器，提高融合器在椎体间的契合度；能够优化多孔金属结构，便于骨细胞和血管的长入，提高融合率，同时便于术后 X 线和 CT 的观察。国内周跃团队应用 3D 打印的 O-cage 应用于脊柱内镜下腰椎融合术（PELIF）并取得了良好的临床疗效（图 3-0-4）。可以预见的是，3D 打印技术在脊柱外科领域将具有良好的前景。

脊柱微创技术是近年来临床研究的热点，尤其是脊柱内镜下融合手术已在临床中开展多年，其使用的融合器也已经取得了很大的进展。B-Twin 融合器在 2001 年推出，并在多中心研究下证明了其安全性和有效性（图 3-0-5）。它不仅可以应用于传统腰椎前路和后路手术，更是可以应用于脊柱内镜下或

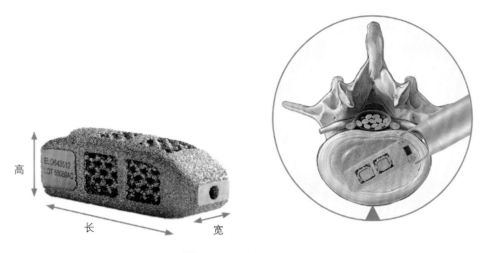

图 3-0-4　O-cage

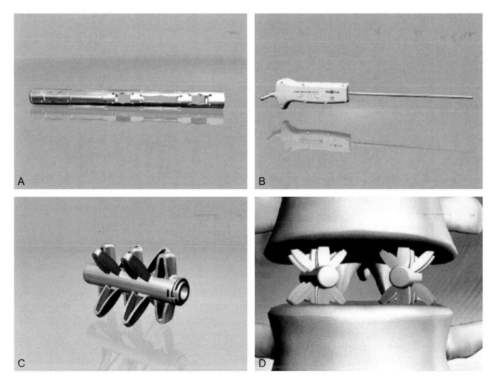

图 3-0-5　B-Twin 融合器

者通道下脊柱融合手术，在微创腰椎融合手术的发展历程中扮演了重要角色，但其与上下终板的接触方式决定了术后有可能出现融合器位置欠佳的问题。国内杨晋才团队自主研发了一种用于内镜下融合或经皮通道下融合的可撑开融合器（Pango 融合器），经过在临床中的应用，这种融合器能够比较满意地恢复椎间隙高度并取得满意的融合率，目前已经广泛应用于临床工作中（图 3-0-6）。

二、PEEK材料融合器

20 世纪 90 年代，PEEK（polyetheretherketone，聚醚醚酮，PEEK）材质 cage 作为钛合金 cage 的替代品进入我们的视野中。PEEK 是一种疏水性聚合物，具有耐高温、自润滑、易加工和高机械强度等特性，被广泛应用到运输机械、智能制造业、办公用机械零部件、电线包覆、医疗器械等领域。由于

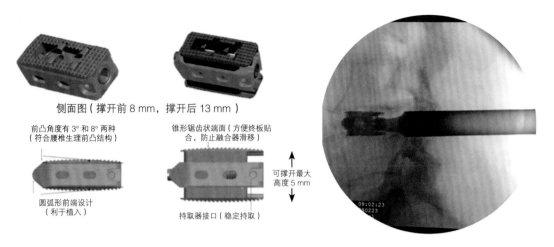

侧面图（撑开前 8 mm，撑开后 13 mm）

前凸角度有 3° 和 8° 两种　　　　　　锥形锯齿状端面（方便终板贴
（符合腰椎生理前凸结构）　　　　　　合，防止融合器滑移）

圆弧形前端设计　　　　　　　　　　持取器接口（稳定持取）
（利于植入）

可撑开最大
高度 5 mm

图 3-0-6　Pango 融合器

PEEK 可接受反复的高压灭菌，加之其生物力学特性（弹性模量）与骨皮质类似，其化学惰性不易被机体吸收以及与细胞的黏附与骨的结合较好，PEEK 已成为目前常用的椎间融合器材料（图 3-0-7）。

为了提高 PEEK 融合器的骨整合作用，一些学者对 PEEK 融合器表面性状进行了研究，如增加 PEEK 椎间融合器表面粗糙程度、增加表面涂层等，

部分研究在体外实验和动物实验中已经展现出了较好的效果（图 3-0-8）。

也有报道将不同种活性粒子填充在聚醚醚酮表面，从而提高它的表面活性，如：纳米羟基磷灰石／聚醚醚酮复合材料、碳纤维／聚醚醚酮复合材料、纳米氟磷灰石／聚醚醚酮复合材料、纳米二氧化钛／聚醚醚酮复合材料、纳米氟化羟基磷灰石／

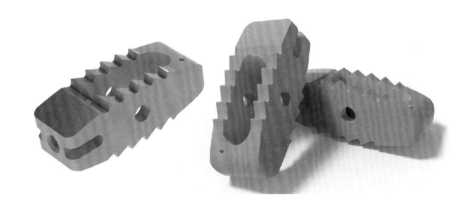

图 3-0-7　PEEK cage

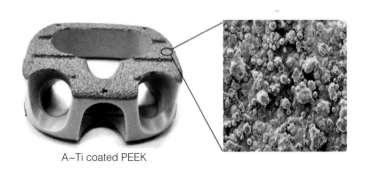

A-Ti coated PEEK

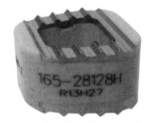

B-Ti/PEEK composite

图 3-0-8　Ti & PEEK cage

聚醚醚酮复合材料、碳纤维/聚醚醚酮/纳米羟基磷灰石复合材料等。

由于内镜辅助下腰椎融合术中工作通道直径的限制，镜下植入cage的高度也同样受限。高度较低的cage虽然可降低神经根、硬膜损伤风险，但却难以达到理想的椎间融合效果。为克服这一问题，国内外将更多精力聚焦在改良工作管道（比如设计可通过15 mm高的cage的管道）上，以期行适合于椎间高度的cage植入。同时，也有学者在有限的

工作管道直径及安全三角区域基础上，将研究焦点放在可撑开cage上，但由于目前可撑开cage大多数为钛合金材质，仍然难以逃脱在接触界面上出现沉降的结局。目前市面上尚无成熟的PEEK材质的可撑开cage，这也是目前内镜辅助下腰椎融合器的研究方向之一。另外，单侧双通道脊柱内镜（UBE）辅助腰椎融合术的出现，使得在保护出口及走行神经根的同时，直视下进行传统PEEK材质cage植入变得更容易（图3-0-9）。

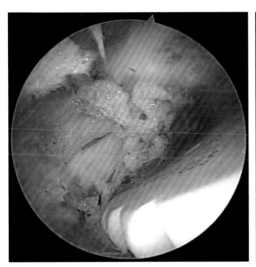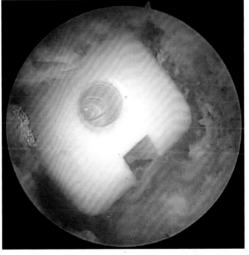

图 3-0-9　UBE 技术镜下植入 cage 视野

总而言之，PEEK材质cage在生物力学性能上的优势更大，但是由于管道直径的限制以及PEEK可撑开技术的欠缺，使其应用于内镜辅助下腰椎融合术仍存在一定的局限性，但是目前单侧双通道内镜辅助腰椎融合术所提供的良好的视野使得传统PEEK材质cage植入时安全性更高。另外，椎间融合的成功与否，不仅仅取决于融合器的材质，还要从终板处理的情况、接触面积和椎间隙撑开的程度以及植骨量等因素综合判断。

三、生物材料融合器

自体骨材料是最先被脊柱外科医生使用的融合材料，髂嵴是最常见的自体骨取材部位，从中获取的自体骨可用于颈椎融合。该部位骨质具有良好的皮质松质结构，在受压和拉紧时具有相当的强度，

且来源易获得（图3-0-10）。取髂骨的主要限制是供体部位的并发症，发病率超过25%，常见的并发症包括慢性疼痛、伤口感染、血肿、腹壁疝、感觉异常性股痛、臀部麻醉、步态障碍和髂骨骨折。与髂骨相比，肋骨常应用于颈椎后路融合手术，作为一种消耗性且易获取的皮质松质骨植骨材料，其具有独特的曲度，几乎与正常的颈椎前凸完全一致（图3-0-11）。此外，肋骨中存在相对高浓度的骨形态发生蛋白（BMP），可能加速骨诱导并辅助植骨愈合。肋骨的缺点同样是可能发生严重的供区并发症，包括气胸和肋间神经痛。然而，自体骨移植来源的融合率和供体部位的并发症发生率尚不明确。

2001年，Janssen等对异体股骨环（allogeneic femoral ring，FRA）制成的生物cage进行了生物力学试验发现，FRA的压缩极限约为25 000 N，椎体

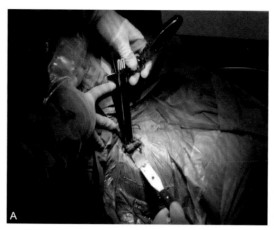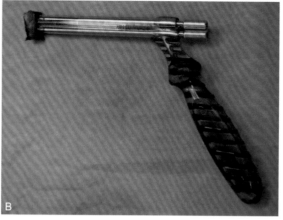

图 3-0-10　取髂骨植骨材料

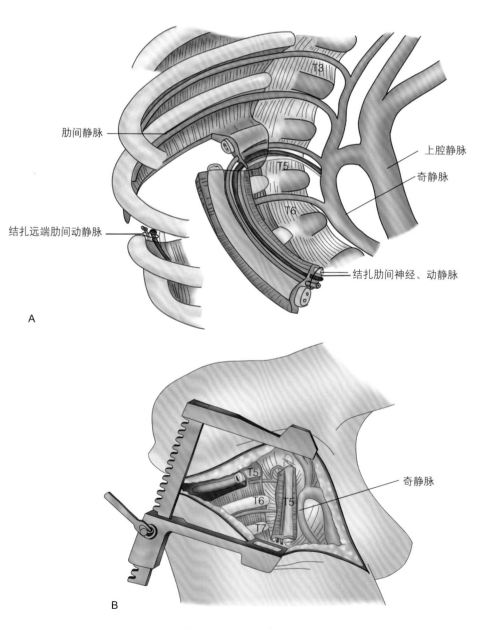

图 3-0-11　取肋骨植骨材料

的压缩极限约为 8000 N，并将其应用于 137 例患有椎间盘疾病患者的 PLIF 手术中，18 个月随访，融合率为 94%。作者认为，正是 FRA 提供了更好的生物学环境导致了令人满意的临床效果（图 3-0-12）。

Arnold 等使用同种异体骨 cage 治疗 72 例腰椎退行性疾病患者，随访 2 年，1 年融合率为 98%，对比早期经椎间孔腰椎椎体间融合术（TLIF）应用 PEEK cage 的临床疗效，同种异体植骨的融合率明显优于 PEEK cage。与 PEEK 等人工材料相比，同种异体骨存在天然的三维网状结构，具有优良的生物力学性能，能方便自体骨的爬行替代，其包含了成骨所需的各种因素，具有独特的成骨诱导优势，能够有效地提高融合率。Siddiqui 等比较了 FRA 和 PEEK cage 在 TLIF 中的应用，随访 12 个月，39 例患者中 PEEK cage 融合率为 100%，异体骨融合率为 95.2%，差异无统计学意义。Liljenqvist 等报道了采用异体股骨环进行腰椎椎体间融合的病例，在 8.7 个月的随访中，融合率达到 95.2%，但在术后 12 个月时，椎间隙高度较术前下降了 3 mm。

小牛骨椎间融合器取自于 1~5 岁小牛的胫骨，是一种异种骨可吸收融合器。来源广泛、制作便利，避免了有创取骨的弊端，加速手术过程同时降低患者痛苦，也无交叉感染的风险。但是，小牛骨融合器的原材料需要经过脱钙处理，这意味着骨质中免疫原性蛋白、成骨细胞大部分会丢失，只能作为新生骨小梁爬行、传导支架，生物活性的缺失使其不具备自身成骨的条件，因此必不可少地需要进行自体骨填充和诱导融合。

自体与同种异体骨的支持结构类似，获取方式相对简单，但是，骨形状与终板不匹配，导致应力集中、终板切割和椎间高度损失。皮质骨的中心是松质骨，机械强度不足，最终导致椎间隙高度的丢失。为了增加融合率并减少椎间隙高度的丢失，Biocage 逐渐被开发应用。

Biocage 是一种符合人体特点的楔形皮质异体骨移植生物 cage（图 3-0-13）。Wen-jie Wu 等使用 Biocage 对 206 例单节段腰椎退行性疾病患者进行治疗，Biocage 组和 PEEK 组 1 年随访评价的融合

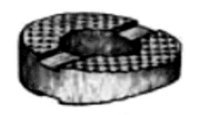 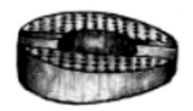

前外侧入路的 FRA　　　　　　前入路的 FRA

图 3-0-12　异体股骨环（FRA）

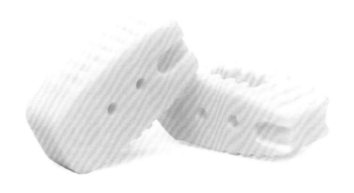

图 3-0-13　Biocage

率分别为92.72%和91.91%，2年随访评价的融合率分别为96.60%和94.80%，末次随访评价的融合率分别为97.57%和96.53%，虽然没有统计学差异，但Biocage组的融合率高于PEEK组。Yang Li等报道了Biocage治疗单节段腰椎退行性疾病的前瞻性对比研究，PEEK组的融合率低于Biocage组（88.24% *vs.* 90.91%），但差异无统计学意义，随访期间，Biocage组和PEEK组椎间隙高度相似，而Biocage组中椎间孔高度高于PEEK组，但是两组均取得了良好的临床疗效。Biocage采用了拼接的方法来匹配终板的曲率，这有助于降低应力集中。同时，Biocage的形状与PEEK cage相似，有助于分散应力和防止滑移。此外，Biocage可以被吸收的特性减少了发生远期排异反应的概率。

目前探讨Biocage的文献仍然较少，尤其缺乏随机对照试验（RCT）等高等级的研究，且现存的研究随访时间较短，无法评判Biocage应用于脊柱融合术的长期疗效；甚至在部分文献中的末次随访中，Biocage的轮廓仍然清晰可见，表明同种异体骨尚未被完全吸收。

理想的椎间融合器材质应具备以下特点：①良好的生物相容性；②稳定的化学性质；③与骨组织相近的生物力学性能；④促进骨融合；⑤利于影像观察；⑥具有可降解性。目前的Biocage来源相对充足，这保证了植骨量，利于椎间隙早期快速融合。但生物cage存在传播疾病的风险，且难以保持完整的结构来抵抗轴向载荷，不能很理想地维持椎间隙高度以及生理曲度。现阶段的Biocage只能作为脊柱融合术中植骨材料的选择之一，无法完全替代PEEK cage，随着组织生物学和生物力学的研究发展，Biocage的结构将逐步趋向稳定，成为替代PEEK cage的理想材料。

（蒋　毅　袁　帅　李　健　马　明
刘　畅　张捷迅）

参考文献

[1] Bagby GW. Arthrodesis by the distraction-compression method using a stainless steel implant[J]. Orthopedics, 1988, 11(6): 931-934.

[2] Kuslich SD, Danielson G, Dowdle JD, et al. Four-year follow-up results of lumbar spine arthrodesis using the Bagby and Kuslich lumbar fusion cage[J]. Spine, 2000, 25(20): 2656-2662.

[3] Ray CD. Threaded titanium cages for lumbar interbody fusions[J]. Spine, 1997, 22(6): 667-679.

[4] Eck KR, Lenke LG, Bridwell KH, et al. Radiographic assessment of anterior titanium mesh cages[J]. Journal of Spinal Disorders, 2000, 13(6): 501-509.

[5] Eck KR, Bridwell KH, Ungacta FF, et al. Analysis of titanium mesh cages in adults with minimum two-year follow-up[J]. Spine, 2000, 25(18): 2407-2415.

[6] Emstad E, Del Monaco DC, Fielding LC, et al. The VariLift(®) Interbody Fusion System: expandable, standalone interbody fusion[J]. Medical Devices (Auckland, N.Z.), 2015, 8: 219-230.

[7] Xing JF, Zheng ML, Duan XM. Two-photon polymerization microfabrication of hydrogels: an advanced 3D printing technology for tissue engineering and drug delivery[J]. Chemical Society Reviews, 2015, 44(15): 5031-5039.

[8] Wu J, Liu H, Ao S, et al. Percutaneous endoscopic lumbar interbody fusion: technical note and preliminary clinical experience with 2-year follow-up[J]. BioMed Research International, 2018, 2018: 5806037.

[9] Folman Y, Lee SH, Silvera JR, et al. Posterior lumbar interbody fusion for degenerative disc disease using a minimally invasive B-twin expandable spinal spacer: a multicenter study[J]. Journal of Spinal Disorders & Techniques, 2003, 16(5): 455-460.

[10] Yang J, Liu C, Hai Y, et al. Percutaneous endoscopic transforaminal lumbar interbody fusion for the treatment of lumbar spinal stenosis: preliminary report of seven cases with 12-month follow-up[J]. BioMed Research International, 2019, 2019: 3091459.

[11] 丁一, 海涌, 杨晋才, 等. Pango可撑开椎间融合器联合微创螺钉内固定系统治疗退变性腰椎管狭窄症初步探讨[J]. 实用医学杂志, 2020, 36(6): 808-812.

[12] De Bartolo L, Morelli S, Bader A, et al. The influence of polymeric membrane surface free energy on cell metabolic functions[J]. Journal of Materials Science. Materials in Medicine, 2001, 12(10-12): 959-963.

[13] Noiset O, Schneider YJ, Marchand-Brynaert J. Fibronectin adsorption or/and covalent grafting on chemically modified PEEK film surfaces[J]. Journal of Biomaterials Science. Polymer Edition, 1999, 10(6): 657-677.

[14] Zhao Y, Wong HM, Wang W, et al. Cytocompatibility, osseointegration, and bioactivity of three-dimensional porous and nanostructured network on polyetheretherketone[J]. Biomaterials, 2013, 34(37): 9264-9277.

[15] Deng Y, Liu X, Xu A, et al. Effect of surface roughness on osteogenesis in vitro and osseointegration in vivo of carbon fiber-reinforced polyetheretherketone-nanohydroxyapatite composite[J]. International Journal of Nanomedicine, 2015, 10: 1425-1447.

[16] Khoury J, Kirkpatrick SR, Maxwell M, et al. Neutral atom

beam technique enhances bioactivity of PEEK[J]. Nuclear Instruments and Methods in Physics Research Section B: Beam Interactions with Materials and Atoms, 2013, 307: 630-634.

[17] Johansson P, Jimbo R, Naito Y, et al. Polyether ether ketone implants achieve increased bone fusion when coated with nano-sized hydroxyapatite: a histomorphometric study in rabbit bone[J]. International Journal of Nanomedicine, 2016, 11: 1435-1442.

[18] Assem Y, Mobbs RJ, Pelletier MH, et al. Radiological and clinical outcomes of novel Ti/PEEK combined spinal fusion cages: a systematic review and preclinical evaluation[J]. European Spine Journal, 2017, 26(3): 593-605.

[19] 刘镠, 李莹, 吴从俊, 等. 经皮内镜下腰椎间融合技术研究进展[J]. 中国中医骨伤科杂志, 2019, 27(11): 85-88.

[20] Lee SH, Erken HY, Bae J. Percutaneous transforaminal endoscopic lumbar interbody fusion: clinical and radiological results of mean 46-month follow-up[J]. BioMed Research International, 2017, 2017: 3731983.

[21] Soriano-Baron H, Newcomb AGUS, Malhotra D, et al. Biomechanical analysis of an expandable lumbar interbody spacer[J]. World Neurosurgery, 2018, 114: e616-e623.

[22] Kim JE, Choi DJ. Biportal endoscopic transforaminal lumbar interbody fusion with arthroscopy[J]. Clinics in Orthopedic Surgery, 2018, 10(2): 248-252.

[23] Seaman S, Kerezoudis P, Bydon M, et al. Titanium vs. polyetheretherketone (PEEK) interbody fusion: Meta-analysis and review of the literature[J]. Journal of Clinical Neuroscience, 2017, 44: 23-29.

[24] Summers BN, Eisenstein SM. Donor site pain from the ilium. A complication of lumbar spine fusion[J]. The Journal of Bone and Joint Surgery. British Volume, 1989, 71(4): 677-680.

[25] Sengupta DK. Clinical biomechanics of the spine[J]. Spine, 2017, 42(7): S3.

[26] Guha SC, Poole MD. Stress fracture of the iliac bone with subfascial femoral neuropathy: unusual complications at a bone graft donor site: case report[J]. British Journal of Plastic Surgery, 1983, 36(3): 305-306.

[27] Laurie SW, Kaban LB, Mulliken JB, et al. Donor-site morbidity after harvesting rib and iliac bone[J]. Plastic and Reconstructive Surgery, 1984, 73(6): 933-938.

[28] Urist MR, DeLange RJ, Finerman GA. Bone cell differentiation and growth factors[J]. Science (New York), 1983, 220(4598): 680-686.

[29] Whitaker LA, Munro IR, Salyer KE, et al. Combined report of problems and complications in 793 craniofacial operations[J]. Plastic and Reconstructive Surgery, 1979, 64(2): 198-203.

[30] Giannakos A, Vezeridis PS, Schwartz DG, et al. All-arthroscopic revision eden-hybinette procedure for failed instability surgery: technique and preliminary results[J]. Arthroscopy, 2017, 33(1): 39-48.

[31] Janssen ME, Lam C, Beckham R. Outcomes of allogenic cages in anterior and posterior lumbar interbody fusion[J]. European Spine Journal, 2001, 10 Suppl 2(Suppl 2): S158-168.

[32] Arnold PM, Robbins S, Paullus W, et al. Clinical outcomes of lumbar degenerative disc disease treated with posterior lumbar interbody fusion allograft spacer: a prospective, multicenter trial with 2-year follow-up[J]. American Journal of Orthopedics (Belle Mead, N.J.), 2009, 38(7): E115-122.

[33] Cutler AR, Siddiqui S, Mohan AL, et al. Comparison of polyetheretherketone cages with femoral cortical bone allograft as a single-piece interbody spacer in transforaminal lumbar interbody fusion[J]. Journal of Neurosurgery. Spine, 2006, 5(6): 534-539.

[34] Liljenqvist U, O Brien JP, Renton P. Simultaneous combined anterior and posterior lumbar fusion with femoral cortical allograft[J]. European Spine Journal, 1998, 7(2): 125-131.

[35] Olivares-Navarrete R, Gittens RA, Schneider JM, et al. Osteoblasts exhibit a more differentiated phenotype and increased bone morphogenetic protein production on titanium alloy substrates than on poly-ether-ether-ketone[J]. The Spine Journal: Official Journal of the North American Spine Society, 2012, 12(3): 265-272.

[36] Wu WJ, Li Y, Hou TY, et al. Application of new allogeneic lumbar fusion cage (Biocage) in single-segment lumbar degenerative disease: A prospective controlled study with follow-up for ≥ 2 years[J]. World Neurosurgery, 2019, 126: e1309-e1314.

[37] 孟海, 杨雍, 孙天胜, 等. 腰椎后路手术椎间融合器应用的专家共识[J]. 中国脊柱脊髓杂志, 2021, 31(4): 379-384.

第四章 腰椎融合相关内固定技术概述

第一节 脊柱内固定概述

自20世纪70年代以来，脊柱内固定器械的快速发展极大提高了脊柱外科医生治疗各种脊柱疾患的能力，通过充分减压、稳定与融合，可以获得良好的临床疗效。本节拟对脊柱内固定器械的简要发展历程进行概述。

一、后路胸腰段内固定器械的发展

1975年，Harrington内固定系统的问世，正式开启了脊柱外科的内固定时代。该系统由Paul Harrington研发，适应证从脊柱畸形逐渐扩大至脊柱创伤、脊柱退行性疾病及脊柱肿瘤。Harrington系统由撑开杆、压缩杆和椎板钩等构件组成（图4-1-1），可实现满意的脊柱冠状面侧凸矫形。但该系统的矫形机制为牵引力作用，常导致矢状面腰椎前凸丢失或"平背综合征"。此外，术后需佩戴外固定石膏/支具，且脱钩、断棒等内固定并发症发生率较高，因此该系统的临床推广受到限制。

为了克服Harrington系统的各种缺点，Eduardo Luque于20世纪70年代提出"节段性脊柱固定"，是一个推动未来脊柱内固定器械发展方向的概念。"节段性脊柱固定"建议增加同一器械对脊柱的锚定点数量以分散各锚定点压强，从而增加对脊柱畸形的矫正力度。由此概念设计出的Harrington-Luque系统通过椎板下钢丝，将2支L形钢棒固定于两侧椎板，以实现固定和矫正畸形。因可通过抗旋转机制同时矫正冠状面和矢状面畸形，"节段性脊柱固定"概念逐渐受到认可及推广。然而，仍有部分学者对Luque系统持保留态度，认为椎板下钢丝可直接致硬膜外血肿并损伤脊髓神经，且翻修手术时椎板下钢丝取出困难，局部瘢痕组织影响新的钢丝再次捆绑于同一椎板。为此，Drummond设计了穿过棘突底部的纽扣式植入物，以避免钢丝直接进入椎管损伤神经，但纽扣式植入物无法为矫形提供矫正力。

20世纪80年代出现了钩棒系统，该系统强度与Luque系统相当，并支持冠状面及矢状面矫形。1986年，美国引进了Cotrel-Dubousset（CD）脊柱内固定系统（图4-1-2），该系统使用1/4英寸粗细、表面粗糙的连接棒，配备多个椎板钩以对不同脊柱节段进行压缩或撑开操作。作为第三代脊柱内固定系统的首位代表，椎板钩的设计遵循节段性固定原则，同时提供支持连接棒旋转机制，实现以强大的抗扭力纠正脊柱侧凸畸形，双棒结构设计则进一步增加了内固定的稳定性。然而，CD棒系统的翻修

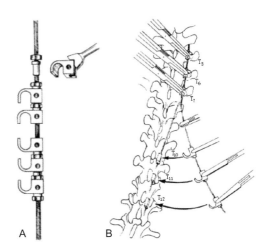

图4-1-1 Harrington内固定系统示意图
A. Harrington系统由撑开杆、压缩杆和椎板钩组成；
B. Harrington系统矫形操作

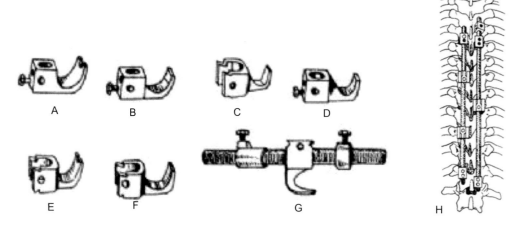

图 4-1-2　Cotrel-Dubousset 脊柱内固定系统。A～G. 不同接口及形状的椎板钩及钩棒组合；H. 棒系统使用示意图

手术非常困难，因椎板钩锁定机制不可逆，无法在不破坏椎板钩或连接棒的前提下将内固定取出，因此 CD 脊柱内固定系统的设计仍存在一定缺陷。

为解决 CD 脊柱内固定翻修手术的问题，美国得克萨斯苏格兰教会医院（TSRH）对该器械再次进行改良，将椎板钩各部件设计为可拆除结构。虽然 TSRH 系统设计对简化翻修手术起到了积极作用，但其侧面螺栓操作不便的缺点以及顶端糟糕的压缩设计使其并未得到普遍认可。随后，出现了更多类似的双棒系统，如 Moss-Miami 和 Isola 系统等，随着第三代矫形内固定系统临床结果的有效改善，其推广应用迅速扩展至全世界范围。但这些设计是否能够改善脊柱侧凸顶椎旋转的问题仍存在争议。

椎弓根螺钉固定系统的问世，是脊柱外科发展史上的一个重要里程碑。功劳主要归功于 Roy-Camille，其通过对椎体进行三维定量分析，获得椎弓根三维定量数据，研发出利用椎弓根通道置钉的固定系统，并在 1963 年首次使用椎弓根螺钉进行手术。椎弓根螺钉固定属于三柱固定系统，在生物力学上优于椎板钩或椎板下钢丝，上至胸椎下至骶骨，甚至可在椎板切除术后进行置钉，即使术中不进入椎管，依旧可通过 X 线透视对螺钉进行定位。这些优势使椎弓根螺钉内固定系统迅速推广应用于各种脊柱退行性疾患。至 21 世纪初，螺钉的选择从单轴发展至多轴，多轴螺钉的使用使锚定点与固定棒的连接操作进一步简化。

在椎弓根螺钉的基础上，Arthur Steffee 等于 1984 年在美国研发并推广了钉板系统（椎弓根螺钉＋钢板）（图 4-1-3）。几乎同时，法国 Yves Cotrel 研发的钉棒系统（椎弓根螺钉＋钉棒）在欧洲推广使用。然而争议很快就接踵而至，钉板系统支持者认为钢板更为坚固；钉棒系统支持者认为钛棒灵活性更佳，对邻近关节面损害更少，并得以保留更多的骨结构促进融合（图 4-1-4）；最终，大多数外科医生选择支持钉棒系统。长双棒结构与腰椎椎弓根螺钉的结合使用是一个重要的发展，它提高了外科医生处理复杂脊柱疾患及重建脊柱结构的能力。

与此同时，更多类似的螺钉系统在临床上推广使用。1984 年，瑞士的 Dick 医生以其姓氏命名的 Dick 螺钉系统由 4 根 Schanz 螺钉及 2 根螺纹连接固定结构组成，用于治疗胸腰椎骨折或脱位，其优点是手术范围小，仅需固定 3 个椎体，具有撑开、压缩、旋转等作用，骨折复位疗效满意。但 Dick 螺钉系统先恢复椎体后柱高度，再重建生理前凸的方式，

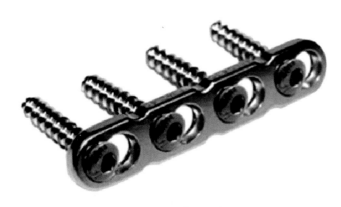

图 4-1-3　Steffee 椎弓根钉板系统

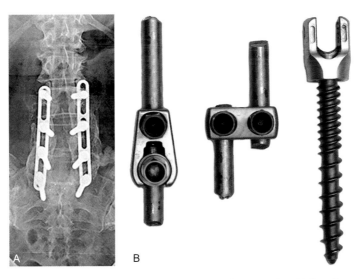

图 4-1-4　早期应用的椎弓根钉板及钉棒系统。A. 脊柱椎弓根钉板系统应用 X 线冠状位示意图；B. Cotrel 椎弓根钉棒系统

可能导致生理前凸重建不佳、螺钉松动以及矫形效果容易丢失等问题。

　　RF 脊柱复位固定系统螺钉直径较粗、螺纹较深，固定牢固，在椎体滑脱或者是骨折合并脱位中的应用十分重要。其特点在于螺钉的 U 形头部与螺钉杆部有一定角度，当后侧螺帽拧紧时，螺钉前部的扇形成角可恢复椎体前缘压缩高度，相邻螺帽同向旋转可实现轴向撑开。RF 系统具备三柱固定的特点，其恢复椎体前缘压缩高度及生理前凸的优势是其他内固定系统难以比拟的。

　　AF 系统是基于 RF 系统的改良（图 4-1-5），由自锁椎弓根螺钉、正反螺纹角度螺栓、正反螺纹套筒及横杆连接组成。该系统具有结构简单、复位满意、固定牢固、三维空间可调节、安装简单、手术时间短、出血少、创伤小等优点。AF 内固定系统的复位原理是利用脊柱的前后纵韧带和纤维环的牵张作用使骨碎片复位，以消除骨块对脊髓的压迫并恢复椎体高度。不管是压缩性还是爆裂性骨折，只要前后纵韧带完整，通过 AF 内固定系统的撑开作用，骨折碎片大多能够满意复位。后纵韧带破裂突入椎管骨块不能复位时需椎管减压，将骨块击回椎体内。AF 内固定系统的优点：可实现三柱固定，固定效果满意；可以矫正脊柱前后移位和后凸畸形；节段性固定，避免长节段脊柱融合，手术创伤小，对周围节段影响小；操作经椎弓根，不干扰脊髓神经，相对安全；可同时进行脊髓探查、减压、植骨等。

　　目前椎弓根螺钉固定仍是应用最广泛的后路固

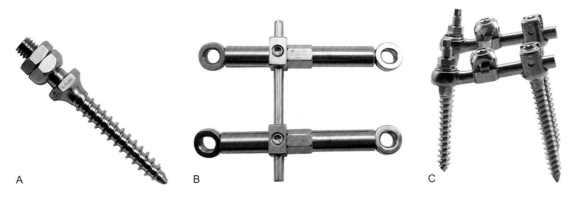

图 4-1-5　脊柱椎弓根螺钉 RF、AF 系统。A、B. 椎弓根螺钉 RF 系统；C. 椎弓根螺钉 AF 系统

定技术，但椎弓根螺钉固定需更广泛的后方肌群暴露，因此暴露范围更小的皮质骨螺钉（cortical bone trajectory，CBT）技术、关节突螺钉技术应运而生。皮质骨螺钉技术由 Santoni 等提出（图 4-1-6），其固定起点较常规椎弓根螺钉置钉点更靠椎板内侧，遵循尾-头-内侧-外侧轨迹原则。与椎弓根螺钉固定对比，皮质骨螺钉长度更短（平均 29 mm），直径更小（平均 4.66 mm），单钉抗拔强度及固定强度明显提升，但椎弓根内侧壁破裂风险更高。

关节突螺钉不属于三柱固定技术，最初由 King 等设计为同侧椎板横向放置。随后，Boucher 等将设计改良为使用更长的螺钉固定小关节突关节以实现腰骶椎稳定融合。1989 年，Jacobs 等采用双侧经棘突螺钉，通过对侧前外侧椎板，穿过小关节突关节固定。关节突螺钉技术常被用于治疗节段功能障碍、腰椎管狭窄症、腰椎间盘突出症以及腰椎间盘切除术后的节段性翻修手术，用于前柱融合后的后路辅助固定。Phillips 等通过对尸体标本的生物力学

研究发现，ALIF 联合后路关节突螺钉固定组与单纯 ALIF 组对比，后伸活动时椎间隙成角及局部关节压缩应力更小（图 4-1-7）。

二、后路弹性内固定系统

腰椎融合术式已被临床普遍采用，但融合术后尤其多节段融合术后邻近节段退变等问题逐渐成为关注焦点。相关研究表明，脊柱完全融合后邻近节段退变风险增加，而 60%~80% 脊柱融合即可获得良好的临床结果。因此，尝试保留腰椎活动而不行完全融合的动态稳定系统出现，其中最具代表性的是 Graf 系统、Isobar TTL 系统和 Dynesys 系统等椎弓根螺钉-韧带装置（图 4-1-8）。Dynesys 系统由钛合金椎弓根螺钉连接对苯二甲酸乙二酯（PET）绳索和聚碳酸酯聚氨酯（PCU）柱状弹性结构组成。Schaeren 等报道 26 名行 Dynesys 系统固定术的患者，平均随访 4 年，临床症状及放射学结果均显著改善。类似的动态稳定系统还有 Bioflex 系统、Accuflex

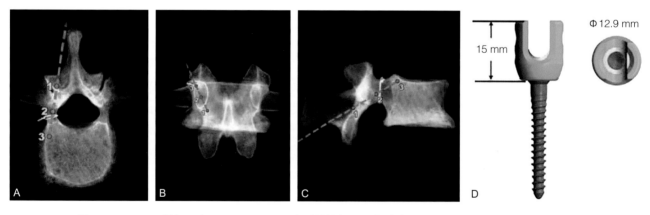

图 4-1-6　CBT 螺钉示意图。A、B、C. 皮质骨螺钉置入椎体方向的示意图；D. 皮质骨螺钉示意图

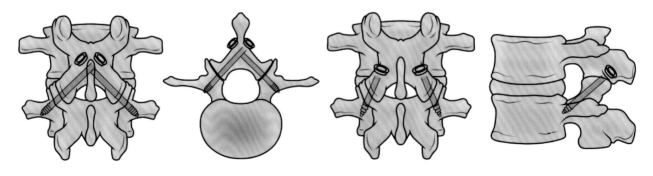

图 4-1-7　椎板关节突螺钉示意图

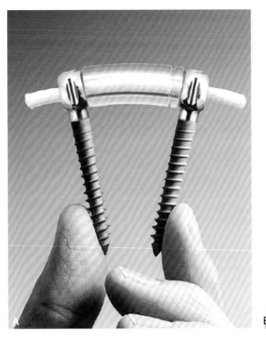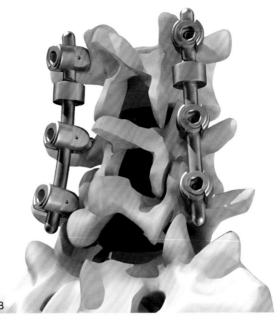

图 4-1-8　动态稳定系统示意图。A. Dynesys 系统；B. Isobar TTL 系统

rod 动态固定系统、TruedynePDS 系统、TOPS 系统、StabilimaxNZ 系统等。

同期，棘突间撑开（interspinous process distraction, IPD）系统（图 4-1-9）也被用于临床。这些设备可分为静态设备和动态设备。最值得注意的静态棘突间装置，包括 X-STOP、ExtendSure 和 Wallis。其中，X-STOP 由一长方形核心及两个侧翼构成，其主要应用指征为椎管狭窄引起的轻中度神经源性跛行。

动态棘突间装置主要包括：DIAM、Coflex、CoRoent、In Space、Superion 及 FLEXUS 等。其中，

仅 Coflex 装置（图 4-1-10）获得临床使用批准。文献报道，IPD 治疗腰椎管狭窄症的疗效显著优于保守治疗。

三、前路胸腰段内固定器械

除后路固定系统，经前路腹腔入路的固定系统也在一定时期内曾应用于临床（图 4-1-11）。Dwyer 等使用钢丝连接的椎体螺钉进行脊柱侧凸内固定；Winter 等尝试使用 Harrington 和 Dwyer 器械结合的前路联合后路方式治疗成人特发性脊柱侧凸。1975

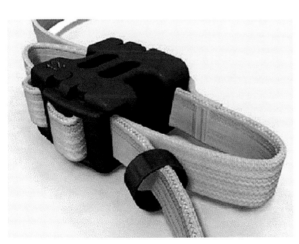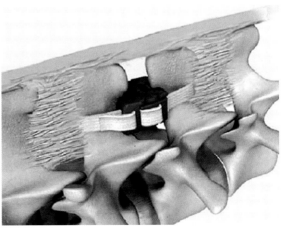

图 4-1-9　Wallis 棘突间撑开系统

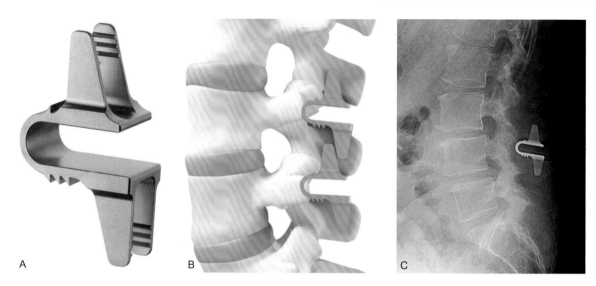

图 4-1-10　Coflex 系统。A. Coflex 系统侧面观呈 U 形，在 U 形主结构上下端有两个"夹状"固定翼结构（一个偏前，一个偏后）可夹紧固定上下棘突；B. Coflex 系统植入示意图；C. Coflex 系统植入后 X 线矢状面图

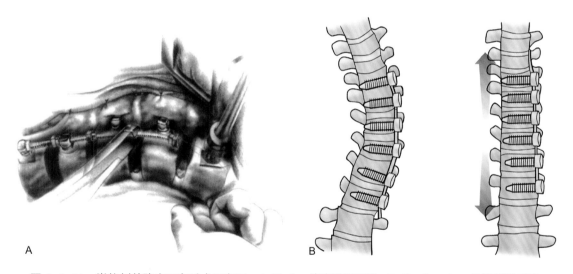

图 4-1-11　脊柱侧前路内固定手术示意图。A. Zielke 前路矫形系统；B. Scoli-tether 前路矫形系统

年开发的 Zielke 系统通过螺纹杆和螺母连接椎体螺钉，较以往 Dwyer 系统具有刚度更大，去旋转力更强、平背综合征复发率低的优势，可用于更严重的脊柱矫形。然而，该系统作为独立装置使用时，假关节发生率较高，但辅以后路固定，假关节发生率显著降低。此外，该系统具有缩短脊柱前柱形成后凸畸形的倾向，已逐渐被淘汰。

Kostuik-Harrington 器械由短 Harrington 棒与椎弓根螺钉相结合，是一种创新的短节段前路固定装置，由 John Kostuik 在 20 世纪 80 年代早期推出，

用于短节段腹侧矫正爆裂性骨折所致的后凸畸形。双棒平行放置，并以横向连接杆增强其稳定性。

随着时间的推移，由原需穿透椎体双侧皮质的皮质骨螺钉和多孔钢板组成的脊柱前路内固定系统已发展为新一代具有可调整性、动力加压及自锁特性的钉板或钉棒内固定系统（图 4-1-12）。Ryan 引入了一个钢板，通过插入椎体的头端和尾端螺栓固定，然而，单螺栓设计提供的旋转阻力较使用上下两个螺钉或螺栓的设计更小。Yuan I 型钢板是另一种设计，由 3.5 mm 不锈钢钢板和经椎体螺钉

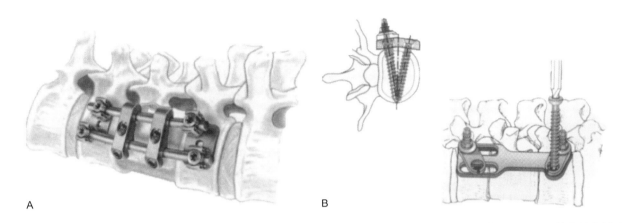

图 4-1-12 脊柱前路内固定系统钉板系统示意图。A. CD HORIZON ANTARES 前路内固定系统；B. ZPlate 前路锁定板系统

固定而成。Black 等设计了一种薄型矩形不锈钢钢板，多孔设计，允许在每个椎体水平放置 3 个螺钉。Kaneda 器械则代表了胸腰椎腹侧内固定发展的另一个阶段，可减少腹侧减压后的后凸畸形，同时提供良好的固定强度，而不会发生血管损伤。新一代腹侧钢板，包括 ZPlate（Medtronic/Sofamor Danek，Memphis，TN）和胸腰段前路锁定板系统（Synthes，Memphis，PA）。

自 20 世纪 70 年代以来，脊柱内固定器械的发展日新月异（图 4-1-13），脊柱外科医生能够根据病情个体化选择最佳的内固定植入物，进而有效提高了外科治疗水平。内固定技术使脊柱融合率增加，并成为矫正脊柱畸形的有力手段。进入 21 世纪，脊柱微创技术得到迅速发展，使得外科治疗各类脊柱疾患进一步走向精准化、微创化和个体化，从而加速术后恢复。

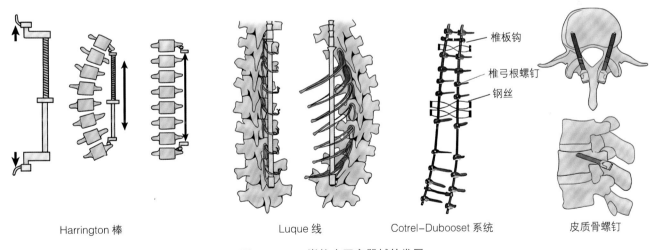

图 4-1-13 脊柱内固定器械的发展

（王 冰 戴瑜亮 蒋 彬）

第二节　后入路经皮椎弓根螺钉技术

脊柱内固定是重建稳定、促进融合、矫正畸形并维持整体平衡的重要手段。传统开放后路椎弓根螺钉置入技术的安全性及疗效已被充分证明，但术中出血多、术后感染风险高，广泛的肌肉剥离、后方韧带复合体（posterior ligamentous complex，PLC）损害、椎旁失神经萎缩导致的慢性腰背部疼痛等弊端逐渐显现。在技术进步和优化患者预后的初衷推动下，旨在精准化、数字化和智能化的脊柱微创技术新时代逐渐开启。后入路经皮椎弓根螺钉内固定术（percutaneous pedicle screw fixation，PPSF）是脊柱微创外科技术的重要组成部分，本节拟对其基本技术及发展进行简要概述。

一、PPSF的早期探索及现代发展

PPSF 的发展主要经历了支架外固定、皮下浅层内固定及肌层下内固定三个阶段。1982 年 Magerl 等首次报道 X 线引导下经皮置钉治疗腰椎骨折，由此开启了经皮椎弓根置钉的新时代，由于该技术需辅助临时外固定支架并需二期拆除，且外固定所致感染风险显著增加、严重影响患者睡眠质量，其推广受到明显限制；1995 年，Mathews 等报道了一种全经皮椎弓根置钉技术，该技术使用皮下钢板纵向连接同侧弓根螺钉，可降低外固定支架感染风险，然而其椎弓根螺钉设计较常规椎弓根螺钉更长，且皮下钢板位置过浅，易致局部疼痛不适、皮肤溃烂、内固定断裂风险高，因临床结果欠满意被逐渐淘汰；2001 年，Foley 等使用了 Sextant 系统（Medtronic）（图 4-2-1），该系统设计将连接棒置于深部肌层以下，以避免后背正中长切口及大范围棘突旁肌群暴露，且经皮椎弓根螺钉和预弯连接棒均可通过经皮小切口置入，有效地避免了皮下钢板引起的相关问题，并缩短住院和康复时间，对 PPSF 技术的新发展具有里程碑式的意义。

自 2001 年 Sextant 系统引入上市，脊柱微创固定系统的设计和推出也呈现出一个动态优化更迭的过程。第一代设计包括 Sextant 系统（Medtronic）、

MANTIS 系统（Stryker）（图 4-2-2）和 Viper 系统（DePuy）（图 4-2-3），支持腰胸椎行短节段经皮椎弓根置钉。第二代设计包括 ES-2 系统（Stryker）、Longitude（Medtronic）系统、Precept（NuVasive）系统和 Viper 2 系统（Depuy），使 PPSF 支持多节段固定以处理更复杂的疾患和畸形。新一代微创内固定系统的设计理念较前均有所改良，但在实际应用过程中仍存在一定缺陷，亟待改进。Longitude 系统支持长节段固定，然而该系统由于穿棒孔狭窄，连接棒置入困难仍是主要问题，行长节段固定时需额外连接棒切口或延长皮肤切口，以致同向相邻的多个短切口延续为长切口；Viper 2 系统改良为长尾钉、切口更小（直径 15 mm）、穿棒孔设计改良为穿槽设计，但套筒设计是不锈钢硬杆，仅支持非直视下以固定角度穿棒，行长节段固定时仍存在穿棒困难问

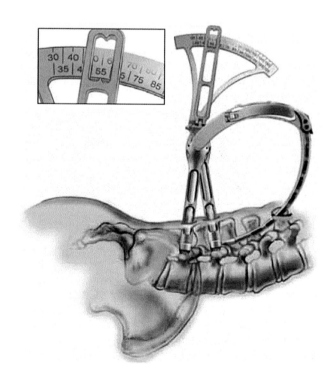

图 4-2-1　Sextant 系统主要特点：连接棒置入需要额外切口；缺乏撑开、压缩、压棒器及复位器等工具；短节段固定；连接棒预弯弧度固定，无法个性化预弯；仅支持影像学观察连接棒定位、置入

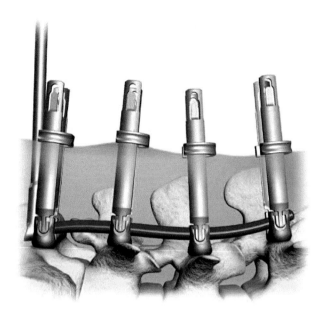

图 4-2-2　Mantis 系统主要特点：完全经皮置入椎弓根螺钉及连接棒；支持多节段手术；体外预弯连接棒；直视下穿棒

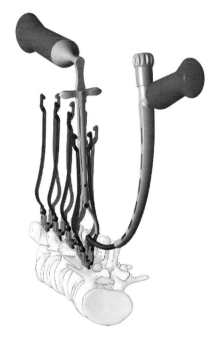

图 4-2-4　Zina 系统特点：软硬结合设计；术中直视下操作；减少 X 线照射量（等同于开放手术）；支持多节段手术

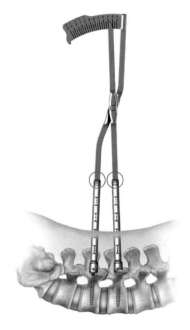

图 4-2-3　Viper 系统主要特点：螺钉延长器为硬杆不锈钢；使连接棒只能以固定角度置入；限制性开放系统，可视性差

题。自 2001 年 Sextant 系统引入国内，亦推动了国内脊柱微创外科技术的蓬勃发展。我国在总结国外最具代表性产品各种不足的基础上不断自主创新，研发出以 Zina 系统（图 4-2-4）为代表的各种创新型脊柱微创内固定系统。Zina 系统以"刚柔并济"为

特点，将硬杆延长牵拉器改良为柔性延长牵拉器，有效降低了手术过程中的穿棒难度。

目前，脊柱微创固定系统的选择仍取决于外科医生的偏好及特定系统的便携度，尚无高质量文献对现有脊柱微创固定系统进行横向对比研究。虽然各操作系统均已趋向更为便携化的设计，但尚未出现能攻克所有缺陷的完美操作系统。未来的脊柱微创固定系统可能在单个系统中搭配多种延长牵拉器，以提供多种固定方式和牵拉器选择从而实现个体化手术方案。

二、PPSF的适应证及禁忌证

（一）退行性脊柱疾病

在过去的几十年中，微创技术已经彻底改变了退行性脊柱疾病的手术方式，特别是在伴腰椎失稳的退行性疾患。如腰椎间盘突出症和腰椎管狭窄症的减压融合手术中，前路腰椎椎体间融合术（ALIF）、经椎间孔腰椎椎体间融合术（TLIF）、后路腰椎椎体间融合术（PLIF）和直接侧方入路腰椎椎体间融合术（OLIF）等椎体间融合术。作为后路微创融合的重要组成部分，PPSF 还适用于Ⅰ度和

Ⅱ度腰椎滑脱，Harris EB 等对行单 / 双水平后外侧经皮内固定融合治疗的症状性腰椎滑脱患者行回顾性队列分析，结果提示较以往 Möller 等后路脊柱微创融合对疼痛和功能障碍的改善与开放式腰椎手术疗效相当，而平均失血量和手术时间则显著降低（222 ml *vs.* 1517 ml；141 min *vs.* 298 min）。

（二）创伤

部分脊柱创伤及不伴神经损伤的压缩性骨折病例中，采用 PPSF 技术可减少手术入路相关 PLC 再损伤，固定骨折椎体，减少出血量，提供可靠的脊柱稳定性并有利于术后早期活动、预防下肢血栓形成等并发症。Wild 等回顾性研究 21 例行后路内固定术治疗的神经功能完整的胸腰椎骨折（AO A1-3 型）患者（11 例采用传统开放式入路，10 例采用微创入路，平均 10 个月取出内固定），结果提示两种入路术中矫正效果相似，而微创组术中及术后出血量均显著减少，两组在手术时间、X 线利用率、术后功能评分及术后 5 年骨折复位方面均无统计学差异。Vanek 等比较经皮短节段固定（18 例）和开放短节段固定（17 例）发现两组术后 2 年手术矫形效果及生活质量评分均满意，而经皮组较开放组失血量更少（56 ml ± 17 ml *vs.* 331 ml ± 149 ml，$P < 0.05$），手术时间更短（$P < 0.05$），术后 7 天 VAS 评分更低（$P < 0.05$）。

（三）脊柱肿瘤

部分转移性脊柱肿瘤患者具有症状性脊髓压迫，手术减压和固定可以改善生存率，减少糖皮质激素和镇痛依赖。为进一步扩展这些益处，PPSF 有利于减少开放切口导致的组织破坏及缩短手术时间，同时减少患者术后伤口感染等相关并发症，提高终末期生活质量，尤其是部分生存期仅 8~12 个月的患者。

（四）感染和肥胖

脊柱感染炎多见于免疫力低下的老年患者，术后恢复时间更长。肥胖患者行开放手术需更为深长的切口暴露，术后脂肪液化是伤口感染的危险因素，而 PPSF 具有缩短手术切口、减少软组织创伤、缩短手术时间的优势，方便围手术期患者管理，同时获得与开放性手术类似的临床效果，降低术后伤口感染率、促进伤口恢复。

（五）翻修手术

既往由于局部瘢痕形成、组织结构不清、骨性标志缺失、手术暴露限制等原因，微创技术被限制作为脊柱翻修手术的第一选择。但 Selznick 等研究发现，对复发性椎间盘突出和椎板切除术后脊柱不稳定的翻修手术，MIS-TLIF 可以作为选择之一，但要求脊柱外科医生具有良好的微创手术经验，并随时准备转为开放手术的可能，以避免解剖结构不清晰所致的硬膜破裂或神经根损伤。

（六）脊柱畸形

第二代经皮内固定系统的研发使经皮长节段固定成为可能，Samdani 等使用 PPSF 行近端固定以减少 PLC 损伤，降低近端交界性后凸（proximal junctional kyphosis，PJK）发生率。此外，有文献报道了采用 PPSF 长节段固定治疗强直性脊柱炎及骨质疏松性压缩性骨折合并脊柱后凸畸形的可行性。

PPSF 的手术前提是影像学透视结构清晰，因此对于透视下椎弓根结构显示不清的脊柱严重旋转畸形、Ⅱ度以上滑脱是 PPSF 的绝对禁忌证。此外，病态肥胖患者，因延长牵拉器长度不足亦不适用；严重骨质疏松患者则可能因导丝容易穿破椎体前方损伤腹腔脏器或血管，亦属于 PPSF 的相对禁忌证。但随着新技术的持续发展，脊柱微创器械的不断改良、辅助导航设备的不断进步、微创手术经验的不断积累，部分相对禁忌证也在逐渐变成适应证。

三、PPSF的优势及缺陷

PPSF 使用经皮导丝穿刺定位、椎旁肌入路置钉，无须暴露椎板、关节突及椎旁肌，有效保护 PLC、脊神经后支，避免术后肌肉瘢痕形成、失神经支配，因此具有入路相关并发症少、软组织损伤小、失血风险低、伤口美容效果改善、感染风险降低、镇痛需求下降、恢复工作时间缩短、医疗成本整体降低等优势。但以往认为，PPSF 的缺陷也不可忽视：首先，微创减压融合疗效不满意被认为与手术视野受限有关；其次，术中全程需多次 X 射线辅助，无论医务人员或患者均具有潜在放射性伤害；此外，该技术学习曲线陡峭。

然而，随着脊柱微创系统的发展、导航辅助设备的进步和手术技术的成熟，PPSF 的部分缺陷逐渐改善，置钉精准率逐渐提高，辐射量逐渐降低。2006 年，美敦力推出可移动、可旋转的锥体束 CT 系统——O 臂成像系统。O 臂系统以圆形运动轨迹获取 360° 影像图像，术中导航进入 3D 时代（图 4-2-5）。Kim 等利用 O 臂手术导航系统监测螺钉的置入，置钉准确率达 99.6%。Santos 应用术中 CT 和三维导航技术提高经皮椎弓根螺钉置入的准确性，71 例腰椎退变患者共 387 枚螺钉，无一例术后出现神经症状或需再次手术重新调整螺钉位置。Kraus 等通过对比研究后路腰椎融合术中导航和透视成像技术的辐射暴露剂量，结果提示患者在导航组和透视组的平均透视剂量分别为 0.4 mGy 和 5.03 mGy。Nottmeier 等研究认为外科医生站到锥体束 CT 系统 10 英寸以外的铅屏后，不会对医务工作者产生辐射暴露。随着微创脊柱外科技术的发展，三维导航技术的普遍应用，PPSF 的应用范围将进一步扩大，术中照射剂量亦将逐渐减少。

四、PPSF的操作要点

尽管少数医院率先开展三维导航或荧光技术辅助置钉，但 X 线透视引导置入经皮椎弓根螺钉仍是中国脊柱外科手术最重要的影像学辅助设备。多数经皮椎弓根螺钉采用空心设计，一般使用 Jamshidi 针/克氏针进行椎弓根穿刺后置入导针，随后在导针引导下置入经皮椎弓根螺钉，放置连接棒，置入锁紧的螺母，即可完成经皮椎弓根螺钉的置入，其主要步骤如下：

（一）体位与麻醉

患者全身麻醉，常规俯卧位，屈髋屈膝，腹部支撑于 Jackson 脊柱手术台（图 4-2-6）。如 PPSF 作为 ALIF 或 LLIF 的辅助固定，患者需重新摆放体位至俯卧位（LLIF 术后患者处于侧卧位行 PPSF，但该技术的描述不在本章内讨论）。

使用术中 C 臂透视（或 3D 成像）调整体位，正位透视使责任节段椎体的棘突对称位于双侧椎弓根之间，且上、下终板平行，上、下终板前后沿分别重合；侧位透视使椎弓根上、下缘清晰无重影，且上、下终板平行。

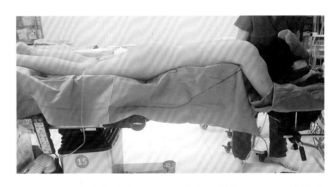

图 4-2-6　患者俯卧位于可进行术中透视的 Jackson 脊柱手术台

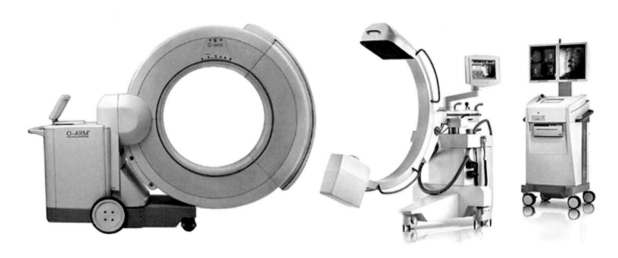

图 4-2-5　Medtronic O-Arm 2（左）和 G-arm（右），为外科医生提供实时影像学数据和 3D 图像，显著提高了脊柱手术的准确性

（二）标记和皮肤切口

正位透视确认并标记后正中线及其垂线，然后分别采用4根克氏针垂直交叉定位责任节段椎间隙上、下位椎体椎弓根并于皮肤上做好标记（图4-2-7）。

在皮肤上椎弓根投影处做垂直切口，长度约为1.5 cm，距离两侧中线约4 cm，以椎弓根水平为中心。

肥胖或瘦弱患者需分别视情况选择离中线较远或较近的切口。

使用单极电刀将切口暴露至腰背筋膜。

（三）穿刺和扩张

示指穿过筋膜切口，触诊横突底部。

将Jamshidi针插入皮肤和筋膜切口，沿横突向内探测至横突基底部作为进针点，以避免损伤近端小关节。

在正位透视图中，Jamshidi针应固定在椎弓根的外侧边缘（图4-2-8A）。

轻击Jamshidi针，穿过椎弓根直至椎弓根连接椎体的边界（图4-2-8B）。当针头向前移动时，反复行正侧位透视定位。将Jamshidi针敲击进入椎弓根内，长度约20~25 mm。再次正侧位透视，确

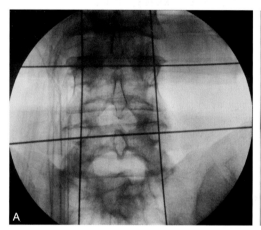
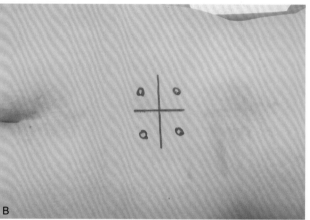

图4-2-7　A.克氏针垂直交叉定位椎弓根；B.标记显示正中棘突参照椎弓根皮肤投影位置

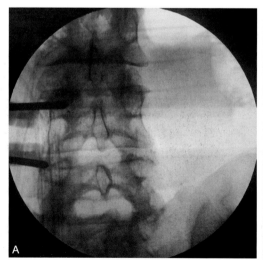
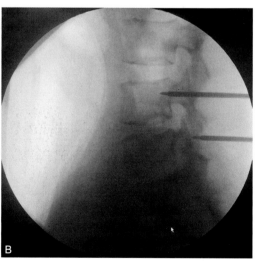

图4-2-8　手术节段的正位和侧位透视图像确认椎弓根位置。Jamshidi针位于椎弓根外侧壁边缘（A）；Jamshidi针敲击进入椎弓根内，方向与上终板平行（B）

认 Jamshidi 针在椎弓根安全透视范围内。再次行正位片透视确认 Jamshidi 针尖没有越过椎弓根的内侧边缘。

保持 Jamshidi 针位置，取出内套管，将导丝穿过 Jamshidi 针并送入椎体，动作轻柔避免穿破椎体前方骨皮质至腹腔。

取下导丝上方 Jamshidi 针，确保操作不会带出导丝（图 4-2-9）。

重复以上步骤，至所有需置钉节段的椎弓根均已放置导丝。正侧位透视确认所有导丝位置适当（图 4-2-10）。

（四）减压或融合

导丝置入后，可选择将软组织扩张器置于导丝上，形成以膨胀式微创管状牵开器作为减压或融合的工作通道。通过工作通道引入内镜，用单极电刀清除椎弓根螺钉进入周围的软组织。磨钻或枪钳去除后部骨皮质以进行后外侧融合（图 4-2-11）。

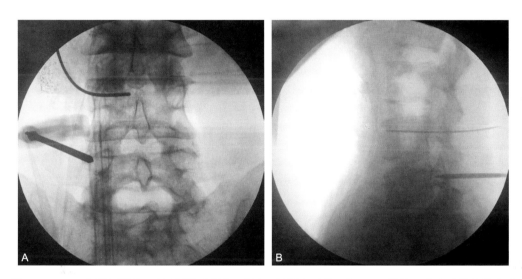

图 4-2-9　L4 正位透视（A）及侧位透视（B）平面导丝穿过椎弓根至 L4 椎体，未穿破椎体前皮质

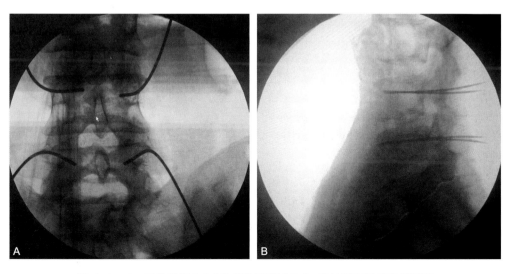

图 4-2-10　正位透视（A）和侧位透视（B），确认所有导丝位置适当

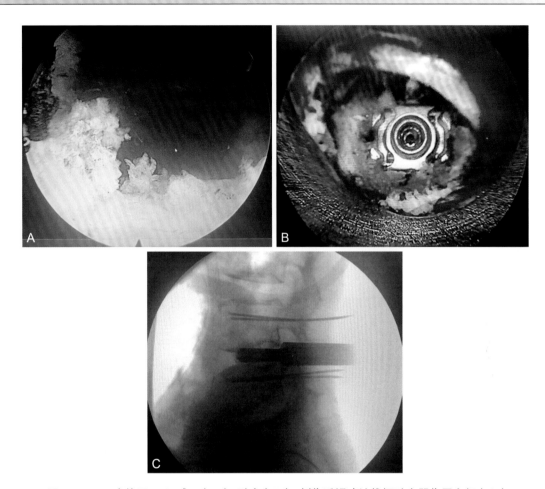

图 4-2-11　内镜下 L4/5 减压（A）、融合（B），侧位透视确认椎间融合器位置良好（C）

（五）置入螺钉

在导丝上推进空心导针（如果需要）以扩大置钉通道（图 4-2-12）。肌电图刺激可用于检测内侧壁或下壁破裂。

取下导丝上的空心导针。将椎弓根螺钉穿过导丝，经椎弓根进入椎体（图 4-2-13）。当螺钉进入椎体后，取出导丝。调整椎弓根螺钉头对准头端 - 尾端方向，以便于连接棒通过。每个螺钉头上连接有可拆卸的延长牵拉器，通过该牵拉器通道可以直视螺钉头。

（六）置入连接棒

连接棒长度通过近端和远端螺钉的头部距离确定。连接棒与连接棒固定器连接，固定器将连接棒固定于一端。将连接棒的自由端纵向推进近端或远端切口及相应螺钉头（图 4-2-14）。

通过弧形移动，将杆的自由端朝邻近螺钉头推进，同时将连接棒逐渐移动到水平位置。

转动螺钉延伸器调整方向，同时转动连接棒对准延伸器开口插入至延伸器不可自由活动作为连接棒置入标志，确认连接棒正确穿过每个螺钉的头部。

连接棒置入合适位置后，将连接棒置于第一个螺钉头，并拧紧螺帽。必要时可通过复位工具辅助脊柱对齐，直至所有螺帽拧紧。

使用扭矩扳手将每个螺帽拧紧到位，并施加反扭矩。再次透视显示螺钉和连接棒位置良好（图 4-2-15）。重复对侧置钉及连接棒（图 4-2-16）。

将延长牵拉器取出，缝合伤口（图 4-2-17）。

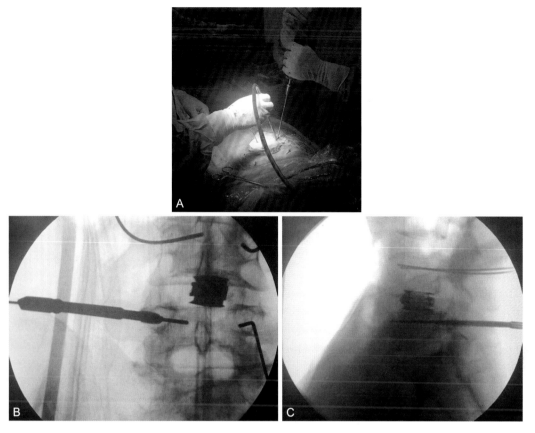

图 4-2-12　攻丝与导丝方向及位置保持一致（A）；通过正位（B）及侧位（C）透视确认

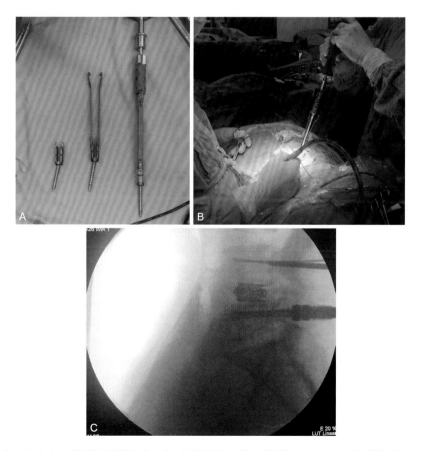

图 4-2-13　Zina 经皮内固定牵拉器系统及螺钉（A）；沿导丝置入椎弓根螺钉（B），侧位透视确认 L5 螺钉位置良好（C）

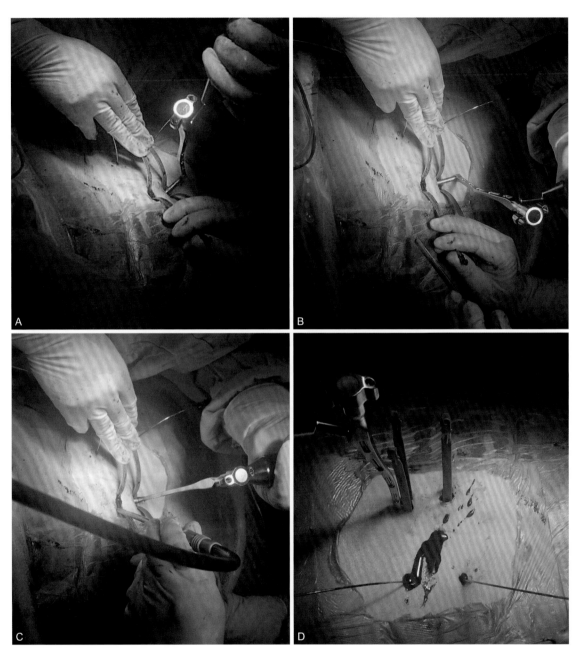

图 4-2-14　A~D. 利用近端 / 远端切口，将柔性延长器牵开，直视筋膜下将预弯连接棒放入通道穿过同侧所有螺钉头，并确认连接棒正确穿过同侧每颗螺钉头位置合适

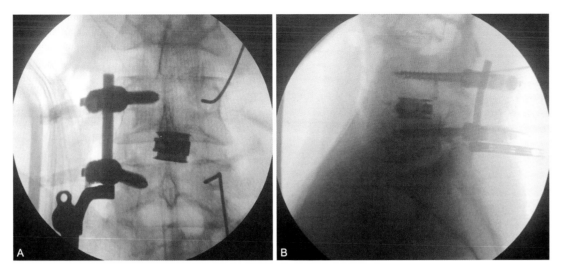

图 4-2-15　再次正位（A）及侧位（B）透视确认连接棒位置良好、长度合适，位置不佳时可通过持棒器进行调整

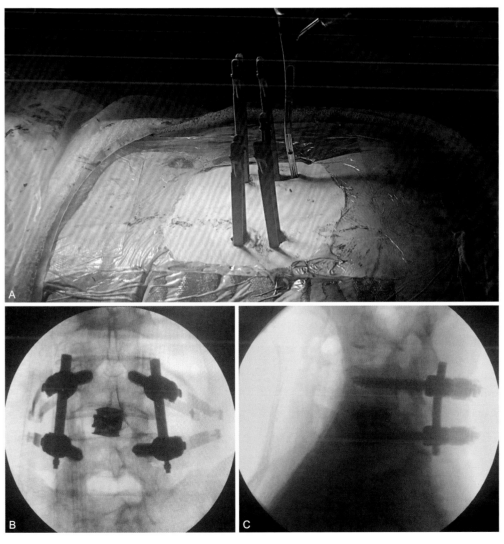

图 4-2-16　对侧置钉及连接棒（A）并正位（B）及侧位（C）透视确认位置正确

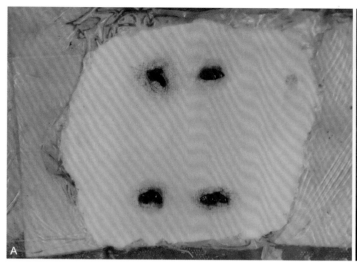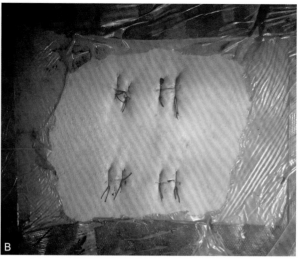

图 4-2-17　取出柔性牵拉器（A），皮肤缝合（B）

五、经验与技巧

（一）单一正位透视置钉

该技巧不适合微创技术初学者，仅适用于熟练的脊柱微创术者行长节段固定时，以节省反复正、侧位透视耽误的时间。如前所述，根据触诊和正位透视选择责任节段穿刺点。将 Jamshidi 针尖固定于椎弓根外侧边缘，距皮肤 2cm 处（椎弓根正常长度）的 Jamshidi 针上做一个标记。然后将 Jamshidi 针推进椎弓根，直至标记达到皮肤水平，即针尖位于椎弓根底部。再次正位透视，显示针尖位于椎弓根环内。进一步将 Jamshidi 针推入椎体，然后置入导丝，后续步骤与前述操作类似。但该技术的前提是外科医生必须对每节段椎弓根穿刺角度及终板方向了然于胸。

（二）双皮质技术

骨质疏松症患者或计划行腰椎滑脱复位患者，需增加螺钉抗拔强度时，双皮质技术是较好的选择之一。如前所述，行经皮椎弓根穿刺、插入导丝。将攻丝推至椎体的前皮质；如果攻丝尖端足够锋利，可直接缓慢推入穿过前皮质。如攻丝不够锋利，则取下导针，将 Jamshidi 针重新插入导丝，缓慢穿过前皮质。穿前皮质操作需谨慎，因存在损伤腹部脏器及大血管可能，同时注意不能将攻丝或 Jamshidi 针退出椎弓根，影响后续螺钉置入。可考虑使用"安全导丝"（Jamshidi 针插入时带有"Y"形开口），以防止损伤腹部血管。随后，将椎弓根螺钉穿过导丝，逐步穿过前皮质。需要强调，置钉之前必须确定椎弓根螺钉长度（超过椎弓根进针点至前皮质之间，约 55~65 mm）。

（三）变更导丝轨迹

当 Jamshidi 针和导丝插入非常接近椎弓根的内侧或下缘时，将导针与导丝以更理想的轨迹角度置入，当攻丝到达椎弓根底部，则退出导丝，将导针继续推入椎体。再次将导丝通过分接头重新插入理想轨迹。

（四）经皮穿刺过程中的神经监测

穿刺过程中可以通过持续神经电生理监测椎弓根内侧壁及下壁是否完整。将监测夹固定于针轴。保持在 10 mA 以上被认为对椎弓根的完整性是安全的。另一种方法是 Pedi-guard 探路机器人：导丝针头插入时可产生听觉反馈穿过椎弓根，接近椎弓根骨皮质、椎弓根壁破裂前可发出异响预警。

六、并发症及预防

（一）关节面损伤

PPSF 最常见的并发症是螺钉置入时关节面损伤（facet joint violation，FV）。关节面损伤可能导致邻近节段疾病。Babu 等于 2012 年进行了一项对比研究，以评估开放式（*N*=126 次手术）和经皮（*N*=153 次手术）腰椎椎弓根螺钉置入术中较高水平 FV 的发生率，结果提示经皮穿刺组 3 级（关节内）关节面损伤的发生率明显高于开放组（8.5% *vs*. 2.0%，*P*=0.0059）。他们发现两组在 1 级 FV（关节外 25.0% *vs*. 26.8%，*P*=0.70）和 2 级 FV 之间没有显著差异（关节穿透＜1 mm，7.1% *vs*. 4.9%，*P*=0.34）。Jones Quaidoo 在 2013 年进行的一项类似的回顾性分析显示，264 枚经皮腰椎椎弓根螺钉中有 36 枚（13.6%）为关节内螺钉，而 263 枚开放式椎弓根螺钉中有 16 枚（6.1%）为关节内螺钉（*P*=0.005）。2013 年，Yson 等回顾性对比分析术中 3D CT（O 臂）导航时开放式和 PPSF 的关节面损伤率，结果发现术中 3D 引导的开放组 FV 发生率明显高于 PPSF 组（26.5% *vs*. 4%，*P*＜0.0001）。术中三维引导可能会降低经皮穿刺病例的关节面损伤发生率。

（二）椎弓根破裂

椎弓根破裂是经皮椎弓根螺钉置入术中遇到的另一个潜在并发症。2012 年，Raley 和 Mobbs 使用术后 CT 对置入的 424 枚经皮胸腰椎椎弓根螺钉进行回顾性分析。其中共有 41 枚（9.7%）螺钉错位，仅 2 枚螺钉为 3 级（均导致椎弓根骨折），1 例患者出现相关神经根损害。Oh 等回顾性比较了 2013 年开放式和经皮腰椎椎弓根螺钉的准确性，发现两组之间椎弓根壁穿透的发生率无显著差异（开放式 13.4% *vs*. 经皮 14.3%，*P*=0.695）。除了确保准确的正侧位 X 透视图（或使用 3D 导航），在推进 Jamshidi 针过程中反复监测正位平面非常重要。针尖应首先停靠在正位图像椎弓根的最外侧，针头进入椎体后不能超过从外侧到内侧椎弓根边界距离的 3/4。如果 Jamshidi 针穿刺困难，其可能位于椎弓根或小关节的皮质骨中，需再次透视以重新定位。此外，研究证明，肌电图刺激是检测椎弓根壁破裂的另一个手段，特别是内侧壁或下壁破裂。最后，术前应仔细复查责任节段椎弓根的解剖和测量结果，选择合适型号的椎弓根螺钉，避免椎弓根破裂。

（三）脏器及血管损伤

一种罕见但后果严重的并发症是椎体前腹腔结构（主动脉、髂血管、肠等）被导丝或椎弓根螺钉损伤。Raley 等报道了 424 枚经皮椎弓根螺钉（0.94%）中 4 枚经 X 线检查发现的导丝穿破椎体。其中仅 1 例患者出现腹膜后出血和肠梗阻，经保守治疗后得以缓解。防止这种并发症的最重要措施是保持导丝位置及方向稳定。导丝可能会被无意中推入松质骨更深处，尤其是骨质疏松症患者。应立即行侧位透视成像，以确认导丝没有越过椎体的前边缘。椎弓根螺钉本身可能对椎体前部的结构造成损伤，在螺钉推进过程中，应反复进行透视避免螺钉穿破椎体前方骨皮质。

七、展望

在过去的 10 年中，脊柱微创固定和融合技术有了显著进步。除了经皮椎弓根螺钉固定的多种技术外，还有各种固定技术不断进步以辅助脊柱稳定和融合。随着经验的不断增加，微创脊柱融合术的适应证也在扩大，但仍依赖外科医生的手术经验和适应各种技术的能力。多数微创脊柱技术具有陡峭的学习曲线，需不同的知识储备和技术技能。随着经皮椎弓根螺钉系统更进一步的简化便捷，外科医生的手术体验将更便捷流畅。

建议在尝试微创技术之前，具备丰富的开放手术经验，并在尝试治疗复杂脊柱疾患（如多节段复杂畸形、肿瘤或创伤）之前，尽可能多地练习简单的一级微创手术（minimally invasive surgery，MIS）。随着经皮椎弓根螺钉技术适应证的扩大，MIS 相关技术的细微差别也将扩大。牵开器技术的改进还处于相对初级阶段，未来进一步的发展有许多问题需要解决。导航和机器人技术将与接入套管/塔架相结合，使椎弓根螺钉固定更加安全可靠。

（王　冰　蒋　彬　戴瑜亮）

第三节　后入路椎板关节突螺钉技术

后入路椎板关节突螺钉（translaminar facet-screw, TFS）技术最早是由 Margerl 教授于 1984 年提出。他首次将皮质骨螺钉经患侧棘突置入，经对侧椎板穿过对侧关节突关节，最终到达对侧横突基底部，将该技术应用于脊柱外固定架技术中。1989 年，Markwalder 等首先将该技术应用于腰椎失稳的治疗。1998 年，Grob 等率先报道了经皮椎板关节突螺钉置入技术，使得该技术应用于微创脊柱外科成为可能。

该技术相比于传统的椎弓根螺钉技术，具有手术时间短、操作简便、软组织破坏小、创伤出血少等优势，且具有与传统椎弓根螺钉固定技术相类似的良好生物力学性能，因此受到越来越多脊柱外科医师的青睐。近年来，随着脊柱外科技术的进步与发展，尤其是微创腰椎融合技术的发展，CT 导航下经皮椎板关节突螺钉置入技术、后入路椎弓根螺钉结合椎板关节突螺钉内固定技术等日趋成熟，使得该技术已成为一种安全可靠的脊柱内固定技术，置钉技术逐步由开放式置钉转化为经皮置钉操作。本节内容将就该技术的解剖及影像基础、置钉方法及临床应用进行论述。

一、解剖学及影像学基础

腰椎的关节突关节由上位椎体的下关节突和下位椎体的上关节突构成，位于每个椎体的侧方，其排列方向为矢状位，呈向上向外的方向。腰椎椎板的走行自正中向外下方延续，椎板关节突螺钉的置入要求垂直关节突关节面，螺钉方向在椎板内自内上向外下倾斜，穿过关节突关节后直抵横突基底部（图 4-3-1）。对于椎板关节突螺钉的置钉而言，由于腰椎椎板内侧面和硬膜囊间隙较宽，在螺钉不完全穿破椎板的情况下，硬膜及神经损伤的风险相对较低，手术安全性仍较高。

目前对于椎板关节突螺钉置钉相关的解剖学研究主要集中于腰椎椎板相关解剖数据测量及置钉角度的测量，其结果各异。Lu 等通过测量 30 具干燥腰椎标本，显示腰椎椎板可置钉长度和上、下缘厚度自 L1 到 L5 逐渐增加，且椎板上缘厚度明显小于下缘厚度。根据其测量数据，建议 L1-L4 可选择长度 40~50 mm 的螺钉，而 L5 则可选择长度 60 mm 的螺钉。

在置钉角度方面，椎板关节突螺钉与冠状面的夹角及与矢状面的夹角是确定置钉方向的重要标识角度。这两个角度的定义尚不完全统一，螺钉与冠状面的夹角称内倾角或外倾角，而螺钉与矢状面的夹角称头倾角或尾倾角（图 4-3-2）。通过尸体标本测量研究，Lu 等发现 L1-L5 椎板关节突螺钉的置钉外倾角逐渐增大，而尾倾角逐渐减少，因此建议在 L1-L4 节段置钉外倾角为 40°~50°，尾倾角为 35°~40°；而在 L5 节段，置钉外倾角为 50°~55°，尾倾角仍为 35°~40°。国内胡勇教授团队的解剖学及影像学研究表明，L3-L5 节段椎板关节突螺钉置钉内倾角范围为 49°~59°，头倾角范围为 43°~57°。相关研究的具体数值略有差异，然而对于椎板关节突螺钉的整体置钉范围差异并不明显，这些解剖及影像学研究为椎板关节突螺钉的临床应用提供了指导。

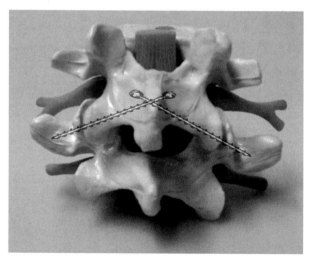

图 4-3-1　椎板关节突螺钉置入的轨迹

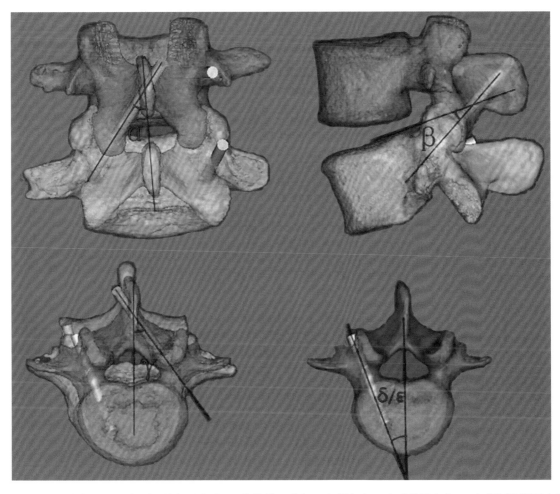

图 4-3-2 椎板关节突螺钉影像学测量的相关角度：α 角指前后位视图上螺钉与正中垂线的夹角；β 角指侧位视图上螺钉与椎体上终板水平线的夹角；γ 角指轴位视图上螺钉与椎体正中轴线的夹角（引自 Shao 等）

二、置钉方法

椎板关节突螺钉早期使用开放置钉方式直视下置入，术中需要显露患侧棘突根部骨质，置钉点选择棘突根部，根据 C 臂透视的正侧位、出口位及斜位片确定置钉位置准确性。Phillip 等最早提出术中透视监测下螺钉置入位置的评价标准，即在透视正位片上，钉道以椎板棘突结合处为进针点，指向关节突关节；透视侧位片上，螺钉止于椎弓根后方且靠近横突基底部；透视出口位片上，螺钉位于椎管外侧并在椎板骨皮质内；透视斜位片上，螺钉应靠近椎板下缘并穿过关节突关节中央。

术前详实的影像学辅助检查如腰椎 CT 及腰椎 MRI 及其参数测量是精确置入椎板关节突螺钉的基础。Shim 等通过术前影像学检查的规划，结合术中透视测得数据，在 C 臂透视下经皮穿刺置入导针，

进而辅助置入工作套筒，经工作套筒辅助置入椎板关节突螺钉，取得了满意的效果。此外，也有学者通过术中 CT 导航经皮置入工作套筒，经工作套筒置入椎板关节突螺钉，证实了 CT 引导下经皮椎板关节突螺钉置钉的可靠性和安全性。随着术中导航技术、骨科手术机器人及 3D 打印导板等技术的发展，椎板关节突从传统的开放置钉，逐渐向精准化、微创化发展。

相较于传统的开放置钉技术，C 臂透视或术中 CT 导航下的经皮置钉技术减小了软组织损伤。然而，术中多次透视带来的放射性损伤及操作时间延长带来的潜在感染风险增加仍是不可忽视的方面。且术中可能需要多次调整导针及通道位置，易导致螺钉松动或置钉位置不满意。因而，有学者设计了不同穿刺辅助装置或结合 3D 打印技术设计置钉导板以辅助置钉，以期达到精准化操作（图 4-3-3）。

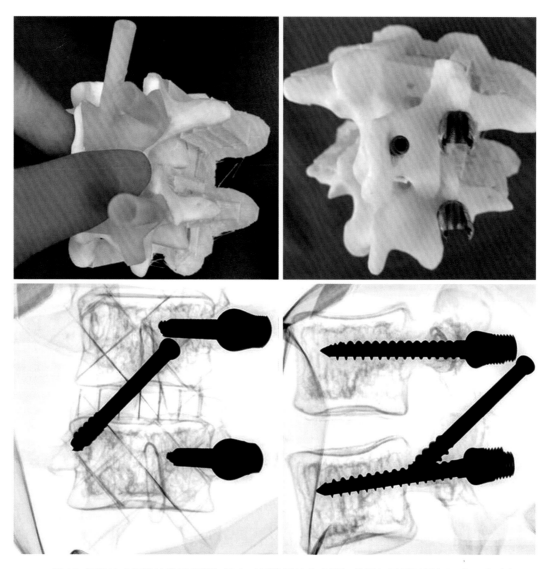

图 4-3-3　1 例 3D 打印技术设计的椎弓根螺钉结合对侧椎板关节突螺钉的置钉导板及置钉示意图（引自 Shao 等）

三、临床应用

早期报道的椎板关节突螺钉主要应用于胸腰椎骨折的内固定手术，国内曾忠友等研究表明，椎板关节突螺钉联合椎弓根螺钉跨伤椎固定治疗腰椎骨折，在严格把握适应证的情况下，可以获得更好的腰椎稳定性。

目前椎板关节突螺钉固定技术主要应用于各种入路下腰椎融合手术的辅助固定以提供良好的术后脊柱稳定性并提高融合率，大量研究表明，椎板关节突固定联合椎弓根钉固定是临床效果满意的后路固定方式，且相对于传统开放手术，椎板关节突螺钉创伤更小，操作更简便。国内毛克亚教授团队等采用 X-Tube 工作套筒进行操作，患侧减压，之后在直视下微创椎弓根螺钉置入及对侧椎板关节突螺钉置入内固定，该技术治疗腰椎退行性疾病患者远期获得满意效果（图 4-3-4）。

总之，椎板关节突螺钉技术具有操作简便、安全性好、创伤小、精确性高等优势，目前已广泛应用于腰椎手术以辅助提供良好的术后脊柱稳定性并提高术后融合率。在严格把握适应证的前提下，推广应用该项技术有利于脊柱微创技术的发展。

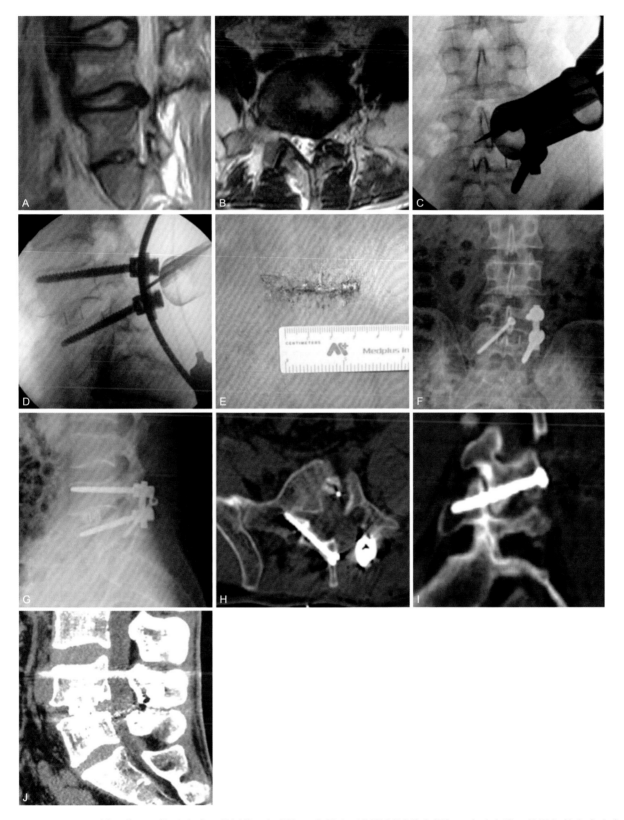

图 4-3-4　图示为 1 例通道下腰椎后路减压单侧椎弓根螺钉固定结合对侧椎板关节突螺钉固定治疗的腰椎退行性疾病患者病例展示（引自 Huang 等）：A 和 B 为术前腰椎 MRI；C 和 D 展示术中经 C 臂引导下准确置入椎板关节突螺钉；E 为术后切口外观；F 和 G 为术后腰椎正侧位片；H~J 为术后 2 年复查腰椎 CT 片，可见融合效果满意，椎板关节突螺钉位置良好

（杨晋才　王云生　韩超凡）

参考文献

[1] Mark R. Mikles, Robert P. Stchur, Gregory P. Graziano. Posterior instrumentation for thoracolumbar fractures[J]. J Am AcadOrthop Surg, 2004, 12:424-435.

[2] Serena S. Internal fixation in the osteoporotic spine[J]. Spine, 1997, 22:43S-48S.

[3] Kushagra Verma, Anthony Boniello, Jeffrey Rihn. Emerging techniques for posterior fixation of the lumbar spine[J]. Journal of the American Academy of Orthopaedic Surgeons, 2016, 6(24): 357-364.

[4] 侯树勋. 脊柱内固定技术的回顾与现状[J]. 中国脊柱脊髓杂志, 2003, 12(13):709.

[5] 李佛保, 龙厚清. 脊柱内固定技术40年回顾与思考[J]. 中国脊柱脊髓杂志, 2004, 7(14): 389-390.

[6] T S Renshaw. The role of Harrington instrumentation and posterior spine fusion in the management of adolescent idiopathic scoliosis[J]. Orthop Clin North Am, 1988, 19(2): 257-267.

[7] Ville Remes, Ilkka Helenius, Dietrich Schlenzka. Cotrel-Dubousset(CD)or Universal Spine System(USS) instrumentation in adolescent idiopathic scoliosis(AIS): comparison of midterm clinical, functional, and radiologic outcomes[J]. Spine(Phila Pa 1976), 2004, 29(18):2024-2030.

[8] Roy-Camille R. Current trends in surgery of the spine[J]. Int Orthop, 1989, 13(2):81-87.

[9] Holte DC, O'Brien JP, Renton Steffee P. Anterior lumbar fusion using a hybrid interbody graft. A preliminary radiographic report[J]. Eur Spine J, 1994; 3(1):32-38.

[10] Sihvonen T, Herno A, Paljärvi L, etal. Local denervation atrophy of paraspinal muscles in postoperative failed back syndrome[J]. Spine(Phila Pa 1976), 1993, 18(5):575-581.

[11] Magerl FP. Stabilization of the lower thoracic and lumbar spine with external skeletal fixation[J]. Clin Orthop Relat Res, 1984, 10(189):125-141.

[12] Mathews HH, Long BH. Endoscopy assisted percutaneous anterior interbody fusion with subcutaneous suprafascial internal fixation: evolution, techniques and surgical considerations[J]. Orthop Int Ed, 1995, 3:496-500.

[13] Foley KT, Gupta SK, Justis JR, et al. Percutaneous pedicle screw fixation of the lumbar spine[J]. Neurosurg Focus, 2001, 10(4):E10.

[14] Choi UY, Park JY, Kim KH, et al. Unilateral versus bilateral percutaneous pedicle screw fixation in minimally invasive transforaminal lumbar interbody fusion[J]. Neurosurg Focus, 2013, 35(2):E11.

[15] Kim JS, Choi WG, Lee SH. Minimally invasive anterior lumbar interbody fusion followed by percutaneous pedicle screw fixation for isthmic spondylolisthesis: minimum 5-year follow-up[J]. Spine J, 2010, 10(5):404-409.

[16] Rao PJ, Mobbs RJ. The "TFP" fusion technique for posterior 360° lumbar fusion: a combination of open decompression, transforaminal lumbar interbody fusion, and facet fusion with percutaneous pedicle screw fixation[J]. Orthop Surg, 2014, 6(1):54-59.

[17] Kotani Y, Abumi K, Ito M, et al. Mid-term clinical results of minimally invasive decompression and posterolateral fusion with percutaneous pedicle screws versus conventional approach for degenerative spondylolisthesis with spinal stenosis[J]. Eur Spine J, 2012, 21(6):1171-1177.

[18] Harris EB, Massey P, Lawrence J, et al. Percutaneous techniques for minimally invasive posterior lumbar fusion[J]. Neurosurg Focus, 2008, 25(2):E12.

[19] Möller H, Hedlund R. Surgery versus conservative management in adult isthmic spondylolisthesis-a prospective randomized study: part 1[J]. Spine(Phila Pa 1976), 2000, 25(13):1711-1715.

[20] Alander DH, Cui S. Percutaneous pedicle screw stabilization: surgical technique, fracture reduction, and review of current spine trauma applications[J]. J Am AcadOrthop Surg, 2018, 26(7):231-240.

[21] Wild MH, Glees M, Plieschnegger C, et al. Five-year follow-up examination after purely minimally invasive posterior stabilization of thoracolumbar fractures: a comparison of minimally invasive percutaneously and conventionally open treated patients[J]. Arch Orthop Trauma Surg, 2007, 127(5):335-343.

[22] Vanek P, Bradac O, Konopkova R, et al. Treatment of thoraco-lumbar trauma by short-segment percutaneous transpedicular screw instrumentation: prospective comparative study with a minimum 2-year follow-up[J]. J Neurosurg Spine, 2014, 20(2):150-156.

[23] Swanson AN, Pappou IP, Cammisa FP, Girardi FP. Chronic infections of the spine: surgical indications and treatments[J]. Clin Orthop Relat Res, 2006, 444:100-106.

[24] Mobbs RJ, Sivabalan P, Li J. Technique, challenges and indications for percutaneous pedicle screw fixation[J]. J Clin Neurosci, 2011, 18(6):741-749.

[25] Selznick LA, Shamji MF, Isaacs RE. Minimally invasive interbody fusion for revision lumbar surgery: technical feasibility and safety[J]. J Spinal Disord Tech, 2009, 22(3):207-213.

[26] Kerr SM, Tannoury C, White AP, et al. The role of minimally invasive surgery in the lumbar spine[J]. Oper Tech Orthop, 2007, 17:183-189.

[27] Samdani A F, Asghar J, Miyanji F, et al. Minimally invasive treatment of pediatric spinal deformity[J]. Seminars in Spine Surgery, 2011, 23(1):72-75.

[28] Huwart L, Amoretti N. CT- and fluoroscopy-guided percutaneous screw fixation of a "carrot-stick" spinal fracture in an elderly man with ankylosing spondylitis[J]. Skeletal Radiol, 2013, 42(12):1767-1773.

[29] Tomycz L, Parker SL, McGirt MJ. Minimally invasive transpsoas L2 corpectomy and percutaneous pedicle screw fixation for osteoporotic burst fracture in the elderly: a

technical report[J]. J Spinal Disord Tech, 2015, 28(2):53-60.

[30] Teyssédou S, Saget M, Prébet R, et al. Evaluation of percutaneous surgery in the treatment of thoracolumbar fractures. Preliminary results of a prospective study on 65 patients[J]. Orthop Traumatol Surg Res, 2012, 98(1):39-47.

[31] Phan K, Rao PJ, Mobbs RJ. Percutaneous versus open pedicle screw fixation for treatment of thoracolumbar fractures: Systematic review and meta-analysis of comparative studies[J]. Clin Neurol Neurosurg, 2015, 135:85-92.

[32] Regev GJ, Lee YP, Taylor WR, et al. Nerve injury to the posterior rami medial branch during the insertion of pedicle screws: comparison of mini-open versus percutaneous pedicle screw insertion techniques[J]. Spine(Phila Pa 1976), 2009, 34(11):1239-1242.

[33] Grass R, Biewener A, Dickopf A, et al. Percutaneous dorsal versus open instrumentation for fractures of the thoracolumbar border. A comparative, prospective study[J]. Unfallchirurg, 2006, 109(4):297-305.

[34] Santos ER, Sembrano JN, Yson SC, et al. Comparison of open and percutaneous lumbar pedicle screw revision rate using 3-D image guidance and intraoperative CT[J]. Orthopedics, 2015, 38(2):e129-e134.

[35] Kraus MD, Krischak G, Keppler P, et al. Can computer-assisted surgery reduce the effective dose for spinal fusion and sacroiliac screw insertion?[J] Clin Orthop Relat Res, 2010, 468(9):2419-2429.

[36] Nottmeier EW, Bowman C, Nelson KL. Surgeon radiation exposure in cone beam computed tomography-based, image-guided spinal surgery[J]. Int J Med Robot, 2012, 8(2):196-200.

[37] Babu R, et al. Comparison of superior-level facet joint violations during open and percutaneous pedicle screw placement[J]. Neurosurgery, 2012, 71:962–970.

[38] Jones-Quaidoo SM, Djurasovic M, Owens RK et al. Superior articulating facet violation: percutaneous versus open techniques[J]. J Neurosurg Spine, 2013, 18(6):593-597.

[39] Yson SC, Sembrano JN, Sanders PC, et al. Comparison of cranial facet joint violation rates between open and percutaneous pedicle screw placement using intraoperative 3-D CT(O-arm)computer navigation[J]. Spine(Phila Pa 1976), 2013, 15; 38(4):E251-258.

[40] Oh HS, Kim JS, Lee SH, et al. Comparison between the accuracy of percutaneous and open pedicle screw fixations in lumbosacral fusion[J]. Spine J, 2013, 13(12): 1751-1757.

[41] Raley DA, Mobbs RJ. Retrospective computed tomography scan analysis of percutaneously inserted pedicle screws for posterior transpedicular stabilization of the thoracic and lumbar spine: accuracy and complication rates[J]. Spine(Phila Pa 1976), 2012, 20;37(12):1092-1100.

[42] Markwalder TM, Reulen HJ. Translaminar screw fixation in lumbar spine pathology[J]. Acta Neurochir(Wien), 1989, 99(1-2):58-60.

[43] Aepli M, Mannion AF, Grob D. Translaminar screw fixation of the lumbar spine: long-term outcome[J]. Spine(Phila Pa 1976), 2009, 34(14):1492-1498.

[44] Lu J, Ebraheim NA, Yeasting RA. Translaminar facet screw placement: an anatomic study[J]. Am J Orthop(Belle Mead NJ), 1998, 27(8):550-555.

[45] Hu Y, Zhu BK, Yuan ZS, et al. Anatomic study of the lumbar lamina for safe and effective placement of lumbar translaminar facet screws[J]. J Int Med Res. 2019 Oct;47(10):5082-5093.

[46] Aepli M, Mannion AF, Grob D. Translaminar screw fixation of the lumbar spine: long-term outcome[J]. Spine(Phila Pa 1976), 2009, 15;34(14):1492-1498.

[47] Shao ZX, He W, He SQ, et al. A 3D navigation template for guiding a unilateral lumbar pedicle screw with contralateral translaminar facet screw fixation: a study protocol for multicentrerandomised controlled trials[J]. BMJ Open, 2017, 7(7):e016328.

[48] Phillips FM, Ho E, Cunningham BW. Radiographic criteria for placement of translaminar facet screws[J]. Spine J, 2004, 4(4):465-467.

[49] Shim CS, Lee SH, Jung B, et al. Fluoroscopically assisted percutaneous translaminar facet screw fixation following anterior lumbar interbody fusion: technical report[J]. Spine(Phila Pa 1976), 2005, 30(7):838-843.

[50] Amoretti N, Amoretti ME, Hovorka I, et al. Percutaneous facet screw fixation of lumbar spine with CT and fluoroscopic guidance: a feasibility study[J]. Radiology, 2013, 268(2):548-555.

[51] 胡勇, 朱秉科. 腰椎椎板关节突螺钉内固定术的研究进展[J]. 中华创伤杂志, 2016, 32(11):1046-1049.

[52] 曾忠友, 吴鹏, 唐宏超, 等. 椎弓根螺钉联合椎板关节突螺钉固定治疗腰椎骨折[J]. 中华创伤骨科杂志, 2014, 16(3):212-217.

[53] Huang P, Wang Y, Xu J, et al. Minimally invasive unilateral pedicle screws and a translaminar facet screw fixation and interbody fusion for treatment of single-segment lower lumbar vertebral disease: surgical technique and preliminary clinical results[J]. J Orthop Surg Res, 2017, 12(1):117.

第五章 内固定融合器的生物力学研究

脊柱作为人体的中轴骨骼，其生理结构在维持人体躯干稳定、减缓震动和进行运动等方面起到了重要的作用。脊柱椎体间的椎间盘不仅维持了脊柱相对稳定，而且允许其能进行有限的运动，同时在人体运动过程中也大大减少了由于震动所带来的损伤。此外，上、下关节突关节在整个脊柱序列的运动与稳定方面也起到了重要的作用。作为脊柱疾病早期手术治疗方案，脊柱减压融合手术术中破坏了相应节段骨性结构，易使脊柱节段失去应有的稳定性。而在如今临床实践中，单纯脊柱减压融合手术已普遍被辅以椎弓根螺钉内固定加以改进。术中脊柱的失稳可以通过置入椎弓根螺钉来进行临时加固。椎弓根螺钉可连接脊柱前、中、后三柱，加上两侧椎弓根相互角度近似直角，从而使其具有较强的抗弯曲和抵抗轴向扭转的作用。虽然椎弓根螺钉在脊柱生物力学方面具有独特的优势，但因椎弓根螺钉置入所带来的周围软组织破坏和邻近节段退变等其他问题可间接影响脊柱本身生物力学的稳定性，故而针对非椎弓根螺钉的内固定技术也有了一些相关的研究，直接固定关节突关节的经椎板关节突螺钉固定术就是其中一种。关节突关节作为脊柱椎间唯一的真正活动关节，也承担了脊柱一部分的轴向载荷，而椎板关节突螺钉的运用也将影响到整个脊柱的生物力学。本章将从由腰椎手术所置入的螺钉、融合器给脊柱带来的生物力学影响角度进行阐述。

第一节 融合器的生物力学

一、融合器的由来及历史演变

融合器是基于腰椎手术融合理念应运而生的。脊柱外科手术的四个关键部分：减压、融合、矫形、固定，融合就作为其中最重要的一部分，在整个术后恢复和并发症防治等方面起到了关键作用。腰椎融合的概念最早是由 Hibbs 于 1911 年提出的，随后在 1936 年 Mercer 提出了理想的脊柱融合方法是腰椎椎体间的融合，直到 1945 年 Cloward 首次在椎体不稳及椎管狭窄的患者中使用了椎体间融合术。但是，直到 1986 年融合器才被发明出来用于椎体间融合的手术。此后，椎间融合材料也得到了长足的发展，出现了各种不同材料的融合器，比如碳素钢、陶瓷、可吸收材料、钛合金、聚醚醚酮（PEEK）以及 3D 打印融合器等。在腰椎融合器快速发展的同时，其生物力学研究也逐渐受到越来越多研究者的重视。

腰椎作为人体直立姿势的关键部位，是整个脊柱重要的受力部位，腰椎术后生物力学势必会发生变化，不同类型的腰椎融合器对脊柱生物力学环境的影响是非常重要的。在此，我们针对腰椎体间融合器生物力学研究的现状进行讨论，以供读者参考。

二、融合器体积的生物力学

融合器体积大小对脊柱的生物力学存在着重要的影响，其会通过生物力学因素来影响融合器的沉降。腰椎弯曲和扭转的稳定性受到融合器体积的影响，只有足够高度的融合器可以使椎体之间的伸展刚度恢复到完整水平，而屈曲刚度显著降低。这是因为恢复椎间高度可以将纤维环和关节突关节的关节囊处于紧张状态，这种张应力和前柱的支撑应力共同作用使得刚度变得更强。中等大小的融合器可以恢复功能脊柱单元的弯曲刚度，而只有高度适合的融合器可以恢复功能脊柱单元的扭转刚度。在腰椎融合术中，融合器结构的刚度取决于其在椎间隙内所占的面积大小。融合器与骨性终板之间的接触面积越大，通过前柱的力就会分布在椎体终板更大的面积上，进而减少下沉的可能，同时也为植骨提供了更大的空间。而在微创腰椎后路减压植骨内固定术中，由于剥离的软组织有限，放入的融合器大小受到了限制，继而有研究分析了可扩张式的

融合器。一项体外生物力学研究比较了置入传统融合器的腰椎前路减压植骨融合内固定术与置入可扩张式融合器的腰椎后路减压植骨融合内固定术之间腰椎节段的生物力学稳定性（图 5-1-1），其中可扩张式融合器的置入过程见图 5-1-2。该研究结果表明在没有施加载荷时，TLIF+PS 实验组（置入可扩张式融合器的腰椎后路减压植骨融合内固定术）较 ALIF+PS（置入传统融合器的腰椎前路减压植骨融

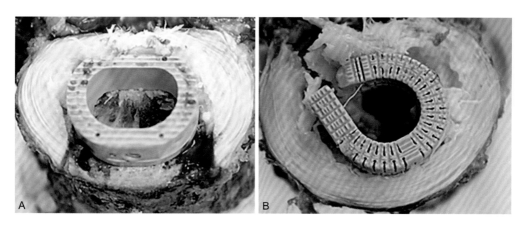

图 5-1-1　两种不同融合器的置入方式：A. 腰椎前路置入传统融合器；B. 腰椎后路置入可扩张式融合器

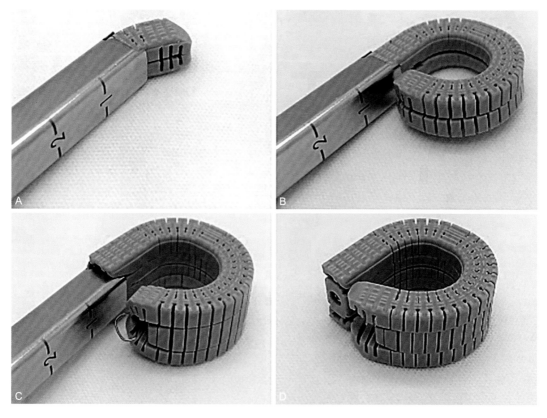

图 5-1-2　A~D. 可扩张式融合器的置入过程

合内固定术）表现出更小的屈伸活动（*P*＜0.01），而在 400N 加载下的屈伸动作及侧弯、轴向旋转方面没有显著性差异（表 5-1-1）。可见可扩张式融合器在腰椎冠状位、矢状位和横断位上的节段旋转稳定性方面与被视为完好保存脊柱后方结构生物力学的前路手术相比展现出了相当的效果。同样，改变融合器体积不仅体现在融合器与上下终板的接触面积上，有相关研究通过有限元技术分析了具备撑开椎间隙及复位滑脱椎体作用的融合器的生物力学性能。在构建好的三种腰椎手术模型 [单纯斜前方腰椎椎间融合（OLIF）无螺钉固定系统、OLIF+ 后路双侧椎弓根钉棒固定、OLIF+ 侧前方入路一体式可撑开可复位椎间融合)]（表 5-1-2）上施加 500 N 的随动载荷和 7.5 N·m 的力矩载荷以模拟人体自身头部、肌肉质量和不同的运动姿态（前屈、后伸、侧弯、轴向旋转）。该研究结果显示 OLIF+ 侧前方入路一体式可撑开可复位椎间融合的生物力学稳定性、抵抗椎间融合器沉降及椎间盘高度降低的能力在各运动姿态下均优于单纯 OLIF，在轴向旋转的运动姿态下优于 OLIF+ 后路双侧椎弓根钉棒固定。

不管是可扩张式融合器还是一体式可撑开可复位椎间融合器，都较传统手术方式展示出更优越的生物力学稳定性，并且在此基础上克服了传统融合器尺寸固定不变及无复位等不足，在融合器容积朝着融合节段稳定终极目标上迈出了重要的一步。

三、融合器形状的生物力学

椎间融合器的形态大致可以分为三种：圆柱形、长立方体形和直立环形。

（一）圆柱形

融合器早期的形状呈圆柱形，后来为了增加椎体前缘的高度，将圆柱形融合器前端直径设计成比后部大，从而表现为圆锥形。但是在手术过程中为了增加融合器与骨性终板的接触面积，并排放置两个融合器，结果是往往会导致椎间孔变窄和神经根受压（图 5-1-3）。此外，为了恢复椎间隙高度，使用较大的圆柱形融合器势必会切去更多的骨性终板，而骨性终板的生物力学意义在于保证椎间隙的生物力学强度，如此一来，将会导致融合器沉降和椎间隙高度的丢失。使用较小的圆柱体融合器又起不到术中撑开椎间隙高度的效果。因此，在使用圆

表 5-1-1　两种融合器不同置入方式下的节段活动度比较（°）

加载方式	Intact	ALIF+PS	TLIF+PS
屈伸 0 N	7.4 ± 1.8	0.8 ± 0.3	0.6 ± 0.3
屈伸 400 N	7.1 ± 1.1	0.6 ± 0.1	0.6 ± 0.2
侧弯	8.0 ± 1.5	1.1 ± 0.4	1.1 ± 0.4
轴向旋转	2.4 ± 1.4	0.6 ± 0.3	0.7 ± 0.2

注：Intact: 完整的脊柱模型，ALIF+PS: 置入传统融合器的腰椎前路减压植骨融合内固定术，TLIF+PS: 置入可扩张式融合器的腰后路减压植骨融合内固定术

表 5-1-2　各腰椎模型的材料特性及单元类型

组件 / 组织	杨氏模量（MPa）	泊松比	单元类型
传统融合器	3 600	0.25	六面体
一体式椎间融合器	3 600	0.25	五面体
螺钉和杆	110 000	0.28	六面体
皮质骨	14 000	0.3	六面体
松质骨	100	0.2	四面体
骶骨	5 000	0.2	四面体
终板	10 000	0.25	六面体
关节软骨	Neo-Hookean，C10=2	-	六面体
髓核	Mooney-Rivlin，C1=0.12，C2=0.03	-	六面体
纤维环基质	Mooney-Rivlin，C1=0.18，C2=0.045	-	六面体
纤维	配准的应力 - 应变曲线	-	弹簧
韧带	配准的力 - 位移曲线	-	弹簧

注：Neo-Hookean 为材料模型，C10 为常数；Mooney-Rivlin 为材料模型，C1、C2 为 Rivlin 系数

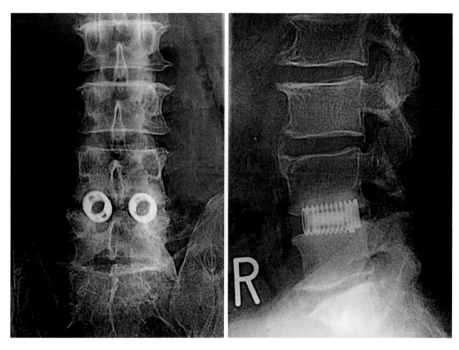

图 5-1-3   两个圆柱形融合器并排放置

柱形的椎间融合器时应仔细测定椎间隙高度和椎体后缘横径。鉴于其缺点所在，目前，圆柱形融合器已停止使用。

（二）长立方体形

长立方体形椎间融合器的设计本身就是为了更好地符合人体生物力学要求（图 5-1-4）。长立方体形融合器的生物力学性能被证明优于其他类型的融

合器，大量植骨和三面皮质结构使得该类型的融合器置入后的生物力学强度增大。不同于圆柱形融合器，长立方体形融合器在手术当中可以很好地保留骨性终板，同时具备充足的空间以供植骨。因此，该融合器具有很好的负荷承载能力。不过其抗旋转应力和自稳性能差，这一缺点需要通过后路椎弓根内固定来加强力学稳定性。此外，作为长立方体形融合器中的箱形融合器也受到临床医生的关注。一项关于箱形融合器的生物力学研究比较了完整标本对照组、单纯椎间置入箱形融合器手术与椎间置入箱形融合器 + 椎弓根螺钉内固定手术之间的生物力学性能（图 5-1-5、图 5-1-6）。研究结果表明三组实验标本在轴向压缩、前屈、后伸和侧屈时腰椎的应变、应力强度及刚度方面基本无显著差异，得出箱形融合器生物力学的自稳定性是可靠的。

（三）直立环形（钛笼）

直立环形融合器的设计在上下两端均有锯齿状结构，这种结构用来增加上下两端与骨性终板之间的摩擦力，从而使得腰椎间隙更加稳定（图 5-1-7）。一项体外生物力学研究表明直立环形融合器的置入过程中必须要有一个较大的骨窗，而较大的骨窗往往会降低该节段融合间隙的生物力学强度。该融合

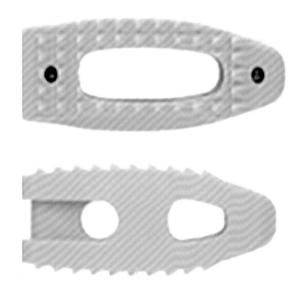

图 5-1-4   长立方体形融合器

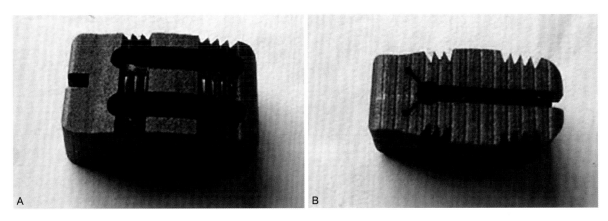

图 5-1-5 箱形融合器：A. 正面观；B. 侧面观

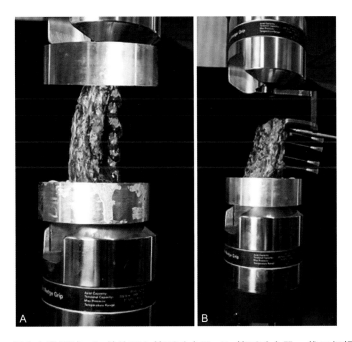

图 5-1-6 标本力学测试：A. 单纯置入箱形融合器；B. 箱形融合器 + 椎弓根螺钉内固定

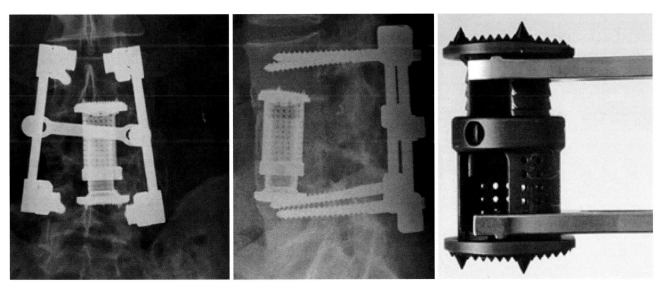

图 5-1-7 直立环形融合器中的 Harms-mesh（钛笼）

器为薄壁设计，能容纳更多的植骨碎块，但薄壁设计会降低融合器的轴向强度，增加了椎间隙变窄及终板破坏的风险，进而易发生融合器沉降。所以，此类融合器也需要额外增加内固定来加强融合节段的强度。

四、融合器高度的生物力学

　　融合器在实现相邻椎体间融合过程中也起到了维持椎间高度的作用，有利于脊柱序列的恢复和维持。如今腰椎手术中的微创理念对置入融合器的大小有着一定的限制作用，相应的融合器高度也随之会受到限制。2005 年 GEPSTEIN 等首次报道通过设计外形可变的融合器来解决术中微创空间对融合器大小的限制的问题。随后出现了类似于 B-Twin 可撑开椎间融合器，但后续研究显示因术中对该融合器采取不规则嵌插状撑开与点接触融合的方式，术后易出现融合器位置不佳、椎间隙高度不同程度丢失甚至椎间隙不融合等一系列问题。为克服 B-Twin 可撑开融合器所存在的弊端，北京朝阳医院团队自主研发了一款名为 Pango 的可撑开椎间融合器（图

5-1-8）。该融合器采用平行撑开方式结合 3°~ 8° 的前凸角，在完全贴合上下终板稳定性的同时符合腰椎生理性前凸要求，且锥形锯齿断面可降低融合器发生位移的风险。相关临床研究显示 Pango 可撑开椎间融合器在恢复腰椎高度以及对节段前凸角、腰椎前凸角的矫正效果均优于普通高度不可调的融合器，在融合率及相关并发症方面与普通高度不可调融合器之间并无显著差异。但目前缺乏针对 Pango 可撑开椎间融合器相关的生物力学研究。

　　此外也有研究结合腰椎滑脱疾病设计了一种可复位滑脱椎体的可撑开椎间融合器（图 5-1-9）。该研究构建了 L3-5 及骶尾骨模型，对比了单纯 OLIF 手术（普通非撑开融合器）、OLIF 手术联合后路双侧椎弓根钉棒固定（普通非撑开融合器）以及 OLIF 联合可复位可撑开一体化融合器模型在承受 500 N 的随动载荷和不同方向上（前屈、后伸、侧弯、轴向旋转）7.5 N·m 的力矩载荷下的生物力学差异。结果显示可撑开可复位融合器组中的 L4-5 节段在轴向旋转时的运动范围、融合器上最大应力及终板最大应力均小于其他两组，但由于没有联合后路双侧

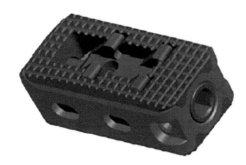
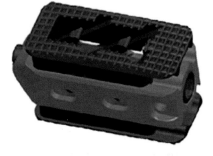

侧面图（撑开前 8 mm，撑开后 13 mm）

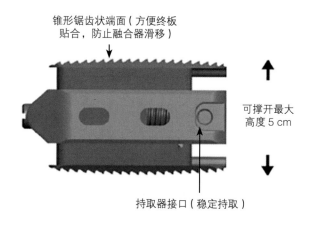

前凸角度有 3° 和 8° 两种
（符合腰椎生理前凸结构）

圆弧形前端设计
（利于置入）

锥形锯齿状端面（方便终板
贴合，防止融合器滑移）

可撑开最大
高度 5 cm

持取器接口（稳定持取）

图 5-1-8　Pango 可撑开椎间融合器模式图

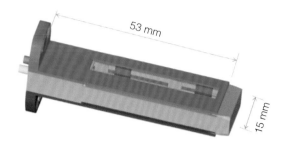

图 5-1-9　一体式可撑开可复位椎间融合器

椎弓根螺钉，故其在前屈、后伸及侧弯时的运动范围、融合器上最大应力及终板最大应力不及 OLIF 手术联合后路双侧椎弓根钉棒固定组。但综合分析来看可撑开可复位椎间融合器下的融合节段具有良好的生物力学稳定性，可进一步抵抗椎间融合器沉降和椎间高度降低的风险。

五、融合器材质的生物力学

早期使用的椎间融合器材料大多为钛合金类，随着研究的不断深入，碳素钢、陶瓷、可吸收材料椎间融合器不断出现。总的来说，这几类椎间融合器根据材料可以分为两类，第一类是不可吸收类融合器，比如钛合金类、碳素钢类等；第二类是可吸收融合器，比如高分子聚醚醚酮（PEEK）融合器、聚乳酸融合器、自体/异体骨融合器等。

（一）不可吸收材料融合器

金属类融合器的生物力学性能普遍较好，因此早期的融合效果很好，但是因为弹性模量较高，便存在椎间隙力学不平衡，很容易引起椎间隙变窄和塌陷等问题。而另一种不可吸收材料融合器——碳素钢融合器，因碳素钢的弹性模量不及金属类融合器，而是与皮质骨弹性模量类似，因此应力遮挡作用小，融合效果良好。但是碳素钢比较脆，强度较小，容易遭到破坏。同时碳素钢融合器与骨面的微动要多于金属类融合器，从而在正常生理载荷下，产生的碎屑较多。

（二）可吸收材料融合器

在可吸收材料的融合器中，PEEK 的弹性模量更加接近骨皮质，同时 PEEK 融合器内部空间大，可以填塞更多的松质骨从而有利于椎间融合。同样为可吸收材料的自体骨/异体骨融合器则利用了松

质骨（最好的融合材料）这一特性来进行融合，但是其生物力学性能差，现在更多是将松质骨与皮质骨混合在一起构成融合器，不仅没有减弱促进融合的特性，而且大幅度提高了其生物力学性能。同时有相关实验为研究可吸收聚乳酸融合器在其降解过程中的生物力学变化规律，将可吸收融合器+自体骨（实验组）与单纯自体骨（对照组）来进行对比。研究结果表明，可吸收融合器的抗压强度及抗扭转方面在早期明显优于对照组，而在后期与对照组无显著差异。尽管如此，在植骨融合部位获得牢固融合之前，可吸收融合器可提供较高的生物力学强度，一定程度上可保证植骨融合的顺利实现，同时因其可吸收的特性，不会对骨的生长产生应力遮挡，具有一定的积极作用（表 5-1-3、表 5-1-4）。不过也不能忽视可吸收融合器在后期快速降解吸收所带来的椎间高度塌陷，融合器沉降进而影响椎间稳定及椎间融合的现象。鉴于可吸收融合器在应力遮挡方面有着不可吸收融合器难以替代的优点，后期或许可以开发可吸收速度较为缓慢的融合器。

表 5-1-3　轴向压缩载荷下标本位移比较（mm）

组别	术后 12 周	术后 24 周	术后 36 周
实验组	0.315 ± 0.072*	0.360 ± 0.035*	0.361 ± 0.041
对照组	0.405 ± 0.012	0.390 ± 0.040	0.376 ± 0.011

注：* 表示实验组与对照组比较具有显著性差异（$P < 0.05$）

表 5-1-4　融合节段抗扭转角度比较（°）

组别	术后 12 周	术后 24 周	术后 36 周
实验组	10.67 ± 0.67*	12.33 ± 1.20*	14.67 ± 0.33
对照组	18.67 ± 0.88	16.67 ± 0.33	16.00 ± 0.00

注：* 表示实验组与对照组比较具有显著性差异（$P < 0.05$）

六、融合器位置的生物力学

术中初步放置融合器的位置及转向不良与融合器在椎间隙内发生移位、沉降、不融合等密切相关，并且这一并发症的发生与融合器的生物力学有关。因此针对融合器的放置也需要进行一系列的生物力学研究。有研究针对融合器不同位置建立了有限元模型并进行生物力学分析（图 5-1-10），然后模拟人体腰椎椎体在不同生理活动下融合器的应力情况，结果表明腰椎融合器的应力分布随着生理活

动和置入位置不同而存在差异，模型A在6种生理运动下融合器右旋时最大应力约为模型C的3.5倍，模型B约为模型C的3.1倍，而模型D约为模型C的2.45倍。由以上结果趋势可以推断：模型C中融合器表面应力分布较为均匀且最小。这一结果与最近另一项关于腰椎融合器位置的有限元研究结果相似。于研等利用有限元技术比较分析了融合器前向、中间、后方及斜45°和斜90°放置位置组合下

的各自腰椎活动范围以及融合器、椎弓根螺钉和终板的应力（图5-1-11及表5-1-5），结果表明在各种融合器放置位置中，融合器前向90°放置时可减小腰椎活动度，减小融合器及终板在腰椎各方向运动下的应力，这对于加强腰椎融合节段稳定及降低融合器沉降率的发生具有一定的指导意义。但是研究结果也提示这种放置位置增加了椎弓根螺钉的应力（图5-1-12）。

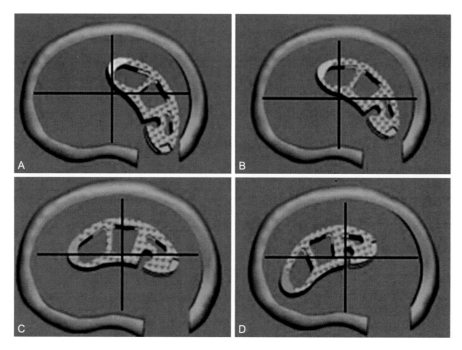

图5-1-10　可变向腰椎融合器不同位置的模型（A、B、C、D分别代表模型A、B、C、D）

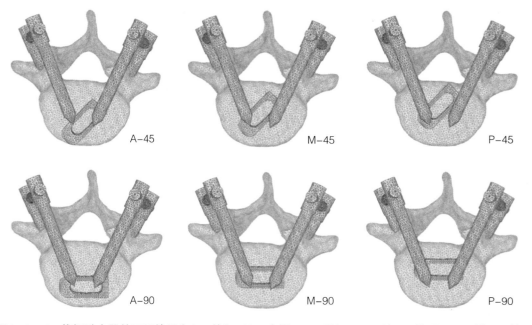

图5-1-11　椎间融合器的不同放置（A：前向；M：中间；P：后向；45，斜45°放置；90，斜90°放置）

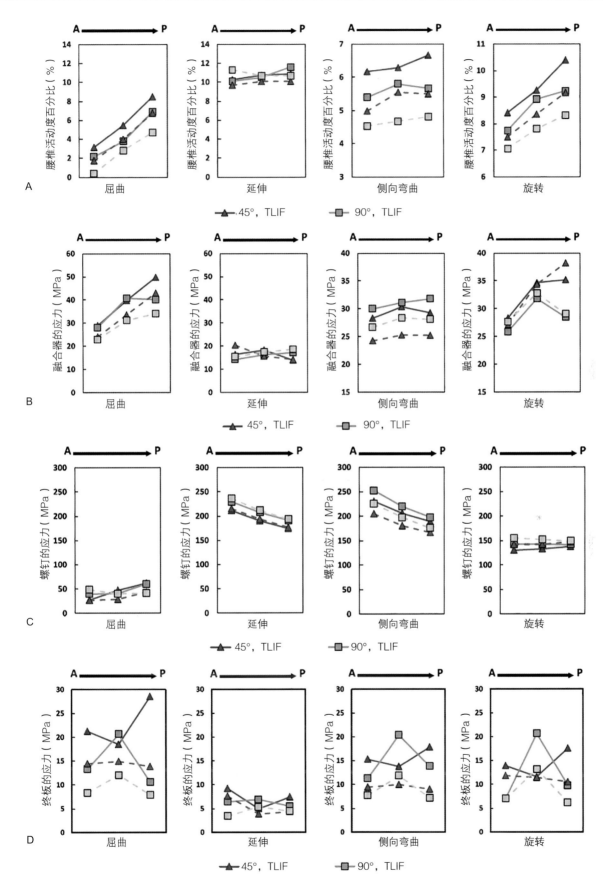

图 5-1-12 融合器不同放置位置下的腰椎活动度百分比（A）及各结构在腰椎不同活动下的应力情况（B~D）。A. 不同融合器位置下的腰椎活动度百分比（术后活动度与术前活动度的比值）；B. 不同融合器位置下融合器的应力；C. 不同融合器位置下椎弓根螺钉的应力；D. 不同融合器位置下终板的应力

表 5-1-5　有限元模型生物力学相关参数

	弹性模量（MPa）	泊松比	密度（t/mm³）	横截面积（mm²）
皮质骨	12 000	0.3	1.7×10^{-9}	-
松质骨	418.1	0.3	1.1×10^{-9}	-
终板	4000	0.3	1.2×10^{-9}	-
纤维环	4	0.45	1.0×10^{-9}	-
髓核	1	0.499	1.02×10^{-9}	-
前纵韧带	20	0.35	1.0×10^{-9}	63.7
后纵韧带	20	0.35	1.0×10^{-9}	20
横突间韧带	58.7	0.35	1.0×10^{-9}	3.6
小关节韧带	32.9	0.35	1.0×10^{-9}	60
棘间韧带	11.6	0.35	1.0×10^{-9}	40
棘上韧带	15	0.35	1.0×10^{-9}	30
黄韧带	19.5	0.35	1.0×10^{-9}	40
椎弓根螺钉	11 000	0.3	-	-
融合器	3600	0.3	-	-

（程黎明　于研　占旭强　向卿志）

第二节　椎弓根螺钉的生物力学

一、椎弓根螺钉固定技术的由来及历史演变

在 20 世纪初有学者提出采用融合技术治疗腰椎疾病，这一技术很快得到了广大脊柱外科医生的支持，从而使腰椎融合术得到了稳定的发展。但是随着腰椎融合术的开展，缺点也逐步暴露出来——其中就包括腰椎融合术后的融合率相对较低，患者术后往往会出现腰痛等神经症状，从而严重影响腰椎融合术的疗效。因此，有必要对腰椎融合术后患者的低融合率进行相应的研究。为了提高腰椎融合术后椎间融合率，脊柱内固定系统逐渐走进了医生的视野，随后腰椎内固定器械得到了不断研制和发展。在过去的一个世纪，腰椎内固定器械经历了从关节突螺钉、棘突钢丝、棘突钢板、椎板下钢丝到现在已经普遍使用的椎弓根螺钉的过程。而椎弓根螺钉的出现最早可以追溯到 19 世纪 70 年代。椎弓根螺钉临床的成功应用则见于 19 世纪 80 年代 Cotrel、Dubousset 及 Roy-Camile 的报道。随后针对改进以

前单纯腰椎融合术融合率较低问题，植骨融合过程中辅以椎弓根螺钉内固定术被证实可以有效提高腰椎椎间融合率，进而椎弓根螺钉内固定器械得到了进一步的发展和完善，逐渐成为现在脊柱内固定的标准技术。

二、椎弓根螺钉材质的生物力学研究

椎弓根螺钉按照其制造的材料可以分为不锈钢螺钉和钛合金螺钉。相对不锈钢，钛合金椎弓根螺钉装置内固定后进行 CT 和磁共振成像检查时对图像产生的干扰和假象较小，有利于植骨块和神经方面的随访和评估。此外，在生物力学特点上，钛合金螺钉能够较多地与骨结合，比不锈钢螺钉具有更大的抗拔出应力。从组织学和力学上比较钛合金与不锈钢椎弓根螺钉的骨 - 螺钉界面的研究发现，在螺钉的扭转实验中，钛合金螺钉比不锈钢螺钉具有更高的扭转扭矩、硬度，而在抗拔出实验中，两种螺钉在抗拔出应力、硬度及屈服能量损耗之间无显

著性差异；研究还指出两种材料的螺钉表面都有骨的直接结合，但骨与螺钉的直接接触在钛合金组中所占的比例相对于不锈钢组具有显著的优势。研究表明，钛合金具有更多的骨结合，这种骨结合不是分子或化学键之间的结合，而是由钛合金本身的硬度和特有的金属表面性质所决定的。因此现在医院使用的椎弓根螺钉的材质都是钛合金类。

三、椎弓根螺钉构造的生物力学研究

（一）椎弓根螺钉的几何外形

图 5-2-1 显示了椎弓根螺钉的各个部分：每个部分都具有生物力学的重要性。螺钉由头、颈、杆三部分组成。外观可以是锥形或柱形。它有螺钉外径和螺钉内径之分。两者之间的区别是直径的大小。螺纹的螺距是两个相邻螺纹顶点之间的距离。

（二）生物力学特点

椎弓根螺钉外形构造的生物力学研究可以从椎弓根螺钉的形状、螺纹设计、螺钉的直径、螺钉的长度以及不同椎弓根螺钉的设计等几个角度来进行阐述。

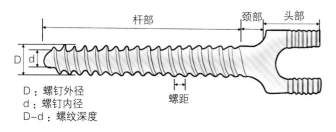

D：螺钉外径
d：螺钉内径
D-d：螺纹深度

图 5-2-1 椎弓根螺钉外形构造

1. 椎弓根螺钉的形状对其生物力学的影响

针对柱形椎弓根螺钉和锥形椎弓根螺钉的生物力学特点的比较，有研究发现柱形椎弓根螺钉的最大扭矩与最大拔出力之间呈显著的正相关，而对于锥形椎弓根螺钉，其最大扭矩与最大拔出力之间的相关性并不显著（表 5-2-1）。有研究甚至将柱形和锥形椎弓根螺钉组合起来进行生物力学的研究。其保持椎弓根螺钉的柱形外径不变，而将内径设计为锥形。生物力学研究表明，该设计具有良好的复位作用、有利于椎管内的间接减压和具有足够的抗扭强度。基于已有的外锥内柱和外柱内锥的设计，又有研究将二者加以比较并得出外锥形的椎弓根螺钉在最大拔出力强度（996.17 N ± 54.69 N）方面显著高于内锥形螺钉的最大拔出力强度（667.17 N ± 24.74 N），差异具有统计学意义。在拔出实验中，当拔出椎弓根螺钉时，螺纹之间的骨头通常会断裂。因此，螺纹间骨的数量和质量都很重要。一般认为螺钉外径越大，内径越小，螺距越短，骨强度越强，抗拉拔强度就越大。其中，螺钉外径是决定拉拔强度的最重要因素。

2. 螺纹设计对其生物力学的影响

螺钉的螺纹在椎体中是与骨质直接接触的部分，对钉-骨结合起到很重要的作用。同时从力学角度来讲，在一定的压力作用下，螺纹与椎体骨的接触面积越大，其压强就越小，故而想要使得螺钉-椎体骨界面发生破坏，那么所需要的压力就会增加。因此，增加螺钉的螺纹与椎体骨的接触面积有利于提高钉-骨界面的稳定性。最近一项研究比较了6种不同螺纹的椎弓根螺钉在羊椎体上的生物力学表现。这6种螺钉分别为：全皮质螺纹（A型）；全海绵状螺纹（B型）；近半部分为全皮质线，远半部

表 5-2-1 不同节段下柱形与锥形椎弓根螺钉最大扭矩及最大拔出力

节段	锥形椎弓根螺钉			柱形椎弓根螺钉		
	数量	最大扭矩（N·m）	最大拔出力（N）	数量	最大扭矩（N·m）	最大拔出力（N）
T9-T12	24	1.45 ± 0.66	1134 ± 290	24	1.07 ± 0.42	1130 ± 348
L1-L2	12	1.06 ± 0.44	1229 ± 270	12	1.22 ± 0.55	1146 ± 284
L3-L5	18	0.99 ± 0.43	1431 ± 280	18	1.07 ± 0.47	1329 ± 469

注：柱形椎弓根螺钉的最大扭矩与最大拔出力之间正相关且具有统计学意义（$P < 0.001$），而锥形椎弓根螺钉的最大扭矩与最大拔出力之间的相关性无统计学意义（$P > 0.05$）

分为全海绵状线（C型）；近半部分为全海绵状线，远半部分为全皮质线（D型）；近半部分无螺纹，远半部分为全海绵状螺纹（E型）；近半部分无螺纹，远半部分为全皮质螺纹（F型）（图5-2-2）。最后研究人员发现与椎体骨接触面积最大的全螺纹皮质椎弓根螺钉显示出了最强的把持力（图5-2-3）。当然进一步的研究还需要在人体脊椎的多向力模式中进行，以便更接近真实的场景，从而可以更加客观地评价6种螺钉螺纹的生物力学特点。

3. 螺钉直径对其生物力学的影响

椎弓根螺钉的直径大小在螺钉的抗拔出强度和稳定性方面有着重要作用。有研究表明增加椎弓根螺钉的直径可以提高螺钉的固定强度和减少脊椎节段上的应力。但这些研究都只是针对单一椎弓根螺钉直径的研究，而缺乏比较多种椎弓根螺钉直径的研究。此后有研究利用有限元技术比较了不同螺钉直径与螺钉的抗拔出强度之间的关系（有限元模型参数见表5-2-2），该研究指出腰椎的应力受螺钉直径的影响，当螺钉直径在4.0~6.5 mm范围内时，增加椎弓根螺钉直径可以改善螺钉、皮质骨和松质骨的轴向拉应力分布。在骨量允许的情况下，应选择直径不小于5.0 mm的椎弓根螺钉。但是上述研

表5-2-2　三维有限元模型椎体及椎弓根螺钉参数

材料	杨氏模量（Mpa）	泊松比
皮质骨	12000	0.3
松质骨	100	0.2
椎弓根螺钉	110000	0.3

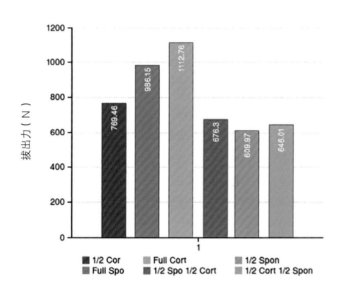

图5-2-3　不同椎弓根螺钉的拔出力比较（1/2 Cor: F型，Full Cort: A型，1/2 Spon: E型，Full Spo: B型，1/2 Spo 1/2 Cort: D型，1/2 Cort 1/2 Spo: C型）

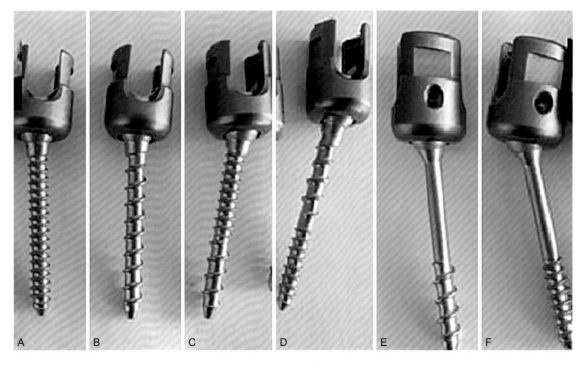

图5-2-2　不同的椎弓根螺纹设计。A. 全皮质螺纹设计；B. 全海绵状螺纹设计；C. 近半部为全皮质线，远半部为全海绵线；D. 近半部为全海绵状线，远半部为全皮质线；E. 近半部分无螺纹，远半部为全海绵状螺纹；F. 近半部分无螺纹，远半部分为全皮质有螺纹

究还存在大直径螺钉治疗骨质疏松椎体的争议，因为椎弓根皮质层较薄且弱，可能导致固定效果欠佳。最近又有另外一项生物力学研究指出，在骨质疏松的椎体中较大直径的螺钉明显增加了拔出强度和椎体内固定强度。此外，它们还降低了螺钉周围的等效应力，并表明螺钉的直径大小应根据螺钉的生物力学行为、作用于相应椎体的机械力类型和解剖来确定。

4. 椎弓根螺钉的长度对其生物力学的影响

腰椎骨折手术采用椎弓根螺钉进行内固定时，螺钉的长度与患者术后的疗效有着相关性，为此有学者对椎弓根螺钉的长度所带来的生物力学特征进行了研究。相对于 40 mm、45 mm 长的椎弓根螺钉，35 mm 长度的椎弓根螺钉在椎体内所承受的弯曲力矩增加 16%。更长的椎弓根螺钉在椎体内进入的深度足够长，既有利于加强钉 - 骨界面的结合，又可以有效地固定整个椎体。同时椎弓根螺钉在腰椎椎体内增加 5 mm 长度就会在螺钉的固定效果方面产生显著性差异。不过单纯增加 1 mm 的长度并不能观察到钉 - 骨界面结合强度出现显著性差异，而同时增加椎弓根螺钉的直径和长度会增加螺钉的最大扭矩，因此可推断两者之间在增加螺钉的固定强度方面有着协同作用。不过在手术过程中需要注意的是，过度增加椎弓根螺钉的长度可能会穿破椎体前皮质骨，从而损伤内脏和血管。所以在实际临床手术过程中，我们更加推荐同时增加椎弓根螺钉的直径和长度，这样既可以有效地增加螺钉的固定效果，又可以减少因为想增加螺钉固定强度而单纯增加螺钉长度所带来的并发症。

5. 不同椎弓根螺钉设计对其生物力学的影响

多年来，为了改进螺钉的生物力学，已经出现了许多不同的螺钉设计。采用衬套增强螺钉以提高承载能力，采用内径在颈部周围加厚的双芯螺钉以提高抗疲劳强度，这些都取得了很好的生物力学效果。市场上还有其他螺钉，如靠近椎弓根区域的双导联和双螺纹螺钉。靠近椎弓根区域的双导联和双螺纹可以提供更高的插入力矩，许多外科医生认为这可以导致更高的拔出强度。然而，较高的拔出强度尚未得到证实。椎弓根螺钉的内芯可以是锥形或柱形。从生物力学角度看，哪种更好，仍然存在争议。使用锥形螺杆最大的问题是当它需要退出时，

会降低拔出强度。与柱形螺杆比较，锥形螺杆表现出更高的插入扭矩，但二者间拔出强度一致。同时，因锥形螺钉无拉强度损伤，故对其进行 360° 反拔是安全的。此外，也有单轴椎弓根螺钉和多轴椎弓根螺钉的设计。在轴向拔出和屈曲螺钉时，因为多轴椎弓根螺钉的头部与钛棒之间在实际情况中会存在夹角，多轴椎弓根螺钉整体的拔出刚度和屈曲力矩会出现降低的情况，而对于单轴椎弓根螺钉，变换其置入椎体的角度往往会增加螺钉的轴向拔出力。

四、椎弓根螺钉置入技术的生物力学研究

（一）置入时的生物力学

当置入椎弓根螺钉时，保持背侧皮质的完整对螺钉固定很重要。尽管许多外科医生在插入螺钉前轻敲螺钉以改善其在椎体内的轨迹，然而未轻敲的螺纹孔中的螺钉具有较高的拔出强度。一般来说，不建议使用相同尺寸的攻丝，因为这样会减少螺钉的固定强度。此外，有研究在正常骨密度的绵羊腰椎中进行了椎弓根螺钉攻丝的生物力学实验，并指出使用直径小于螺钉内（芯）径的导针可提高螺钉置入后即刻的插入扭矩和拔出强度（表 5-2-3）。以前普遍认为置入螺钉时不要过度操纵螺钉，因为螺钉的插入、拔出和重新插入会导致插入扭矩和拉力的减小。不过，当外科医生必须完全取出椎弓根螺钉进行轨道检查时，可以沿着相同的轨道再次置入，虽然置入扭矩会有所降低，但是抗拔出力没有受到明显的影响。

表 5-2-3 椎弓根螺钉分别在直径为 2.0 mm 与 2.8 mm 攻丝下的插入与拔出强度（均数 ± 标准差）

攻丝直径（mm）	插入扭矩（N·m）	拔出强度（N）
2.0	3.7 ± 0.5	2196.9 ± 420.9
2.8	3.2 ± 0.5	1926.8 ± 259.1
P	0.006*	0.027*

注：* 表示具有统计学意义

（二）置入轨迹的生物力学

椎弓根螺钉在横断面的前内侧成角对内固定有影响。椎弓根螺钉在冠状面上内倾 30° 可增加

28.6% 的拔出强度（图 5-2-4）。然而，插入的螺钉如果没有内倾，则在纵向连接方面更稳定。Santoni 等提倡外侧定向的皮质骨轨道，并发现其生物力学特征与传统的内侧轨道相似（图 5-2-5）。这种皮质轨道对骨小梁形成不良的骨质疏松骨尤其有效。它也被用于椎弓根外成形术，并已被发现在生物力学方面是有效的。椎弓根螺钉与自体纵轴的成角对固定强度无明显影响，而前内侧成角却与固定强度有关。也就是说椎弓根两头汇聚成一个三角形效应，它可以明显提高和增加完整结构的拔出强度。同时也有相应的椎弓根螺钉三角效应的生物力学研究支持了这一观点，螺孔处理方法（刺孔或钻孔）并不影响固定效果。

除此之外，椎弓根螺钉矢状面的角度对螺钉固定也有影响。螺钉以直的方式插入使椎弓根螺钉结

构具有更好的抗疲劳性能。从临床角度来看，以直的方式插入椎弓根螺钉当然更实用，因为它不需要广泛地剥离、缩回或切除椎弓根旁肌肉，以实现沿椎弓根横角（从中线可达）插入螺钉。此外，尽管从文献中得到的支持较少，但这种技术可能比目前报道的在更广泛地应用。对于那些接受微创技术的患者，沿椎弓根轴置入特别困难，可能需要经皮置入螺钉。但是也有研究指出对于骨质疏松患者的腰椎后路椎弓根螺钉内固定手术，螺钉平行上终板的技术不能提供最好的生物力学稳定性。一项关于椎弓根螺钉置入方向（头倾、水平、尾倾，如图 5-2-6）对椎弓根螺钉疲劳测试影响的生物力学研究表明，椎弓根螺钉尾倾方向置入下的位移较水平与头倾的小（图 5-2-7、5-2-8），结果表明尾倾方向置入椎弓根螺钉的生物力学强度明显高于采用水平、头倾置入椎弓根螺钉的生物力学强度，尤其是在早期固定过程中，也就是螺钉在矢状面尾倾放置所带来的生物力学方面比头倾和水平式放置要表现出更好的强度。

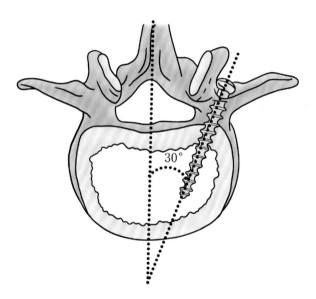

图 5-2-4　椎弓根螺钉在冠状面上内倾 30°

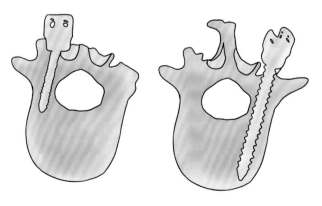

图 5-2-5　外侧定向的皮质骨轨道

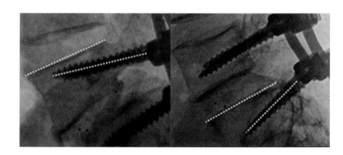

图 5-2-6　椎弓根螺钉头倾（左）和尾倾（右）

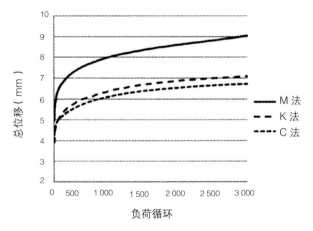

图 5-2-7　椎弓根螺钉水平、头倾与尾倾置入下循环 – 位移曲线比较（M 法：水平；K 法：头倾；C 法：尾倾）

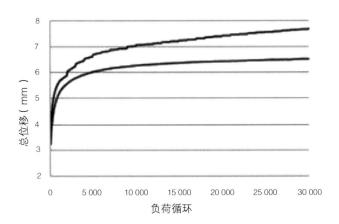

图 5-2-8　椎弓根螺钉头倾与尾倾置入下循环－位移曲线比较（上：头倾；下：尾倾）

（三）置入深度的生物力学

椎弓根螺钉置入深度对其生物力学同样有着重要的影响。一项关于椎弓根螺钉不同置入深度对固定节段的活动度及最大轴向拔出力影响的研究结果表明，椎弓根螺钉置入椎体的深度与其固定稳定性显著相关。椎弓根螺钉置入越深入，椎体稳定性越强。但又有研究表明，约 80% 的穿透深度或通过椎弓根连接处被认为是足够的。同时有研究表明，将螺钉插入 60% 或以上的深度就可以获得有效的强度，可以承受 L1 椎体骨折术后高度矫正的损失。然而，持续延长螺钉插入深度并没有显著增加螺钉对抗损伤椎体的有效强度和螺钉的最大等效应力。各螺钉最大应力的发生率与螺钉插入位置相关，与螺钉插入深度无关。

五、椎弓根螺钉加强固定的生物力学研究

各种增强体方法可用于翻修或严重骨质疏松症患者，包括骨水泥增强体、额外的钩和钢丝，以及更大的、可膨胀的或羟基磷灰石涂层螺钉。其他的选择如椎弓根外螺钉、双椎弓根螺钉和注射骨水泥等适当的置入物也已经被提倡。其中脊柱内使用骨水泥成为目前增强螺钉－骨界面进而提高螺钉稳固性的常用选择。骨水泥中最常用的为聚甲基丙烯酸甲酯（PMMA）。关于 PMMA 的使用，Linhardt等发现，如果在 PMMA 处于面团状态时插入螺钉，而不是在 PMMA 硬化后插入螺钉，则其拔出强度会得到提高。此外，由于 PMMA 有一些生化局限性，如热损伤附近的神经元、阻碍新骨生成等，故近来又有学者研究是否可以用聚磷酸二钙（P-DCPD）来替代 PMMA 水泥，因此对 P-DCPD 和 PMMA 进行了生物力学研究，该研究于低密度开孔硬质泡沫块中对 P-DCPD 和 PMMA 分别施加载荷，但二者的破坏强度无显著差异，当然这还需进一步的临床研究证实。此外，对于双椎弓根螺钉加强固定的生物力学研究，Liang Jiang 等指出双螺杆与单螺杆的抗拔强度无显著差异，但在所有测试模式下，刚度都显著增加，并且根据骨密度调整后的轴向载荷和尺寸变化也明显增加了，从而证明了双螺钉结构在腰椎上是可行和安全的。

六、椎弓根螺钉－骨界面的生物力学研究

考虑到椎体内部的区域差异和骨结构的异质性，更密集的骨接触量有助于螺钉 - 骨界面稳定性。因此，在过去的几十年里，为了防止椎弓根螺钉内固定失败，以及在治疗各种脊柱疾病时获得更好的临床结果，许多人尝试加强螺钉 - 骨界面的完整性。置钉过程中皮质骨轨道（CBT）已经发展成为可替代传统的腰椎椎弓根螺钉轨道。与传统的从外侧起点沿着椎弓根解剖轴的轨迹相反，CBT 从关节间部外侧开始，遵循通过椎弓根的内外侧和尾侧螺钉路径。通过改变螺钉路径，能够为螺钉提供更多的皮质骨接触。一项关于椎弓根螺钉传统置入路径与皮质骨螺钉上下置入路径和下上置入路径之间拔出强度的比较表明，Santoni 等提出的皮质骨下上路径比 Weinstein 等提出的传统路径和上下路径具有更大抗拔出强度（图 5-2-9、图 5-2-10、图 5-2-11）。除了研究皮质骨螺钉本身置入路径带来的生物力学强度优于传统路径，在如何进一步改进皮质骨本身生物力学稳定性方面也有研究。为了进一步增强皮质骨螺钉 - 骨界面之间的结合力，尽管有研究表明使用更短、更小的 CBT 螺钉，CBT 的锚定能力也优于传统的轨迹，但为了更好地利用 CBT 技术，螺钉直径应大于 5.5 mm，长度大于 35 mm，并且螺钉应插入椎体足够深度。

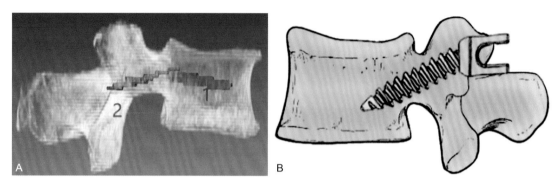

图 5-2-9　椎弓根螺钉传统置入路径（A 图中 1 所指路径）与下上路径（A 图中 2 所指路径）、皮质骨上下路径（B）

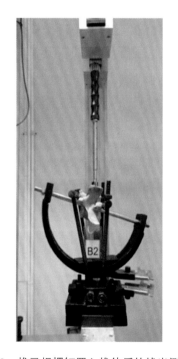

图 5-2-10　椎弓根螺钉置入椎体后的拔出测试示意图

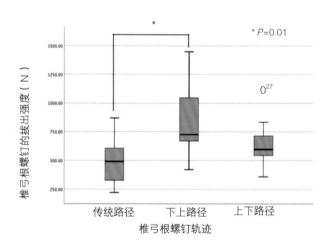

图 5-2-11　椎弓根螺钉传统置入方式与上下路径、下上路径的拔出强度结果比较（＊表示差异具有统计学意义）

（程黎明　于　研　占旭强　向卿志）

第三节 椎板关节突螺钉的生物力学

一、椎板关节突螺钉发展与介绍

（一）椎板关节突螺钉的起源与发展

腰椎融合术具有广泛的适应证。椎弓根螺钉固定（pedicle screws fixation，PSF）一直以来被认为是稳固融合节段的金标准，具有良好的融合率，但是随着其技术的普及开展，与此相关因软组织的广泛剥离、关节囊及关节面的破坏、内置物本身对肌肉骨骼系统的干扰所致的腰痛和相邻节段退变等并发症引起了人们的关注。相对于椎弓根固定系统，椎板关节突螺钉固定术（translaminar facet screws fixation，TLFSF）（图 5-3-1）具有操作简单、安全、手术并发症少、费用低廉、术后康复快等众多优势而被认为在腰椎融合术中是除椎弓根螺钉固定以外的一种有效的固定方法。

腰椎关节的固定作为一种固定方式首先是由 King 于 1948 年报道，当时是使用小螺钉固定关节面，由于其固定强度差，且未植骨，假关节的发生率较高，未能广泛应用于临床。1959 年 Boucher 又在脊柱融合中尝试了用较长螺钉经椎板和椎弓根固定的途径。1984 年 Magerl 在脊柱外固定支架固定

术中，首先描述了一种以长螺钉穿过一侧棘突基底、对侧椎板、关节突关节和横突基底的辅助性固定方法。1989 年 Maikwalder 等又报道了两种技术变化的方法，经椎板螺钉固定不稳定的腰椎和腰骶段。在腰椎间盘手术后不稳定和退行性椎体滑脱的病例中，关节内植骨牵拉关节融合术可以通过连续的减压、复位和椎管内减压使狭窄的椎间孔明显扩大；在半椎板切除术和小关节面复位后重建半椎板，可以重建椎管及其后部，以及直接治疗椎间孔内病变。1998 年 Humke 等首次提到经皮微创置入经椎板关节突螺钉固定术。2003 年 Jang 等设计出了经皮行椎板关节突螺钉固定导航系统装置，并在导航帮助下对 18 例患者行经椎板关节突螺钉固定术，术后 CT 显示没有一枚螺钉侵犯或者损伤神经。最近几年，随着影像诊断技术的改进和生物工艺的发展，CT 导航技术及透视下经皮微创置钉固定的系统研究为 TLFSF 的发展提供了广阔的发展空间。

（二）椎板关节突螺钉的解剖基础

腰椎关节突呈矢状位排列，方向为向上向外，为了垂直固定关节突关节，螺钉方向应向下外并向前倾斜。腰椎的椎管面积逐渐增大，椎板内侧面和

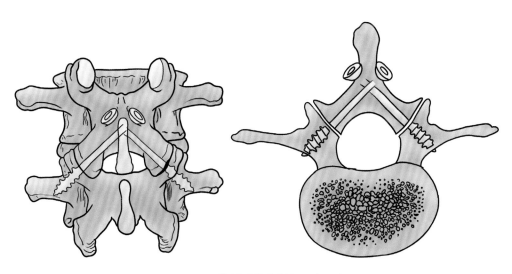

图 5-3-1 椎板关节突螺钉固定示意图

硬膜囊间隙较宽，只要螺钉不完全穿破椎板，手术安全性仍较高。关于腰椎椎板解剖数据测量的报道较多，其结果各异。

Singhatanadgige 等测量螺钉路径的内径和外径、长度和轨迹，从棘突基底部通过对侧椎板，通过关节突关节到达横突基底部，使用 2 个起点：棘突椎板连接处头侧三分之一（1/3 SL）和一半（1/2 SL）。使用 1/2 SL 起始点，与 L1-L5 相比，外、内椎板直径没有显著差异（分别为 7.47+/-1.38 mm 到 6.7+/-1.84 mm 和 4.73+/-1.04 mm 到 3.86+/-1.46 mm）。螺钉长度（36.16+/-4.02 mm 到 49.29+/-10.07 mm）和侧角增加（50.28°+/-8.78° 到 60.77°+/-8.88°），但尾角减少（16.19°+/-9.01° 到 1.13°+/-11.31°）。不同起始点的螺杆叶片直径和螺杆长度没有差异。在 1/2 SL 起始点 L2-L3 尾角较低。结论：36～50 mm 的椎板关节突螺钉（L1-L2 直径 5.0 mm，L3-L5 直径 4.5 mm）可插入棘椎板中间，特别是在微创 TLIF 中，相对棘突的侧角为 50°～60°，尾部与 L1-L5 的棘板呈 16° 至 1° 的角度。

Hu 等利用 32 例患者的 CT 数据，采用 Mimics 软件测量腰椎椎板的宽度和长度、螺钉路径、椎板侧角、椎板从 L3 到 L5 的最大和最小尾角。结果最佳入钉点位于棘突基部正中或稍低。理想的螺钉轨迹是从入钉点到横突基底部并穿过关节突的中心。在大多数情况下，L3～L4 的长度为 35～45 mm、L5 的长度为 45～50 mm 是安全的。螺钉在 L3～L5 位置应以横向 49.4°～59.29°、尾侧 43.68°～57.58° 的角度插入。

有学者完全通过影像学测量，术前即获得个体化的数据，从而精准地预测椎板关节突螺钉的长度和走行。与骨骼测量相比，他们认为影像学测量操作性更简单、数据更精准，更有利于个性化的手术指导，并且不受尸体标本的限制，从而有利于开展大样本的实验研究和流行病学调查。

（三）腰椎椎板关节突螺钉的适应证

TLFSF 主要应用于腰椎和腰骶部病变的前、后路融合术。前、后路融合术因在术后初期并不能提供足够的脊柱稳定性，可导致术后椎间高度恢复受影响。TLFSF 的应用可提高术后脊柱稳定性和植骨融合率。伴有腰椎不稳的退行性疾病例如椎间盘

疾病、退变性滑脱或退变性不稳、椎管狭窄、腰椎翻修手术或腰骶畸形及医源性腰椎不稳，是应用 TLFSF 的适应证，也可用于少数创伤性或创伤后腰椎不稳的辅助性固定，防止脊柱过度压缩或分离。

完整的后柱骨性结构是 TLFSF 应用的前提条件，因此，在需进行切除减压或经椎间孔路径减压的术中，TLFSF 会因缺少附着点而不宜使用。同时，TLFSF 不适用于多节段病变、腰椎椎弓根峡部裂伴或不伴椎体滑脱、肥胖患者、腰椎退行性滑脱 II 度或以上、腰椎椎管狭窄、严重骨质疏松及椎板或关节突发育不良。TLFSF 需要完整的前柱结构，故不适用于肿瘤及感染。

微创经椎板关节突螺钉固定术是一种性价比高、安全可靠的用于腰椎、腰骶部后路稳定的固定方式，操作简便、损伤小，融合率和临床效果与椎弓根螺钉系统相似。该技术最适用于 1～2 个节段融合的患者，患者需要有生物力学稳定的前柱和相对完整的后柱骨性结构（椎板、小关节和棘突）。随着脊柱微创技术的发展，通过设计特殊的引导装置和影像导航下辅助，可以更加微创地经皮置入螺钉，具有广阔的发展前景。

二、椎板关节突螺钉的生物力学研究

传统观念认为，在生物力学性能上具有三柱固定效果的椎弓根螺钉明显优于关节突关节螺钉，加上其特有的撑开和提拉复位作用，使椎弓根螺钉被广泛应用于脊柱骨折脱位、畸形和退行性疾病的治疗。但是，越来越多的研究发现，对于非创伤性疾病而言，关节突关节螺钉具有与椎弓根螺钉相同的固定效果。

关节突关节作为脊柱椎间唯一的真正活动关节，起导向，抗压缩、剪力、旋转以及抗张力作用，其承轴向载荷力仅为总量的 10%～20%，主要起抗旋转和剪力作用，因此非创伤性疾病脊柱融合的合理途径是直接固定关节突关节。由于经椎板关节突螺钉置于骨质内的隧道长且垂直关节面中心，使经椎板关节螺钉具有良好的把持力，也显著增加了固定强度。直接固定关节突关节的内固定器械力臂非常短，因此，只需要强度很低的内植物，即能满足固定要求、提高骨融合率。其固定螺钉是带有螺纹的，所以能有效地防止固定节段的活动，而不会对

关节面产生压缩力。一直以来，关节突螺钉被认为在生物性能上不如椎弓根螺钉固定牢靠，并且在反复周期性运动后，螺钉有松动的倾向。但是近年来的一些生物力学试验结果证明，经椎板关节突螺钉固定能显著地增强固定节段的刚度和减少各个方向的运动范围，且表现出不劣于椎弓根螺钉的生物力学性能。

（一）双侧椎板关节突螺钉固定的生物力学研究

TLFSF 在生物力学上的性能以往被认为不如椎弓根螺钉稳定牢靠，螺钉在反复周期性运动之后存在松动、移位甚至断裂的倾向。但近几年的研究表明，TLFSF 的生物力学性能并不劣于腰椎椎弓根螺钉（LPS）。

Razi 等对单一节段中 LPS 和 TLFSF 固定的生物力学性能对比研究结果表明，两者的生物力学性能无明显差异，TLFSF 在屈伸方面的固定性能优于 LPS。Hartensuer 等对比了几种后路固定方式的生物力学性能，发现 TLFSF 固定在侧向弯曲固定方面不如 LPS，在轴向旋转、屈伸方面差异无统计学意义。

（二）单侧椎板关节突螺钉固定的生物力学研究

在诸多后路内固定术中，双侧椎弓根螺钉（bilateral pedicle screw，BPS）因能提供坚强的固定和极高的植骨融合率，被认为是脊柱后路内固定的"金标准"。但 BPS 创伤过大，且单侧椎弓根螺钉（unilateral pedicle screw，UPS）固定存在轴向旋转而稳定性明显下降，出现了将 UPS 联合对侧椎板关节突螺钉（unilateral pedicle screw combined with contralateral translaminar facet screw fixation，UPSFS）应用于腰椎固定的做法，以提高内固定的稳定性，不少学者对此混合固定方式进行了生物力学研究。

有研究表明，BPS 固定与 UPSFS 固定提供的稳定性差异无统计学意义。Slucky 等将 TLFSF 与椎弓根螺钉组合形成新的固定方式。在 7 具新鲜冰冻尸体标本上比较了双侧椎弓根螺钉固定、单侧椎弓根固定和单侧椎弓根螺钉 + 对侧经椎板关节突螺钉固定三组固定方式经椎间孔腰椎体间融合术后对腰椎活动幅度的影响，结果认为双侧椎弓根螺钉固定和单侧椎弓根螺钉固定 + 经椎板关节突螺钉固定组对

屈伸、侧屈和旋转运动中的腰椎节段的刚度和运动幅度无明显差异性，认为可以提供足够的稳定性，促进骨融合。而单侧椎弓根螺钉固定组的固定强度却只及上述两组一半，且抗旋转力差。

总之，TLFSF 具有良好的生物力学性能，能为脊柱固定提供良好的稳定性，UPSFS 被不少学者认为可以作为 BPS 固定的替代方式。

（三）ALIF 联合椎板关节突螺钉固定的生物力学研究

由于前路腰椎椎间融合（anterior lumbar interbody fusion，ALIF）可以完整地保留后路椎板、关节突，因此非常适合行椎板关节突螺钉辅助后路内固定。

Oxford 等比较了 ALIF 中使用融合器与 TLFSF 的生物力学性能，其中发现，与单独使用融合器相比，TLFSF 固定在其他方向上没有提供额外的稳定效果，但它显著增加了脊柱伸展的稳定性。Phillips 等报道了在 8 具腰椎尸体标本上行 L5/S1 螺纹圆形的 BAK 融合器前路椎体间融合 + 经椎板关节突螺钉固定，发现单纯性前路融合在屈伸运动中提供的稳定性很少，但是辅助的关节突螺钉固定能够显著增强其稳定力。

虽然有研究认为与单纯的前路椎间融合器固定相比，额外增加的后路椎板关节突螺钉固定仅增加了脊柱后伸方面的稳定性，但更多的尸体标本生物力学实验表明，单纯的前路椎间融合器稳定效果有限，在其增加后路椎板关节突螺钉固定后，脊柱屈伸及旋转方面的稳定性与椎弓根螺钉固定的效果相当。

（四）多节段椎板关节突螺钉固定的生物力学研究

Liu 等测试了单侧椎弓根螺钉（UPS）、UPS 联合对侧椎弓根关节突螺钉（UPSFS）和双侧椎弓根螺钉（BPS）在双节段的生物力学性能，测量 L3-5 的运动范围（range of motion，ROM）和中性区（neutral zone，NZ）。与完好状态相比，所有固定类型都能显著降低 L3-5 屈伸和侧屈时的 ROM。在轴向扭转中，与完好状态相比，只有 BPS 显著降低 ROM。UPSFS 技术具有中等的稳定性，在屈伸和侧屈方面优于 UPS，在侧屈方面低于 BPS。与完好状

态相比，屈伸时 UPS、UPSFS 和 BPS 的 NZs 显著降低，而侧屈和轴向扭转时 NZs 不显著降低。BPS 能为脊柱提供最好的稳定性，UPSFS 的稳定性介于 BPS 与 UPS 之间，但 UPSFS 在侧弯方面的稳定性弱于 BPS。他们提出，在合适的双节段脊柱病变患者中，UPSFS 能够成为 BPS 的替代固定方式。

Fan 等采用三维有限元模型（FEM）和非线性接触分析，评估了 5 种固定装置在 6 种载荷条件下经过两级 ALIF（L3/L4，L4/L5）后的初始生物力学行为。其有限元模型分析表明，与分析的其他四种后路固定结构相比，3 节段椎弓根螺钉和棒提供了最好的生物力学稳定性。

针对双节段固定，无论是尸体标本测试还是三维有限元分析，都显示椎间融合结合后路双侧经椎板关节突螺钉固定或者是非对称组合式固定，除了侧方屈曲稍显不足，其强度均与椎弓根螺钉固定相似，但对邻近节段的应力影响更少（图 5-3-2）。

三、总结与展望

腰椎融合技术发展到现在已经不再只是单纯地放入融合器即可，而更多的手术技术会依靠内固定器械来实现初期稳定性。不管是融合之前初始稳定性的维持还是远期借助融合器实现最终的节段融合，这一过程都离不开内固定融合所依赖的生物力学环境。从既往对融合器与内固定器械生物力学的研究中可以看出，大小、形状、材质、手术技巧都是生物力学的研究对象，这些研究也从侧面反映出内固定融合术的各个环节都会影响到最终融合的生物力学改变，不断优化融合内固定术的生物力学特性是一个全过程的研究。尽管关于这些全过程的研究目前还没有一个统一的定论，但是从这些研究中可以看出术中、术后的种种困难对更加符合人体生物力学属性和达到更好的术后稳定性重建及功能恢复的生物材料、结构和手术技术提出了更高的要求。需要设计出符合人体腰椎生物力学性能的器械，对腰椎术前、术后相关的生物力学基础研究就显得很有必要了。目前的体外生物力学研究绝大部分停留在腰椎椎骨本身，而对周围软组织的分析以及腰椎作为整个脊柱系统一部分的研究很少去开展。正如研究融合器、内固定器械需要全过程、全方位一样，对人体腰椎生物力学的基础研究也必须综合考虑腰椎所在的整体系统。而在这一基础研究中，计算机技术就给融合器、内固定器械的生物力学研究提供了极大的便利，突破了体外生物力学研究的种种局

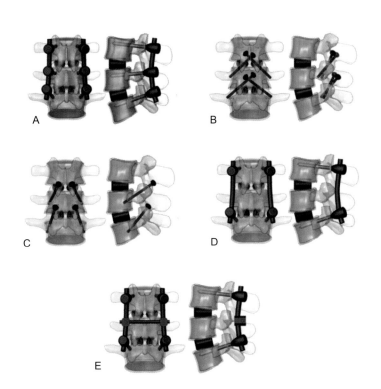

图 5-3-2　两节段 ALIF 显示 5 种固定装置：A. 三节段椎弓根钉和棒（3PSR）；B. 两节段跨椎板小关节螺钉（2TLFS）；C. 两节段跨椎板螺钉（2TFPS）；D. 双节段椎弓根钉和棒（2PSR）；E. 双节段椎弓根钉和棒加交联（2PSR-cl）

限，但是目前还没能达到腰椎所在的整个系统的研究，未来的研究更多是依靠计算机技术的发展带动整个基础研究的进步。

未来需要借助更多的科学技术力量来实现对腰椎生物力学的基础研究，而后设计出更加符合人体生物力学性能的材料，再加上手术技术的不断优化，融合内固定术也必将更加人性化。

（程黎明　于研　占旭强　向卿志）

参考文献

[1] Mica MC, Voronov LI, Carandang G, et al. Biomechanics of an expandable lumbar interbody fusion cage deployed through transforaminal approach[J]. International Journal of Spine Surgery, 2018, 12: 520-527.

[2] 张泓, 吴爱恬, 李俊伟, 等. 侧前方入路一体式可撑开可复位椎间融合器的生物力学特征[J]. 中国组织工程研究, 2023, 27: 1975-1980.

[3] Fuji T, Oda T, Kato Y, et al. Posterior lumbar interbody fusion using titanium cylindrical threaded cages: is optimal interbody fusion possible without other instrumentation?[J] Journal of Orthopaedic Science, 2003, 8: 142-147.

[4] Zhao FD, Yang W, Shan Z, et al. Cage migration after transforaminal lumbar interbody fusion and factors related to it[J]. Orthopaedic Surgery, 2012, 4: 227-232.

[5] 穆尚强, 梅继文, 孙爽, 等. 可膨胀箱形椎间融合器的研制及生物力学评价[J]. 广东医学; 2018, 251-254.

[6] Klezl Z, Bagley CA, Bookland MJ, et al. Harms titanium mesh cage fracture[J]. Eur Spine J, 2007, 16 Suppl 3: 306-310.

[7] Gepstein R, Werner D, Shabat S, et al. Percutaneous posterior lumbar interbody fusion using the B-twin expandable spinal spacer[J]. Minimally Invasive Neurosurgery, 2005, 48: 330-333.

[8] Folman Y, Shabat S, Gepstein R. B-twin expandable spinal spacer for posterior lumbar interbody stabilization: mechanical testing[J]. Journal of Surgical Orthopaedic Advances, 2006, 15: 203-208.

[9] Zhang X, Wang Y, Xiao S, et al. Preliminary clinical results of endoscopic discectomy followed by interbody fusion using B-Twin expandable spinal spacer[J]. Chinese Journal of Reparative and Reconstructive Surgery, 2011, 25: 1153-1157.

[10] 丁一, 海涌, 杨晋才, 等. Pango可撑开椎间融合器联合微创螺钉内固定系统治疗退变性腰椎管狭窄症初步探讨[J]. 实用医学杂志, 2020, 36: 808-812.

[11] 许伟, 李智斐, 万通, 等. 高度可调钛金材质融合器在脊柱内镜下腰椎融合中的应用[J]. 中国组织工程研究, 2022, 26: 5335-5341.

[12] 徐峰, 滕海军, 蔡贤华, 等. 可吸收腰椎间融合器的生物力学研究[J]. 生物骨科材料与临床研究, 2012, 9: 14-18.

[13] 张海平, 郝定均, 孙宏慧, 等. 可变向腰椎融合器在腰椎融合术中位置变化的生物力学研究[J]. 陕西医学杂志, 2020, 49: 1062-1066.

[14] He L, Xiang Q, Yang Y, et al. The anterior and traverse cage can provide optimal biomechanical performance for both traditional and percutaneous endoscopic transforaminal lumbar interbody fusion[J]. Computers in Biology and Medicine, 2021, 131: 104291.

[15] Christensen FB, Dalstra M, Sejling F, et al. Titanium-alloy enhances bone-pedicle screw fixation: mechanical and histomorphometrical results of titanium-alloy versus stainless steel[J]. European Spine Journal, 2000, 9: 97-103.

[16] 殷建新. 影响椎弓根螺钉固定强度的相关因素[J]. 中国组织工程研究, 2013, 17: 7642-7647.

[17] 李超, 阮狄克, 丁宇, 等. 锥形与柱形椎弓根螺钉的生物力学研究[J]. 脊柱外科杂志, 2004, 2: 220-223.

[18] 杨惠林, 唐天驷, 朱国良, 等. 胸腰椎骨折经椎弓根内固定治疗中的失误和并发症的分析[J]. 中华骨科杂志, 1996, 16(6): 356-359.

[19] 谭映军, 潘显明, 陈乾一, 等. 内锥及外锥形椎弓根螺钉的生物力学研究[J]. 骨与关节损伤杂志, 2001, 16: 441-443.

[20] Karakaşlı A, Acar N, Hüsemoğlu RB. Biomechanical comparison of pullout strengths of six pedicle screws with different thread designs[J]. Joint Diseases and Related Surgery, 2021, 32: 192-197.

[21] Qi W, Yan YB, Zhang Y, et al. Study of stress distribution in pedicle screws along a continuum of diameters: a three-dimensional finite element analysis[J]. Orthopaedic Surgery, 2011, 3: 57-63.

[22] Mckinley TO, Mclain RF, Yerby SA, et al. Characteristics of pedicle screw loading. Effect of surgical technique on intravertebral and intrapedicular bending moments[J]. Spine, 1999, 24: 18-24, discussion 25.

[23] Silva P, Rosa RC, Shimano AC, et al. Effect of pilot hole on biomechanical and in vivo pedicle screw-bone interface[J]. Eur Spine J, 2013, 22: 1829-1836.

[24] Kang DG, Lehman RA, Jr, Wagner SC, et al. Pedicle screw reinsertion using previous pilot hole and trajectory does not reduce fixation strength[J]. Spine, 2014, 39: 1640-1647.

[25] Barber JW, Boden SD, Ganey T, et al. Biomechanical study of lumbar pedicle screws: does convergence affect axial pullout strength?[J] J Spinal Disord, 1998, 11: 215-220.

[26] Santoni BG, Hynes RA, Mcgilvray KC, et al. Cortical bone trajectory for lumbar pedicle screws[J]. The Spine Journal, 2009, 9: 366-373.

[27] Yuan Q, Han X, Han X, et al. Krag versus Caudad trajectory technique for pedicle screw insertion in osteoporotic vertebrae: biomechanical comparison and analysis[J]. Spine, 2014, 39: B27-35.

[28] 袁强, 行勇刚, 陶剑锋, 等. 骨质疏松腰椎椎弓根螺钉方向对内固定稳定性的影响[J]. 山东医药, 2009, 49: 19-22.

[29] 杜炜, 钱明权. 椎弓根螺钉置入椎体深度与其稳定性的生

物力学分析[J]. 中国组织工程研究, 2016, 20: 1289-1294.

[30] Liu J, Yang S, Lu J, et al. Biomechanical effects of USS fixation with different screw insertion depths on the vertebrae stiffness and screw stress for the treatment of the L1 fracture[J]. J Back Musculoskelet Rehabil, 2018, 31: 285-297.

[31] Linhardt O, Lüring C, Matussek J, et al. Stability of pedicle screws after kyphoplasty augmentation: an experimental study to compare transpedicular screw fixation in soft and cured kyphoplasty cement[J]. Journal of Spinal Disorders & Techniques, 2006, 19: 87-91.

[32] Criado A, Yokhana S, Rahman T, et al. Biomechanical strength comparison of pedicle screw augmentation using poly-dicalcium phosphate dihydrate(P-DCPD)and polymethylmethacrylate(PMMA)cements[J]. Spine Deform, 2020, 8: 165-170.

[33] Jiang L, Arlet V, Beckman L, et al. Double pedicle screw instrumentation in the osteoporotic spine: a biomechanical feasibility study[J]. Journal of Spinal Disorders & Techniques, 2007, 20: 430-435.

[34] Tobing S, Wisnubaroto RP. Pull-out strength comparison among conventional pedicle screw, cortical infero-superior, and cortical supero-inferior trajectories in Yorkshire Porcine Lumbar Spines: A biomechanical study[J]. International Journal of Spine Surgery, 2020, 14: 580-584.

[35] Delgado-Fernandez J, García-Pallero M, Blasco G, et al. Review of cortical bone trajectory: evidence of a new technique[J]. Asian Spine Journal, 2017, 11: 817-831.

[36] Matsukawa K, Yato Y, Imabayashi H, et al. Biomechanical evaluation of fixation strength among different sizes of pedicle screws using the cortical bone trajectory: what is the ideal screw size for optimal fixation?[J] Acta neurochirurgica, 2016, 158: 465-471.

[37] Markwalder TM, Reulen HJ. Translaminar screw fixation in lumbar spine pathology[J]. Acta Neurochirurgica, 1989, 99: 58-60.

[38] Humke T, Grob D, Dvorak J, et al. Translaminar screw fixation of the lumbar and lumbosacral spine[J]. Spine, 1998, 23: 1180-1184.

[39] Jang JS, Lee SH, Lim SR. Guide device for percutaneous placement of translaminar facet screws after anterior lumbar interbody fusion: Technical note[J]. Journal of Neurosurgery: Spine, 2003, 98: 100-103.

[40] Hu Y, Zhu BK, Yuan ZS, et al. Anatomic study of the lumbar lamina for safe and effective placement of lumbar translaminar facet screws[J]. Journal of International Medical Research, 2019, 47: 5082-5093.

[41] Slucky AV, Brodke DS, Bachus KN, et al. Less invasive posterior fixation method following transforaminal lumbar interbody fusion: a biomechanical analysis[J]. Spine J, 2006, 6: 78-85.

[42] Oxland TR, Hoffer Z, Nydegger T, et al. A comparative biomechanical investigation of anterior lumbar interbody cages: central and bilateral approaches[J]. J Bone Joint Surg Am, 2000, 82: 383-393.

[43] Phillips FM, Cunningham B, Carandang G, et al. Effect of supplemental translaminar facet screw fixation on the stability of stand-alone anterior lumbar interbody fusion cages under physiologic compressive preloads[J]. Spine (Phila Pa 1976), 2004, 29: 1731-1736.

[45] Liu F, Feng Z, Liu T, et al. A biomechanical comparison of 3 different posterior fixation techniques for 2-level lumbar spinal disorders[J]. J Neurosurg Spine, 2016, 24: 375-380.

[45] Fan CY, Hsu CC, Chao CK, et al. Biomechanical comparisons of different posterior instrumentation constructs after two-level ALIF: A finite element study[J]. Medical Engineering & Physics, 2010, 32: 203-211.

第六章　融合相关植骨替代材料的选择

脊柱融合术是一种常见的手术方式，用于治疗退行性椎间盘疾病、脊柱不稳定或脊柱畸形，目的是通过实现节段间的融合来消除椎体之间的活动，从而达到增强稳定性、维持序列和保护神经的目的。虽然在融合手术中可以使用内植物来稳定脊柱，但最终的生物学融合对于实现长期稳定性来说是必不可少的，否则随着时间的进展就可能会出现内固定松动或断裂而失效。

骨移植材料对于实现脊柱融合至关重要，至少具有以下特性之一：骨传导材料提供了可以用于成骨的结构支架；骨诱导材料诱导局部前体细胞沿骨形成谱系分化；骨形成材料则包含有前体细胞或成骨细胞。因为自体骨移植具有以上所有骨移植物特性，因此被认为是骨移植材料的"金标准"。尽管可以使用许多部位的骨组织，但脊柱手术中最常用的是髂骨或是来自减压区域的骨。尽管自体骨移植被认为是最可靠的促进融合的材料，但其在供区骨的数量方面受到一定的限制，并且需要额外的手术时间和创伤获取移植骨，供区部位还存在慢性疼痛、感染、骨折等并发症的风险。自体骨移植的局限性和并发症激发了人们对植骨替代材料的探索，近十年来，自体骨移植替代材料的使用越来越普遍。

一、骨融合生物学

骨融合是一个连续的紧密调控的生物学过程，必须具备三种成分：骨原细胞、骨诱导因子以及骨诱导性基质。骨原细胞是填充在融合处的前体细胞，并且会分化为成骨细胞。骨诱导因子是一些可以使骨原细胞聚集和分化的蛋白。骨诱导性基质则担任了支架的作用，在支架中进行骨形成和血管新生。在脊柱骨融合处，骨移植物通过一系列生物学过程，逐渐形成骨融合骨，这些过程包括出血、炎症、血管长入和重塑。植骨床准备为这个过程奠定了基础，椎体去皮质化暴露出骨髓成分。间充质干细胞在局部骨诱导因子的作用下分化为成软骨细胞和成骨细胞。这些因子包括骨形态发生蛋白和其他促分裂原，例如血小板衍生生长因子、白介素、成纤维细胞生长因子、胰岛素样生长因子、粒细胞集落刺激因子和粒细胞-巨噬细胞集落刺激因子。同时，毛细血管长入移植物以提供局部血液供应，同时释放血管生长因子，例如血管内皮衍生生长因子。总的来说，融合处的骨形成过程开始于炎症反应，经过持续性的修复过程，最终完成骨重构。

二、骨移植材料的评估

许多因素可能影响患者的骨性融合，包括局部因素及全身性因素。就局部因素而言，植骨床的准备是十分重要的，需要将融合部位的骨质充分暴露及去皮质化。此外，融合部位软组织创伤会影响血供，无法为融合区域提供相应的前体细胞和血液供应。局部生物力学环境也会影响融合，例如，加压的前方椎间环境更有利于新骨的生长。全身性因素，例如吸烟、糖尿病以及营养等因素都会影响骨形成。吸烟的患者更易出现假关节，因为尼古丁的摄入影响了血管生成及骨再生。此外，一些影响系统性炎症反应的药物，如非甾体类抗炎药等也会抑制骨的生成。

总的来说，应该针对每个特定部位对骨移植材料进行选择。如果一种材料可以替代自体骨移植，则认为它是骨移植的替代物。如果它增加了自体骨移植的效果，则被认为是骨移植的补充剂。如果可以增加自体骨移植的覆盖面或体积，则被视为骨移植的扩展剂。当前有多种可用于脊柱融合术的骨移植产品。每种材料都具有不同的细胞、生化和结构特性，这些特性决定了其特定的临床适应证。外科医生有责任评估患者的临床情况，以确定何时使用何种骨移植物。

三、同种异体骨移植

同种异体骨移植是从已故的捐赠者中获取骨，之后移植到另一个人身上，比起自体骨而言，更加容易获取，少了许多限制，因此，是最常用的骨移植材料。同种异体骨（新鲜冰冻以及干燥冷冻）具有骨传导性，尽管可能具有一定的骨诱导潜力，但在制备过程中大部分骨诱导性已被消除。这类移植物不含活细胞，因此，其不具有成骨性。

根据来源及制备方法的不同，同种异体骨移植物的特性会有所不同。同种异体骨包含皮质骨、松质骨或者是两者的混合体。皮质异体骨可以通过自身抵抗压缩载荷的能力起到支撑作用，但是难以被整合和吸收。松质骨的抗压缩能力差，容易被吸收，但为骨传导提供了框架。无论同种异体皮质骨还是松质骨，它们的重塑比自体骨移植物发生得更慢，并且与自体骨移植物相比，同种异体移植物通常存在明显的吸收阶段。同种异体骨通过冰冻法（新鲜冰冻）或者是冻干法（干燥冷冻）制得，新鲜冰冻的同种异体骨结构特征没有变化，其免疫原性远低于新鲜的异体骨，同时保留了一些骨形态发生蛋白（bone morphogenetic protein，BMP）。冻干的同种异体骨移植物经过脱水和真空包装处理，可以在室温下保存，甚至比新鲜冰冻更能降低免疫原性（图6-1）。然而，这种制备方法削弱了骨的强度（与新鲜的异体骨相比较），明显减少了骨诱导蛋白和骨原细胞。

疾病传播是同种异体骨移植一个潜在的风险，例如人类免疫缺陷病毒（HIV），有新鲜冰冻异体骨发生 HIV 传播的报道，但在干燥冷冻异体骨中还没有报道过。严格的捐献者筛选和仔细的组织处理可以将疾病传播的风险降低到小于百万分之一。

当将结构性的异体骨植入到承受压缩应力的前柱时，就会有相对较高的融合率。已报道在腰椎中，同种异体股骨环移植取得了良好的融合效果。在后路脊柱融合中，松质异体骨较皮质异体骨更有优势，因为它能够使新生血管更易长入，同时也具备更好的骨诱导特性。但是总体而言，在脊柱后方的张力环境中，同种异体移植物的融合情况不如自体移植物。在两项前瞻性研究中，接受自体骨移植治疗的患者比接受同种异体骨移植的患者更容易实现可靠的后外侧融合。因此，对于后路手术中异体骨的应用，往往是用于补充自体骨而不是单独植骨。

四、脱矿骨基质

脱矿骨基质（demineralized bone matrix，DBM）是同种异体骨移植物的一种，其中矿化成分被洗脱（移除钙以及磷酸盐），剩余的生长因子、细胞外基质、复合 I 型胶原以及非胶原蛋白，包括低浓度的骨形态发生蛋白（BMP）用于植入，该移植物具有更少的骨传导性能和低度的骨诱导性能（图6-2）。

研究表明，市场上的 DBM 的骨诱导性能在各种产品间存在较大差异。最近的一项研究评估了八种不同市售 DBM 在脊柱融合模型中的骨诱导能力，融合率从 20% 到 80% 不等。这可能是由于不同的 DBM 中骨诱导因子的成分和量的差异所导致。显然，对于临床医生而言，了解每个病例的需求以及所有产品的相对优劣势非常重要，这样才能选择最合适的 DBM 产品。

最近，有研究评估了 Grafton DBM 凝胶和自体

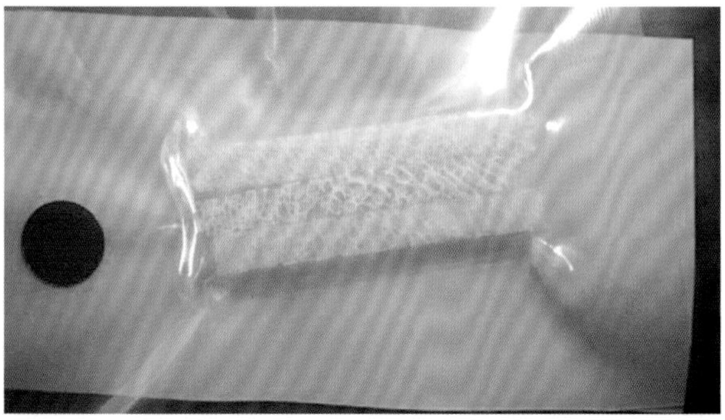

图 6-1　冻干同种异体骨

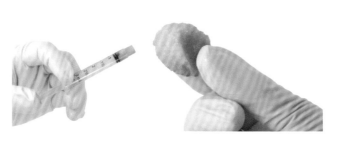

图 6-2　脱矿骨基质

骨移植在后外侧脊柱融合术中的有效性。所有患者行椎弓根螺钉辅助后外侧脊柱融合术。其中一侧植入自体髂骨，而对侧植入 Grafton DBM / 自体移植物复合物。最终结果表明两侧融合率相似（Grafton DBM 52% *vs*. 自体髂骨移植 54%），但作者指出，Grafton DBM 可以减少自体骨移植的骨量。总体而言，DBM 作为骨移植替代物的疗效可能有限，很少有证据表明它能作为自体骨移植的有效替代物。和单独使用自体骨移植进行比较时，融合结果也不确定。但在某些情况下，如宿主骨形成能力不足时，DBM 可以同其他移植物材料一起用作骨移植扩展剂。

五、人工合成材料

由于前述的自体骨和同种异体骨材料存在的问题，近来陶瓷材料受到了广泛的关注。它可生物降解，并具有骨传导性。这种材料的优点是不具有免疫源性反应，同时也不会传播疾病，获取不受限制，没有取骨区并发症。最常用于脊柱外科的陶瓷材料是羟基磷灰石（HA）和磷酸三钙（TCP）。它们提供骨再生过程中的生物相容性骨传导界面，以及有限的结构支撑。陶瓷的孔径能够人为设计制造，可以作为支架供成骨细胞长入。

陶瓷材料的力学特性涉及孔隙率和降解率之间的平衡。当孔隙率上升的时候，表面积随之增加，会增加陶瓷材料与局部骨融合环境的接触。孔隙率低的材料降解慢，长时间使用会导致其成为半永久性的材料，影响骨重塑。上述两种陶瓷材料中，羟基磷灰石相对惰性，属于生物可降解性差的材料；而磷酸三钙降解较早，但很可能早于最佳的融合时间，因此力学强度可能受到影响。自然的陶瓷材料来源于海里的珊瑚石，有理想大小的孔径，界面孔隙率与松质骨相似，有极好的生物相容性，临床结果满意（图 6-3）。但因珊瑚石中羟基磷灰石较差的生物可吸收性，导致在应用这些自然材料时，骨重塑性较差。相反，无定形的简单的硫酸钙和碳酸钙虽然只有骨传导能力，但其被吸收的速率和宿主新骨形成的速率基本一致，能很好地保持吸收和生成之间的平衡，因此，这些材料可以被宿主骨爬行替代。

陶瓷材料固有的缺点是强度不够，易发生高弹性模量的骨折以及较低的牵拉强度。当陶瓷材料植入到前柱时，需要通过固定来保护它免受压缩载荷

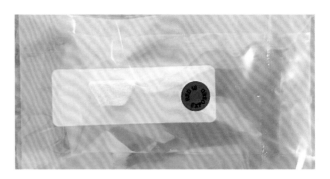

图 6-3 珊瑚人工骨

的影响，直到新骨生成。

研究发现，单独使用这些陶瓷材料都不能很好地发挥功能，因为它们只提供了骨传导界面，需要与其他能够提供骨诱导因子的材料联合使用，例如 DBM、骨诱导生成因子等都可以混合陶瓷材料构成复合移植体，从而增加新骨形成能力。

六、骨形态发生蛋白以及骨诱导因子

骨形态发生蛋白（BMP）是转化生长因子 -β（transforming growth factor-β，TGF-β）蛋白质超家族的一个特定亚类，通过与间充质干细胞（mesenchymal stem cells，MSC）的表面受体结合发挥其功能并使其分化为软骨和骨形成细胞，从而具备在体内诱导新骨形成的能力。

在脊柱融合的临床研究中，BMP 显示出良好的结果，表明其可以作为有效的骨移植替代物。在一个多中心前瞻性随机试验中，279 例腰椎退变性椎间盘疾病的病例被纳入研究，所有患者都进行了 ALIF 手术，一组使用含有重组人骨形态发生蛋白 rhBMP-2（1.5 ml/mg）的可吸收胶原海绵载体的腰椎椎间融合器，另一组使用含自体髂骨的腰椎椎间融合器。使用 rhBMP-2 的患者，2 年的融合率为 94.5%，使用自体髂骨的患者，融合率为 88.7%。研究结论表明 rhBMP-2 是这种手术中很好的骨移植替代物。

迄今为止已有两种重组人 BMP 被批准用于临床：第一个是 rhBMP-2（dibotermin alfa；在欧盟以 InductOs 为名上市销售，在美国以 Infuse Bone Graft 为名上市销售），第二个是 rhBMP-7（eptotermin alfa；在欧盟以 Osigraft 和 Opgenra 为名上市销售，在美国以 OP-1 Putty 和 OP-1 Implant 为名上市销

售）。它们分别以可吸收胶原海绵（ACS）或牛胶原基质为载体，其中含 rhBMP-2（12 mg）或 rhBMP-7（3.3 mg）。当通过骨内途径给药时，这些产品开始发挥作用，增强新骨组织的生长。

近些年，随着骨形态发生蛋白使用增加以及一些并发症的出现，其有效性和安全性都日渐受到人们的关注。这些并发症包括神经根病、神经根炎、邻近节段病变、异位骨化和椎体骨溶解等。Carragee 等比较了 rhBMP-2 研究中发表的数据，纳入了 780 例患者，并且将这些数据与现有的美国食品药品监督管理局（FDA）汇总数据、随访报道和组织数据库分析进行了比较，结论是目前 rhBMP-2 不良事件的发生率为 10%～50%。但是，由于 rhBMP-2 的研究报道样本量都很小，且都不是随机对照试验，所以无法得出明确结论。此外，Simmonds 研究发现，FDA 批准的一种结合了 rhBMP-2 的可吸收胶原蛋白海绵 INFUSE 的致癌率是自体髂骨植入物的近 2 倍。尽管如此，他们认为致癌率还是十分低的，无法肯定这种风险是否有确切的临床意义。

七、骨髓穿刺物

成骨性骨移植材料包含未分化的间充质干细胞，这些干细胞具有继续沿各种细胞谱系分化的能力，其中包括沿骨形成谱系分化的骨原细胞。很早以前，人们就意识到能够通过穿刺自体骨髓来获取这些骨原细胞和骨诱导材料，从而用于脊柱融合（图 6-4）。这种技术最大的优点就是骨髓穿刺比自体髂骨移植并发症更少。通常，将骨髓穿刺物与骨

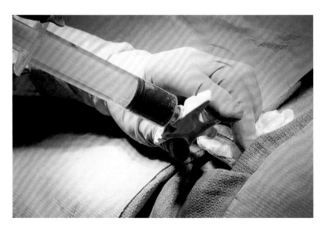

图 6-4　骨髓穿刺抽吸

传导性基质组合使用以提供用于细胞生长的框架。合成材料、胶原蛋白、同种异体移植物和 DBM 均可用作此目的。

通过骨髓穿刺所获得的间充质干细胞是十分有限的，每 10 000 个细胞中包含 1 个间充质干细胞。为了进一步解决干细胞来源有限的问题，一些研究尝试通过在骨诱导基质中选择性地保留这些细胞，或是通过体外培养增加间充质干细胞的数量来增加穿刺的骨髓中骨原细胞的有效浓度。此外，一些研究者还尝试通过细胞离心分离等方法来浓缩这些细胞。

总体上，在临床前研究中，骨髓穿刺物的疗效令人满意。另外，尽管临床研究仍然有限，但其也显示出良好效果。Kitchel 研究发现在器械辅助的后外侧腰椎融合术中，Healos/ 骨髓穿刺物和自体骨移植之间的融合率相似。Welch 等报道在前路腰椎椎间融合模型中，Healos/ 骨髓穿刺物和自体骨移植物有相似的融合结果。

利用干细胞的骨移植替代物一直是人们研究的热点，然而对于自体骨髓移植能否作为自体骨的替代物，还是只能作为自体骨的补充剂，目前还很难下定论。

八、血小板凝胶

已知血小板表达多种细胞因子，例如转化生长因子 β（TGF-β）、血小板衍生生长因子（platelet derived growth factor，PDGF）和胰岛素样生长因子（insulin like growth factor，IGF）。在正常作用下，血小板在其作用部位脱颗粒，释放出这些产物。通过制备血小板凝胶可以浓缩并潜在地利用这些生长因子，它们对间充质干细胞和成骨细胞具有促有丝分裂和趋化作用。生产血小板凝胶的原理相似，患者血液被抽出后离心分离，用凝血酶等产物活化以刺激脱颗粒过程，之后与选定的载体结合，这些产品就可以被植入到植骨部位。

在一些动物研究中，PDGF 显示可增强骨形成。但是，其他研究发现，PDGF 和 TGF-β 等细胞因子实际上可能会干扰骨的愈合过程。体外数据显示，血小板浓缩物中的细胞因子在一定浓度下可以抑制骨形态发生蛋白活性。因此，在使用此类产品时需要谨慎，关于其功效有待进一步证据阐明。

九、总结

尽管普遍认为使用骨移植替代物来增强脊柱关节融合可降低假关节形成的风险，但同时也会增加成本以及并发症发生率。自体髂骨移植仍是融合的标准方法，因为迄今为止仍然没有一种单一的骨移植替代物可以提供所有骨形成元素。在评估特定骨移植替代物的实用性时，脊柱外科医生必须了解与融合相关的临床数据，考虑到不同类型脊柱融合的生物学差异，从而有助于选择最佳的骨移植替代物。对于脊柱融合中复杂的分子和细胞内的级联反应的理解将有助于植骨技术的不断更新。组织工程和基因治疗的进展将进一步增加未来骨移植物的骨形成能力。然而，不论未来如何发展，手术成功的关键还是依靠最基本的原则，本质就是可靠的融合，包括选择合适的患者、适当的手术方式（开放或微创）、合适的植骨材料、优化生物学环境、仔细的植骨床准备以及在骨生成中维持足够的生物力学稳定性等。

（郎　昭）

参考文献

[1] Boden SD, Schimandle JH. Biology of lumbar spine fusion and bone graft materials. In: InternationalSociety for Study of the Lumbar Spine. 2nd ed. The Lumbar Spine, WB Saunders, 1996:1284–1306.

[2] Arrington ED, Smith WJ, Chambers HG, et al. Complications of iliac crest bone graft harvesting[J]. Clin Orthop Relat Res, 1996, (329):300–309.

[3] Whang PG, Wang JC. Bone graft substitutes for spinal fusion[J]. Spine J, 2003, 3(2):155.

[4] Burkus JK, Sandhu HS, Gornet MF, et al. Use of rhBMP-2 in combination with structural corticalallografts: clinical and radiographic outcomes in anterior lumbar spinal surgery[J]. J Bone Joint Surg (Am), 2005, 87(6):1205–1212.

[5] Boden SD. Overview of the biology of lumbar spine fusion and principles for selecting a bone graft substitute[J]. Spine, 2002, 27(16 Suppl 1):S26.

[6] Tomford WW. Transmission of disease through transplantation of musculoskeletal allografts[J]. J BoneJoint Surg (Am), 1995, 77(11):1742–1754.

[7] Ehrler DM, Vaccaro AR. The use of allograft bone in lumbar spine surgery[J]. Clin Orthop Relat Res, 2000, 371:38.

[8] Finkemeier CG. Bone-grafting and bone-graft substitutes[J]. J Bone Joint Surg (Am), 2002, 84A(3):454–464.

[9] Lee YP, Jo M, Luna M, et al. The efficacy of different commercially available demineralized bone matrix substances in an athymic rat model[J]. J Spinal Disord Tech, 2005, 18(5):439.

[10] Bostrom MPG, Yang X, Kennan M, et al. An unexpected outcome during testing of commercially available demineralized bone graft materials: How safe are the nonallograft components?[J] Spine, 2001, 26(13):1425.

[11] Cammisa FP Jr, Lowery G, Garfin SR, et al. Two-year fusion rate equivalency between Grafton DBMgel and autograft in posterolateral spine fusion: a prospective controlled trial employing a side-by-side comparison in the same patient[J]. Spine, 2004, 29(6):660–666.

[12] Muschler GF, Nitto H, Boehm CA, et al. Age- and gender-related changes in the cellularity of human bone marrow and the prevalence of osteoblastic progenitors[J]. J Orthop Res, 2001, 19(1):117–125.

[13] Boden SD, Martin GJ Jr, Morone M, et al. The use of coralline hydroxyapatite with bone marrow, autogenous bone graft, or osteoinductive bone protein extract for posterolateral lumbar spine fusion[J]. Spine, 1999, 24(4):320–327.

[14] Muschler GF, Nitto H, Matsukura Y, et al. Spine fusion using cell matrix composites enriched in bone marrow-derived cells[J]. Clin Orthop Relat Res, 2003, 407:102–118.

[15] Kitchel S. Prospective randomized evaluation of healos/bone marrow aspirate versus autologous iliac crest bone graft in posterolateral lumber spine fusion. In: IMAST. Bermuda, 2004.

[16] Welch W, Gerszten P, Sherman J, et al. A prospective randomized study of interbody fusion: bone substitute or autograft. Halle, Germany: DePuy, 2002.

第七章　PE-TLIF技术

第一节　技术理念与器械设计

一、技术理念及优势

腰椎减压融合术是治疗腰椎退行性疾病的主要手术方式。传统开放手术临床应用广泛，疗效肯定，但同时存在手术创伤大、围手术期并发症较多等不足。近年来随着脊柱微创技术的不断发展，尤其是脊柱内镜技术和理念的进步，微创脊柱外科进入高速发展阶段。脊柱内镜手术从单纯椎间盘摘除发展到可以进行椎管狭窄的精准减压以及椎体间融合，最大程度地减小手术创伤，加快了患者康复。本章作者在国内外内镜下腰椎融合发展初期，创新设计了自己的技术，并将其命名为经皮脊柱内镜下经椎间孔腰椎融合术（percutaneous endoscopic transforaminal lumbar interbody fusion，PE-TLIF），该技术不仅克服了既往内镜融合技术的不足，而且充分发挥了内镜融合手术的优势。

PE-TLIF技术采用后外侧入路，经椎间孔安全工作三角在保护出口神经根的前提下用自行设计的工具环形切除部分或全部上关节突，在直径10 mm的内镜辅助下进行操作。同时设计了与之配套的工作通道、减压融合工具以及高度可调的椎间融合器，应用于椎间盘源性腰痛、腰椎管狭窄症、腰椎滑脱症等均获得满意的临床效果。PE-TLIF与传统开放TLIF以及微创TLIF（minimally invasive transforaminal lumbar interbody fusion，MIS-TLIF）相比，不仅临床疗效与经典手术相当，还具有手术创伤小、术后恢复快以及并发症发生率低等优点。PE-TLIF技术要求医生必须拥有与时俱进的微创理念，掌握先进的经皮椎弓根螺钉内固定技术以及具备丰富的脊柱内镜手术经验。然而，该项技术学习曲线较长，因而我们建议每一名手术医生都必须经过严格、规范的技术培训，熟悉相应的手术工具，熟练掌握手术步骤与手术技巧，以达到保证手术的安全性和有效性及减少手术并发症的目的。

二、PE-TLIF技术发展历程

随着脊柱内镜技术的发展，脊柱微创外科进入一个崭新的时代。脊柱内镜技术已经成为当今最具潜力和最为微创的脊柱外科技术之一，因此，国内外很多脊柱外科医生开始探索通过脊柱内镜实现腰椎减压融合手术。2012年Said G. Osman等首次报道了Endo-LIF在腰椎退行性疾病的应用，并获得满意的临床效果。然而，该手术的总体并发症发生率高达20%，其中最主要的并发症是出口神经根损伤。随后，Jacquot等于2013年报道了采用内镜下腰椎融合技术治疗57例腰椎退行性疾病患者，虽然部分患者取得了令人满意的临床疗效，但总体并发症的发生率高达36%，其中最常见的并发症是融合器移位和神经根损伤。该作者认为除非在技术上进行革命性的创新与改进，否则不建议尝试脊柱内镜下融合技术。为了克服以上融合技术的不足，北京朝阳医院海涌、杨晋才团队于2014年开始进行相关技术及工具的创新性设计并提出"脊柱内镜辅助下经皮经椎间孔腰椎减压融合术"的新理念，并最终将该项技术命名为经皮脊柱内镜下经椎间孔腰椎融合术（PE-TLIF）。2015年10月20日PE-TLIF技术于尸体标本成功模拟，2016年，创新技术正式应用于临床。该项技术拥有3大创新点：第一，经皮上关节突的安全切除技术，这不仅是一项技术创新，还是一个理念的创新；第二，手术所用全套工具的创新，包含上关节突安全切除工具、关节突导向穿刺装置、各种保护神经的套管以及宽度可调的椎间铰刀等；第三，设计高度可调椎间融合器以达到椎间融合的目的。这一系列工具与装置都是完全自主知识产权的创新，并已先后获得国家专利。同时，PE-TLIF技术首次通过直径 10 mm 的脊柱内镜完成手术过程，并已在临床疗效观察中获得满意的短期临床疗效。2018 年，PE-TLIF 技术正式在全国进行大规模推广及应用，获得国内同道广泛的认可与支持。

三、核心手术器械设计

（一）钩舌状工作套筒

工作套筒内径 10 mm、外径 11.5 mm，套筒前端伸出宽为 4 mm 长度不等的舌状凸起，在凸起的前端设计成钩状，形态类似于刮匙（图 7-1-1）。其使用方法是将钩舌状工作套筒深入关节突的背侧，使用"钩"在关节突外侧做骨膜下剥离，伸向腹侧钩住上关节突，这样可以把神经根推出工作套筒之外给予保护。

（二）配套环锯

与钩舌状工作套筒相配套的外径 10 mm、内径为 8.3 mm 的环锯（图 7-1-2），环锯头端设计有内螺纹，在锯齿锯下关节突的骨质的最后时刻将骨质紧紧咬合而折断，形成"骨折"现象，这样锯齿不会锯到软组织，可以避免周围软组织，包括硬膜及神经的损伤；同时，前端的钩状设计限制了环锯的深度。因此，钩舌状工作套筒和配套环锯很好地解决了在关节突成形过程中对出口神经根可能造成损伤的问题。

（三）关节突弓形导向装置

这主要是根据椎弓根螺钉与上关节突之间的恒定关系而设计的，目的是提高第二导钉（针）的准确性，同时减少术中透视（此项技术在实际操作中可以不使用，可以根据透视情况直接穿刺）（图 7-1-3）。

（四）工作套筒

最常用的为内径 10 mm、外径 11.5 mm、φ10 mm 的脊柱内镜工作套筒（图 7-1-4），头端有平头设计和不同长度的舌状凸起设计，尾端配有可拆卸的把手。

（五）双舌状植骨套筒

双舌状植骨套筒（图 7-1-4）内径为 11.5 mm，外径为 13 mm，头端设计两个不等长的舌状凸起，其工作原理是基于植骨套筒工作时与冠状面呈约 45°，分别阻挡出口神经根与走行神经根或硬膜囊。使用时套在 11.5 mm 的工作套筒外面旋转插入，进入 80%~90% 时，在内镜监视下长舌状凸起用于阻挡硬膜囊与走行神经根，短舌状凸起用来阻挡和保护出口神经根；该套筒设计的主要目的是在椎间盘

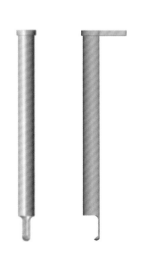
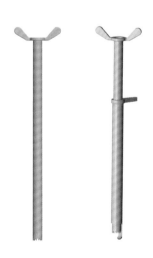

图 7-1-1　钩舌状套筒正侧面

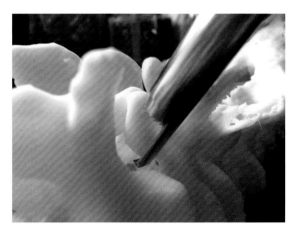

图 7-1-2　配套环锯以及与套筒的工作原理

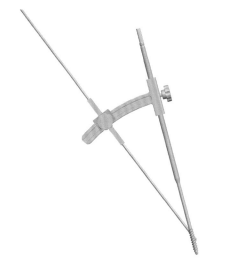

图 7-1-3　第一导钉与第二导钉（针）以及弓形导向装置

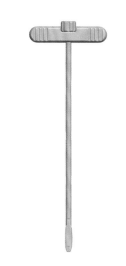

图 7-1-5　宽度可调铰刀

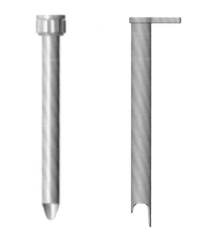

图 7-1-4　工作套筒与双舌状植骨套筒

处理、植骨及椎间融合器置入过程中更好地保护出口及走行神经根。

（六）宽度可调节铰刀

宽度可调节铰刀（图 7-1-5）为板式铰刀设计，初始宽度为 9 mm，中部厚度为 6 mm，刀片厚度 3.5 mm，尾部设计有调节螺帽，逆时针旋转螺帽可使前端逐渐变宽，最大高度可达 14 mm。使用时注意逐渐调节宽度，间断旋转铰刀，直到出现明显的"刮骨感"，取出时注意旋拧后部螺帽至最小后缓慢取出。该铰刀的特点是宽度可以调节，通过有限

的通道做到椎间隙最有效的处理，并有效去除软骨终板。

（七）高度可调椎间融合器

融合器高度（图 7-1-6）可调范围为 8~13 mm，钛合金设计，组织相容性很好，承载力强度好，其弹性模量介于金属和 PEEK 材料之间，融合器上下接触面大且为锯齿状设计，有效增加了摩擦力，不易出现融合器移位，可以更好地恢复椎间隙的高度。

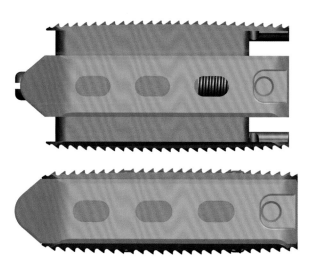

图 7-1-6　高度可调融合器

第二节　操作步骤与手术技巧

一、手术适应证与禁忌证

（一）适应证

PE-TLIF 的手术适应证目前可以包括绝大多数腰椎退变性疾病，如退变性椎间盘疾病、腰椎管狭窄症以及 Ⅰ、Ⅱ 度腰椎滑脱症等。尤其是以单侧症状为主的腰椎退变性疾病，该技术可以有效地切除增生的上关节突关节及黄韧带，对椎管的侧后方进行直接减压。但是，对于严重的中央型椎管狭窄和双侧椎管狭窄，是目前手术相对的"盲区"。随着手术技术的不断改进，手术器械的逐渐成熟以及术者对于手术熟练程度的不断提高，未来的经椎间孔入路全内镜下腰椎椎体间融合术的手术适应证也会逐渐拓展，其减压效果和范围也会得到进一步提高。

（二）禁忌证

PE-TLIF 的手术禁忌证主要包括发育性腰椎管狭窄症；合并需要矫正的脊柱侧凸和（或）脊柱后凸畸形；既往开放手术或椎管内注射治疗导致硬膜外瘢痕形成；脊柱感染性疾病；脊柱肿瘤。

二、病例资料

患者女性，77 岁，主因"腰痛伴左下肢放射性疼痛、麻木 4 年，间歇性跛行 3 年，加重 6 个月"入院。

现病史：患者于 4 年前无明显诱因出现腰部疼痛并逐渐放散至双侧臀部、左侧大腿外侧、小腿外侧及足背部。3 年前症状逐年呈阶梯式渐进性加重，并出现间歇性跛行。最近 6 个月间歇性跛行加重，行走距离逐渐缩短（小于 100 m），站立时间小于 5 分钟，日常活动明显受限。曾就诊于多家大型三甲医院，均因麻醉风险大而拒绝施行手术治疗，经卧床、理疗、牵引、中医中药及推拿按摩等保守治疗后症状无明显改善。

既往史：18 年前因"空洞型肺结核"行"肺结核空洞清除肌瓣填充术"。9 年前因胸腔感染行"左肺上叶切除术"，术后遗留呼吸功能受限，每日需低流量（2 L/h）吸氧 2~4 小时。高血压、高脂血症病史 4 年，口服药物治疗，血压、血脂控制尚可。

专科检查：行走活动后稍喘，需要助行器或轮椅辅助行走，站立时躯干稍前倾，站立时间小于 5 分钟，直立或腰部后伸活动可引发下肢放射性疼痛和麻木加重；左侧大腿外侧、小腿外侧、外踝部、足背处及第一二足趾背侧皮肤感觉减退；双下肢肌力对称正常，肌张力正常，无明显肌萎缩；双侧直腿抬高试验（60°）阴性及加强试验阴性；双侧膝腱及跟腱反射减弱，髌阵挛及踝阵挛未引出；会阴、肛门区皮肤感觉未见明显异常；病理征均为阴性。

影像学检查：腰椎正侧位片显示腰椎明显退行性改变，椎体唇样增生，关节突关节明显增生，椎间隙不同程度变窄，以 L4/5 间隙狭窄最为明显，无明显失稳（图 7-2-1）。

CT 检查：L4/5 间隙明显变窄并可见髓核空气征，可见黄韧带肥厚及关节突增生，未见椎间盘钙化（图 7-2-2）。

磁共振（MRI）检查：L4/5 腰椎管狭窄，狭窄的主要病理因素分别为前方椎间盘与后方的黄韧带肥厚以及关节突增生内聚，L4/5 间隙水平以上马尾神经呈冗余现象，L5 椎体上缘施莫尔（Schmorl）结节形成（图 7-2-3、图 7-2-4）。

胸部正位 X 线片可以看到左肺上叶切除术后左侧胸腔缩小及膈肌抬高，双肺纹理增粗、模糊（图 7-2-5）。

胸部 CT 显示：左肺上叶切除术后改变，纵隔向左偏移，右肺上叶后段可见斑片状致密影，右肺多发硬结灶及索条影，左肺下叶可见多发索条影（图 7-2-6）。

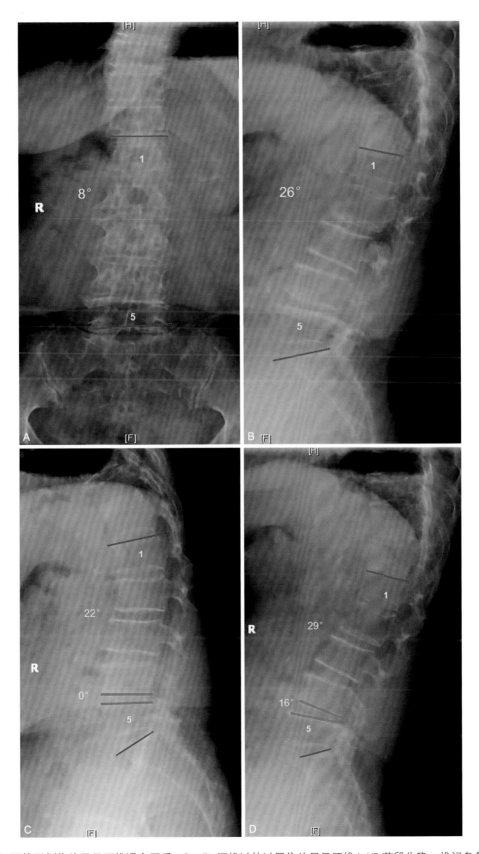

图 7-2-1　A、B. 腰椎正侧位片显示腰椎退变严重；C、D. 腰椎过伸过屈位片显示腰椎 L4/5 节段失稳，椎间盘角度变化大于 10°

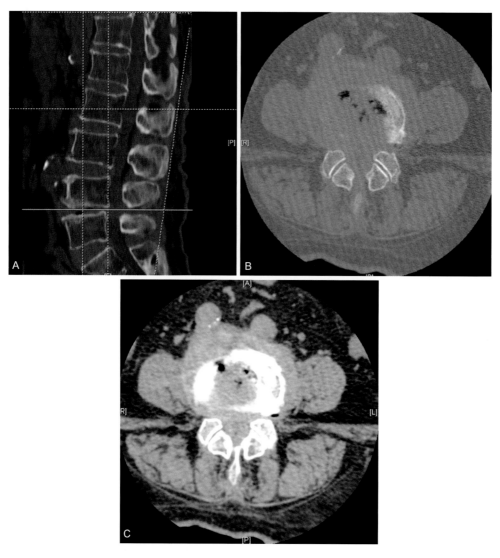

图 7-2-2   A. 腰椎椎体序列尚好，各椎体骨小梁稀疏，边缘不同程度骨质增生；B、C. 分别为骨窗与软组织窗，双侧黄韧带明显增厚，关节突关节及棘突轻度增生，椎管呈倒三角形

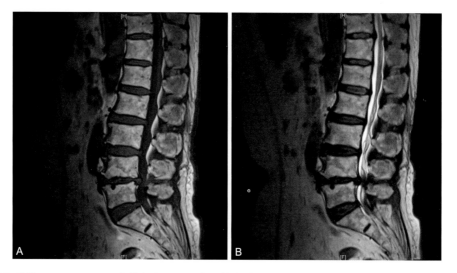

图 7-2-3   A. 腰椎矢状位 MRI T1WI；B. 各椎间盘 T2WI 信号普遍减低，T2 像显示 L4/5 腰椎管狭窄，狭窄的病理因素分别为前方椎间盘突出与后方的黄韧带肥厚，L4/5 椎间盘退变最为明显（7 级），L4/5 椎间隙变窄

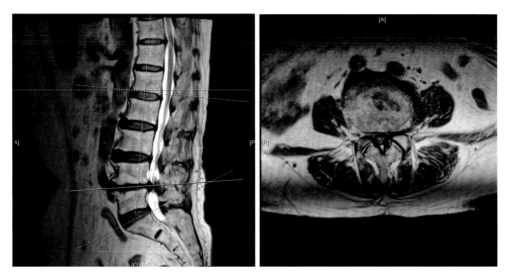

图 7-2-4　侧后方的上关节突向内增生以及后方的黄韧带增厚，腰椎管形态 C 级，椎管呈倒三角形，马尾神经被挤压，神经根显示不清，左侧关节突增生及黄韧带肥厚更明显，马尾神经偏向右侧

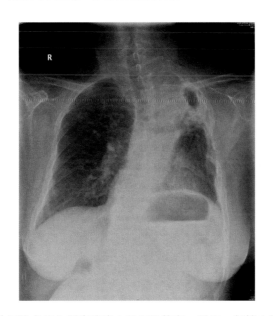

图 7-2-5　胸部正位 X 线示左肺上叶切除术后左侧胸腔缩小及膈肌抬高，纵隔、气管左偏，右侧胸腔代偿性增大，双肺纹理增粗、模糊；同时可以显示脊柱侧弯畸形（14°）

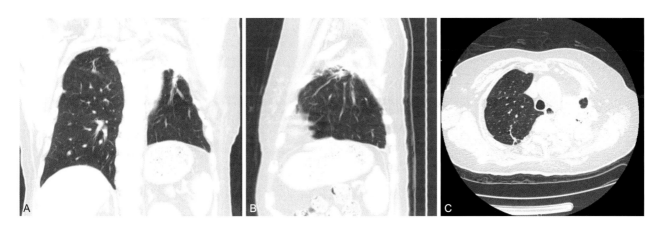

图 7-2-6　A. 左肺上叶切除术后改变，胸廓明显不对称；B. 右肺支气管血管束增重，右肺上叶后段可见斑片状致密影，邻近支气管牵拉性扩张；C. 右肺多发硬结灶及索条影，左肺下叶可见多发索条影

三、手术操作步骤

(一)体位

患者常规取俯卧位,胸部、双侧髂嵴垫高,保持腹部腾空。建议屈髋、屈膝30°左右,可使腰前凸减小,有利于手术操作。

(二)定位穿刺

常规消毒铺巾,透视下经皮置入手术节段双侧椎弓根导丝(L4、L5)。在症状严重一侧(术前计划进行减压的一侧)的下位椎弓根(L5)经导丝置入直径4 mm的第一导钉,第一导钉前端为螺纹,透视下将第一导钉螺纹末端平关节突背侧水平。

组装上关节突导向装置,并设定角度为30°~35°,在导向器的引导下经皮穿刺第二导钉(实质上是2.5 mm直径的克氏针)至上关节突背侧,透视确认位置良好,将第二导钉打入关节突骨质内固定。

该步骤的设计原理是:①借助椎弓根与上关节突之间的固定关系设计了导向装置;②L5的椎弓根螺钉与矢状面呈15°左右,可以根据第一导钉的角度调整第二导钉的角度,一般选择40°~45°切除L5的上关节突,也可以根据CT轴位上L5关节突增生的情况确定第二导钉的角度。这里的第二导钉的角度本质就是环锯切除上关节突的角度;③环锯与椎弓根中心轴的距离可以通过导向装置的模块进行调整(图7-2-7)。

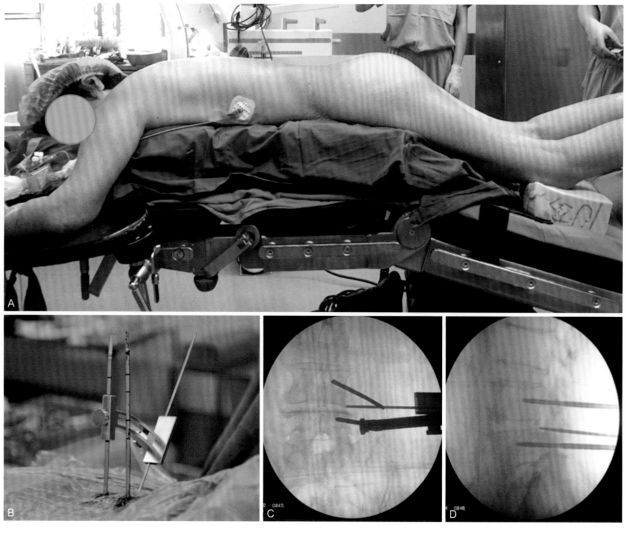

图7-2-7　A.调整手术床形成腰桥,患者屈髋、屈膝;B.安装完成的上关节突导向器,第二导针可以在模块上调整向头或尾侧移动的位置;C、D.透视下第二导钉打入关节突骨质内,注意不要穿透进入椎管

（三）经皮上关节突切除

沿第二导钉横行切开皮肤 12~13 mm，切开皮下及腰背筋膜，逐级置入三级扩张套筒分离周围软组织。取出三级扩张套筒更换带槽的替换棒，置入钩舌状套筒，置入时需要"钩槽相抱"，之后取出替换棒和第二导钉。手持钩舌状套筒的尾端，用力将钩端紧贴上关节突外侧缘向腹侧滑动并向头尾侧骨膜下剥离关节突外侧的软组织，使舌瓣前端的钩勾住上关节突的腹侧，透视位置良好。重置替换棒及第二导钉，再次将第二导钉打入关节突骨质内（图7-2-8），取出替换棒沿第二导钉置入环锯导芯，将导芯前端的齿打入关节突内固定，再置入环锯进行

上关节突的环形切除。顺时针旋转环锯，注意环锯深度，当感觉到环锯突然卸力时环锯已经将上关节突锯下。取出环锯及导芯可见环锯内有一骨柱，完成经皮上关节突安全切除。

环锯安全切除上关节突的工作原理：①钩舌状套筒的钩形态像刮匙，骨膜下剥离可以将关节突外的软组织包括出口神经根推至工作套筒之外加以保护；②环锯内螺纹设计使得环锯环切上关节突时将骨块"抱死"，最后的卸力感觉就是被锯掉的骨块与关节突发生"骨折"现象，使得锯齿不会损伤软组织；③套筒前端的钩限制了环锯的深度，也是安全的；④环锯导芯的设计使得环锯能够围绕内芯旋转。

操作要点：①环锯前端的钩一定要在上关节突

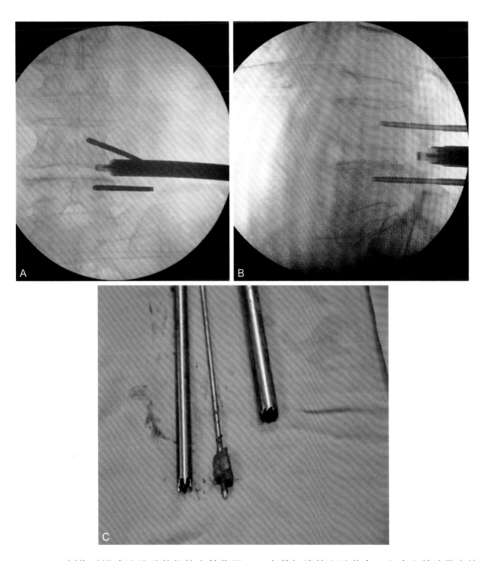

图 7-2-8　A、B. 正侧位透视确认钩舌状保护套筒位置；C. 完整切除的上关节突，左边为前端带齿的环锯导芯

外侧完成"骨膜下剥离";②勾住关节突腹侧时可以通过向尾侧转向探及椎弓根上切迹,之后再旋转使得钩回到中线方向;③最佳位置是通过透视观察,环锯切除上关节突时紧贴椎弓根的上切迹而不损伤椎弓根。

(四)放置工作通道

沿钩舌状保护套筒置入替换棒,取出钩舌状保护套筒,沿替换棒置入内径 10 mm 的短舌状工作套筒。C臂透视确认工作套筒已经置入安全三角内(图7-2-9),正位于椎弓根内外侧连线之间,靠近下位椎弓根或椎间盘水平,一般贴近内侧连线;侧位工作套筒的舌状凸起在椎间盘水平。工作套筒沿替换棒置入过程舌状凸起建议贴近椎弓根一侧,这样即使关节突切除范围不理想的情况下工作套筒置入过程中也不会损伤出口神经根。L4-5 节段更不会进入椎管内,因为 L5 的上关节突较为宽大,往往环锯不能完全锯下,而且 L4-5 黄韧带分布较宽,环锯切除上关节突之后黄韧带保护了椎管。

(五)内镜下椎管减压

内镜下解剖结构的辨认是手术顺利进行的关键。当上关节突切除范围足够时,在内镜下旋转工作通道可以快速找到安全三角内的椎间盘。椎间盘的纤维环在内镜下发白、发亮,很容易辨认,而对于初学者来说,椎间盘造影蓝染是必要的。椎间盘辨认出来之后最好先向椎弓根方向探查,注意观察残余的上关节突残端并切除,否则会影响椎间隙的处理。这时候可以先选择对椎间盘的第一次预处理,骨刀切开椎间盘,旋转工作通道使得镜下只有椎体上下缘和椎间盘,确保视野下无神经就可以将内镜取出,在通道内直接处理椎间盘。

再向中线方向切除残余的上关节突和部分下关节突,并向内下做侧隐窝的减压,一直减压到椎弓根内侧的中部。然后,内镜下切除部分或者全部下关节突,直至黄韧带附着部,最后切除黄韧带。黄韧带不要急于过早切除,暂时保留黄韧带可以保护神经根和硬膜不受损伤,同时也延迟了椎管内水压升高的时间。黄韧带切除后即完成椎管减压,可以清楚辨析硬膜囊和走行神经根(图7-2-10、图7-2-11)。

(六)椎间盘处理

椎管彻底减压后旋转工作通道,工作通道的舌状凸起向内移动可将硬膜囊及走行神经根推向中线方向显露更多的椎间盘。镜下可以使用骨刀、髓核钳、4 mm 枪状咬骨钳等工具切除椎间盘组织以及

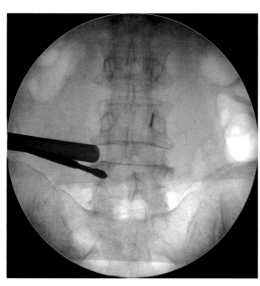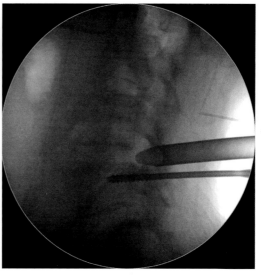

图 7-2-9　置入工作套筒后透视定位,图示为工作通道的理想位置

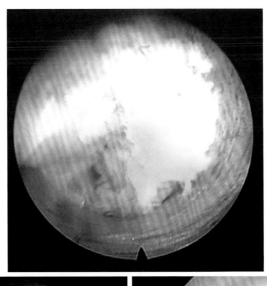

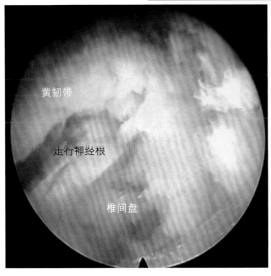

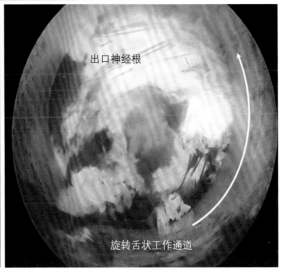

图 7-2-10 内镜置入，蓝染的椎间盘很容易找到，如果看到神经根，应加以保护。内镜下寻找出口神经根并不重要，顺时针旋转工作通道并逐渐深入可以保护出口神经根，并找到椎间盘，在切除椎间盘时确保出口神经根不在视野内

突出到椎管内的髓核组织。更换 11.5 mm 直径双舌状植骨套筒，舌状凸起置于中线方向推开硬膜囊走行神经根，短凸起阻挡出口神经根。这时套筒与矢状面呈 40°~45° 倾斜度，套筒内无神经，只显示上下椎体边缘与椎间盘。助手压住双舌状工作套筒的手柄保持不动，取出内镜直接在通道内进行椎间盘组织以及软骨终板的切除。可使用的工具有片状铰刀、宽度可调节铰刀、加长 10 mm 刮匙、终板刮刀等。镜下观察软骨终板切除干净，并呈一扇形面为最理想（图 7-2-12）。

（七）椎间植骨及融合器置入

椎间盘处理好之后进行植骨，植骨材料包括关节突切除后的碎骨块以及同种异体骨等。早期我们采用小切口取髂骨松质骨，切口选择髂后上嵴下缘，向上取髂嵴内的松质骨。因为切口避开腰背筋膜的附着点，术后不会出现骨部位的疼痛等并发症。植骨总骨量根据椎间隙高度进行估算，一般情况下不少于 8 mm³。植骨可以通过专用植骨套筒或者直接在双舌状植骨套筒内植入，使用试模进行夯

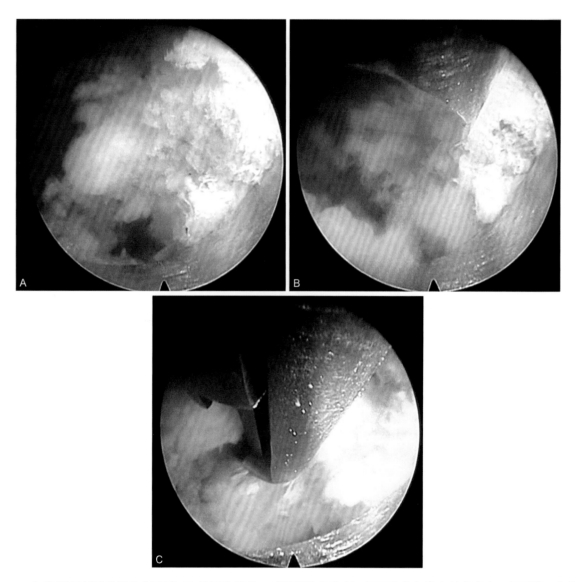

图 7-2-11　A. 环锯切割后的关节突残端；B. 镜下使用骨刀对残端进行处理，保证完整切除上关节突直至暴露椎弓根的上壁。C. 内镜下使用椎板咬骨钳咬除增生的黄韧带，显露走行神经根

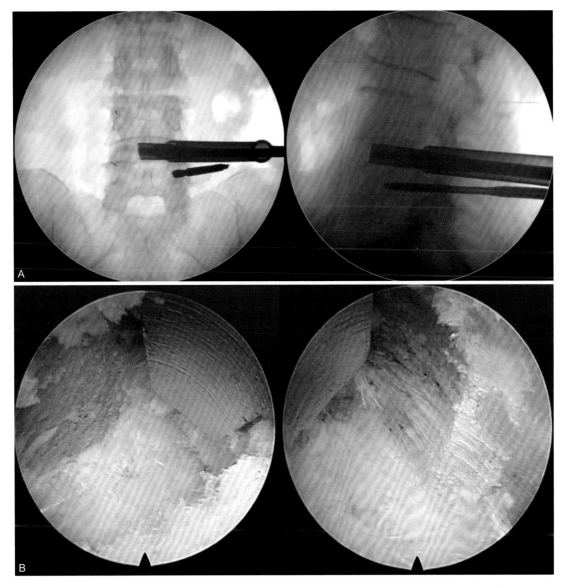

图 7-2-12　A. 铰刀处理软骨终板，使骨性终板充分暴露；B. 处理后的椎间隙，两侧可见软骨终板切除彻底，骨性终板完全显露，植骨床的宽度是近段约 13 mm、远端约 15 mm 的扇形区域

实并推向两侧。然后将宽 8 mm、长 26 mm 的高度可调融合器置入，在透视下确认融合器的位置。正位跨过中线，侧位位于前缘接近骺环，后缘超过椎体后缘 3 mm。然后进行撑开，撑开幅度可以根据术前腰椎间隙的高度以及邻近节段椎间隙的高度进行设计（建议置入椎弓根螺钉后进行二次撑开，以便使融合器与骨性终板紧密贴合）。最后内镜探查椎管内融合器、硬膜和神经根情况，清除神经根周围的碎骨，确认融合器位置良好，神经减压彻底

（图 7-2-13）。

（八）椎弓根螺钉内固定

经皮椎弓根螺钉固定技术早已成为一项普及性的常规技术。尽管椎间融合器的高度已调高，椎间隙的高度已恢复，但是经皮椎弓根螺钉固定仍然需要加压，以保证手术节段的稳定，降低术后融合失败的发生率（图 7-2-14）。

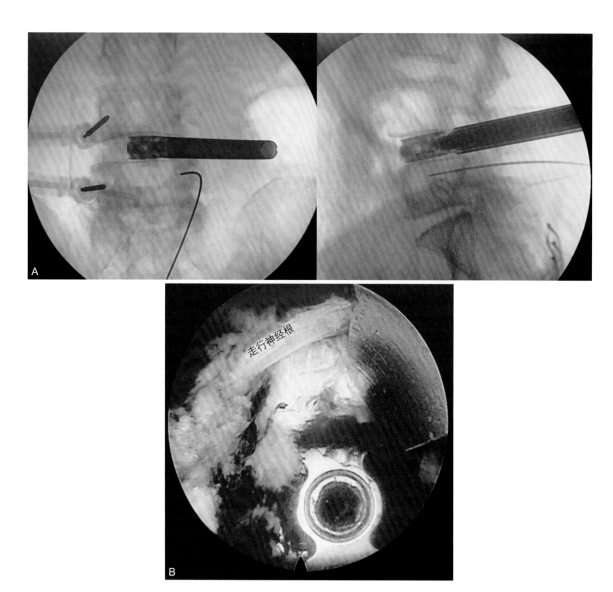

图 7-2-13 A. 高度可调的椎间融合器置入后，C 臂 X 线正位透视下其越过椎间隙中线，侧位透视下其位于椎间中央，前缘到达骺环位置；B. 内镜下确认可撑开融合器位置良好，神经根无受压，无植骨颗粒压迫神经

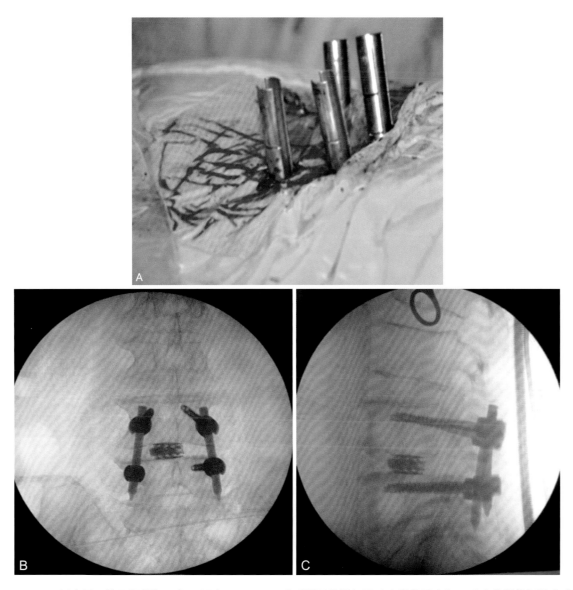

图 7-2-14 A. 经皮置入椎弓根螺钉，加压固定；B、C. C 臂透视可见螺钉及融合器位置良好，手术节段椎间隙高度恢复

对于手术结束后放置引流的问题目前有很多争议，我们早期开展内镜下融合手术时，在融合器置入完成、内镜探查结束后常规通过工作通道放置引流管。经过一段时间的临床观察，术后引流量平均 50 ml 左右，很少超过 100 ml。因此，我们建议手术中和最后探查如果没有活动性出血则不再放置引流管。最终需要根据术者的习惯和经验来决定是否放置引流管（图 7-2-15）。

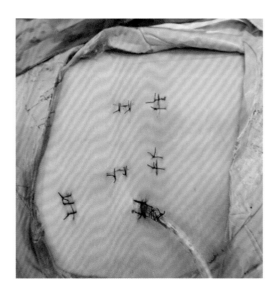

图 7-2-15 留置引流并关闭切口，手术结束，手术切口小于 14 mm

四、术后管理

除了麻醉术后的常规管理外，抗生素可以严格按照骨科Ⅰ类切口的标准使用，脊柱内镜手术由于术中持续使用生理盐水冲洗，发生感染的风险比常规开放手术的风险更低（图7-2-16）。

关于术后多长时间下地的问题可以根据患者的身体状况、营养状况、并发基础疾病、骨质疏松以及手术时间等具体情况来综合考虑。对于单节段手术可以考虑早下地活动，在我们的病例中，24小时内下地活动的情况占多数（图7-2-17）。

术后随访包括临床评分、影像学资料等，重点注意术后腰部肌肉的损伤观察和CT观察椎间融合的时间（图7-2-18）。

五、分析与点评

1. 在临床疗效等同的条件下首选微创手术方案，是外科医生遵循的原则。该患者为77岁的老年女性，合并内科多系统疾病，特别是陈旧性肺结核、左肺上叶切除术后及肺功能不全，需要长期低流量吸氧维持生活。因无法耐受气管插管全麻手术，只能选择其他不影响呼吸的麻醉方式，比如低浓度连续硬膜外麻醉或者局部麻醉。PE-TLIF手术是一种微创技术，可以在局部麻醉联合低浓度连续硬膜外麻醉或者全麻下进行。该技术借助脊柱内镜进行腰椎管的减压以及完成椎间融合。技术特点是经皮对上关节突安全切除，实现椎管的安全减压；设计了独特的高度可调融合器，可以在11.5 mm的通道下植入，融合器高度可以从8 mm升高到13 mm。联合经皮椎弓根螺钉技术实现了腰椎的减压融合。本案例是这项技术的第一个案例，手术过程3.5小时，经过超过3年的随访获得非常好的临床疗效。

2. PE-TLIF技术与传统开放手术和MS-TLIF手术相比更具微创化。PE-TLIF技术通过5~6个

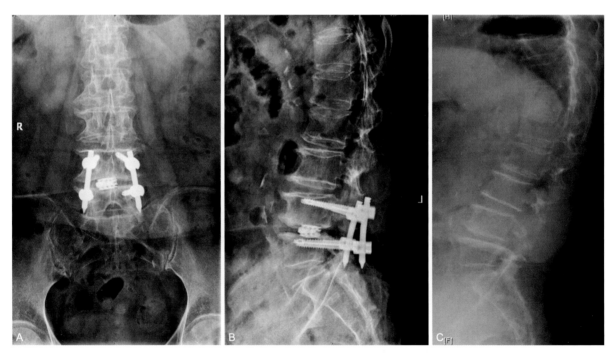

图7-2-16　A、B. 术后X线正侧位片可见融合器和椎弓根螺钉位置良好，腰椎生理曲度恢复，序列良好；与术前X线侧位片（C）对比，L4/5椎间隙高度恢复（前缘11 mm，后缘10 mm），内植物位置良好

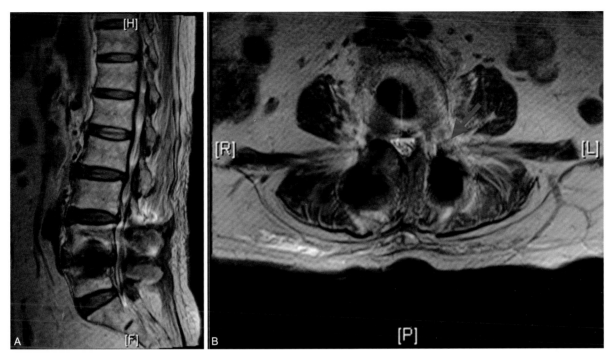

图 7 2-17　A. R. 术后 MRI 显示 L4/5 节段椎管面积恢复，腰椎管形态 A4 级，马尾神经充分减压，横截面上可以看到神经根位置恢复，侧隐窝未见到明显狭窄，箭头所指可见左侧上关节突缺如

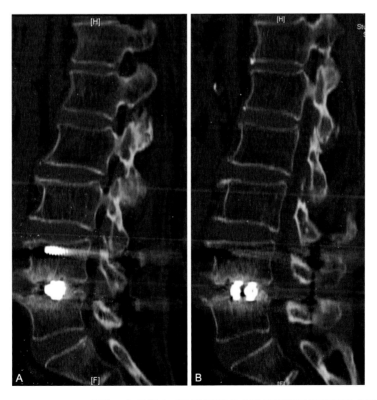

图 7-2-18　A、B. 术后 3 个月复查 CT 显示手术节段椎间隙已经出现融合迹象

12~13 mm 的切口来完成：4 个切口用以经皮椎弓根螺钉植入，1 个切口用以内镜辅助完成减压、融合，1 个切口用以取髂骨。椎弓根螺钉的植入与减压均是通过逐级扩张通道来完成的，不进行肌肉剥离，因此创伤非常小。临床应用已经证明术后恢复快。术后 24~48 小时即可拔除引流管下地活动行走。随着 PE-TLIF 技术的不断完善，目前可以采用 4 个切口完成手术，其中一个椎弓根螺钉置入切口用于减压，手术结束时，镜下充分止血后也无需放引流管，因此，患者术后下床活动时间一般为 24 小时以内。

3. PE-TLIF 技术有很好的安全性。自从脊柱内镜广泛应用于临床以来，很多学者在探索内镜下减压融合技术的可行性。以往的技术是通过椎间孔扩大成形后在术中神经监测下完成该手术的，有报道的并发症发生率为 36%，其中神经相关并发症发生率高达 14%。PE-TLIF 技术是在安全切除上关节突后进行内镜辅助下减压融合，手术中可以直视出口神经根并加以保护，减压过程中可以看到走行神经根并加以保护，手术安全性非常高，相关并发症发生率低，是值得推广的技术。

4. PE-TLIF 技术可以选择不同的麻醉方式，比如基础麻醉联合局部麻醉、低浓度的连续硬膜外麻醉联合局部麻醉或者气管插管全身麻醉等，因此可以灵活选择麻醉方式以最大程度降低麻醉带来的风险。

5. 目前暂无直接或间接证据表明 PE-TLIF 技术可能增加某种并发症的风险，尚需进一步的长期随访研究和前瞻性研究证实。PE-TLIF 技术也有自身的局限性，目前该技术主要针对来自于椎管前方和（或）侧后方的压迫，对严重中央管狭窄的处理则相对困难，因此，现阶段的 PE-TLIF 技术手术适应证相对局限。

（杨晋才　海　涌　尹　鹏）

参考文献

[1] 杨晋才, 海涌, 丁一, 等. 经皮内镜辅助下经椎间孔腰椎减压融合术治疗腰椎管狭窄症[J]. 中华医学杂志, 2018, 45: 3711-3715.

[2] Yang J, Liu C, Hai Y, et al. Percutaneous endoscopic trans-foraminal lumbar interbody fusion for the treatment of lumbar spinal stenosis: preliminary report of seven cases with 12-month follow-up[J]. Biomed Res Int, 2019, 3091459.

[3] 杨晋才. 经皮内镜辅助腰椎融合技术面临的问题与挑战[J]. 中华医学杂志, 2019, 99(33):2566-2568.

[4] 杨晋才, 张黎明, 尹鹏, 等. 腰椎出口神经根与上关节突毗邻关系的CT观察[J]. 中国脊柱脊髓杂志, 2018, 28(10):888-894.

[5] Said G. Osman, FAAOS, FRCS Ed. Endoscopic transforaminal decompression, interbody fusion, and percutaneous pedicle screw implantation of the lumbar spine: A case series report[J]. International Journal of Spine Surgery, 2012, 157-166.

[6] Frederic Jacquot, Daniel Gastambide. Percutaneous endoscopic transforaminal lumbar interbody fusion: is it worth it?[J] International Orthopaedics(SICOT), 2013, 37:1507-1510.

[7] 尹鹏, 海涌, 杨晋才, 等. 经皮内镜下经椎间孔与传统后入路椎间融合术治疗伴有腰椎不稳的腰椎管狭窄症的疗效对比[J]. 中国脊柱脊髓杂志, 2021, 31(3):9.

[8] Yin P, Ding Y, Zhou L, et al. Innovative percutaneous endoscopic transforaminal lumbar interbody fusion of lumbar spinal stenosis with degenerative instability: A non-randomized clinical trial[J]. J Pain Res, 2021, 2(14):3685-3693.

[9] Yin P, Gao H, Zhou L, et al. Enhanced recovery after an innovative percutaneous endoscopic transforaminal lumbar interbody fusion for the treatment of lumbar spinal stenosis: A prospective observational study[J]. Pain Res Manag, 2021, 20: 7921662.

第八章　ZELIF技术

第一节　技术理念与器械设计

一、ZELIF的设计理念

近年来，微创脊柱外科技术得到了长足的发展。该系列技术从通道技术时代逐渐走向内镜技术时代。目前，脊柱内镜技术由于其对患者损伤小、并发症少等优势，逐渐取代了通道技术的地位。经过10多年的发展，脊柱内镜技术已经可以用于腰椎间盘突出症、腰椎管狭窄症等常见的脊柱退行性疾病中。熟练运用脊柱内镜，可切除突出的椎间盘，扩大狭窄的侧隐窝，甚至做到对中央椎管的减压，达到与传统开放手术或通道手术同样的手术疗效。

但是，对于某些其他类型的腰椎退行性疾病，例如腰椎滑脱症、重度腰椎管狭窄症等，常常需要进行腰椎融合手术。由于腰椎融合术对术野的要求较高，目前开放手术和通道技术还是占据了主流的地位。根据脊柱的解剖特点，其入路可分为前路腰椎融合术（ALIF）、侧路腰椎融合术（LLIF）以及后路腰椎融合术（P/TLIF）。同时，在各种手术方式中，为了减小手术创伤，也随之出现了相应的微创手术入路，例如腹腔镜辅助下前路腰椎融合术，通道下微创经关节突腰椎融合术。但与内镜手术相比，这些手术的创伤都明显较大。

随着脊柱内镜技术的日渐成熟，各国的脊柱外科医生均希望将其运用在腰椎融合手术中，以更有效地治疗腰椎退行性疾病。但是脊柱内镜手术的视野局限，无法清楚地暴露椎管及椎管周围的结构；同时，内镜通道的直径通常为7 mm。在如此小的通道内处理椎间隙、放置椎间融合器非常困难。

ZELIF（Zhou's percutaneous endoscopic lumbar interbody fusion，ZELIF）的研发设计即围绕上述困难点，逐一解决内镜下腰椎融合术中的障碍，逐渐形成了ZELIF手术器械。

二、核心手术器械设计介绍——弹片式工作通道（图8-1-1）

安全性是外科手术的首要考虑因素。在脊柱内镜手术中，我们所利用的是Kambin三角的安全空间，即走行神经根、出口神经根以及下位椎弓根上缘所形成的神经血管裸区。该裸区的上部为两个神经根所形成的夹角，越往上空间越小。但是在其下部仅有椎弓根的阻挡，且在顺着走行神经根向外发出的位置，该空间逐渐增大。在Hardenbrook的一项尸体研究中，以L4/5为例，其在内侧的高度为1.68 cm，但是与椎弓根外侧缘的垂直距离仅有

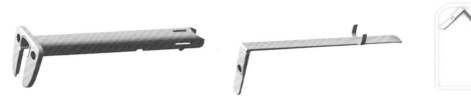

图 8-1-1　ZELIF 手术通道系统

0.85 cm。若在此狭小的空间放入需要满足植入 cage 工作通道就变得非常不安全。但是我们对椎间孔区域的解剖进行详细研究后发现，在 Kambin 三角的头侧（出口神经根）、内侧（走行神经根）以及外侧（出口神经根）均有重要的解剖结构通过，只有在此区域的尾侧无重要结构。为了满足这种特殊的解剖空间，我们原创性设计了 ZELIF 手术通道。该通道由两部分组成，即固定通道部分和弹片。在固定通道部分，我们设计了三面为固定片的通道，该通道可有效地保护 Kambin 三角的头侧、内侧以及外侧。在尾侧的位置，我们增加了弹片的设置。在这个四面保护的情况下，我们可以放入传统的 7 mm 内镜通道进行神经减压。同时，我们也可以在此通道内使用传统开放手术的手术器械，增加椎间处理的效率。

最后，在放入 cage 的时候，通过尾侧弹片撑开，放入传统 PEEK 材料 cage。在内镜下腰椎融合术中，cage 的选择一直以来都是大家热议的话题。由于该手术采用内镜通道，该通道仅有 7 mm，所以无法放入传统后路手术中所使用的 cage。这其中研究最多的就是可撑开 cage。该 cage 的优势是在于可以选用较小的型号即可得到与传统 cage 一样的撑开效果。但是对可撑开 cage 的有效性和安全性的争论从来没停止过。2020 年发表的一篇关于可撑开 cage 和传统 PEEK 材料 cage 的长期随访报道显示，传统 cage 在腰椎前凸的恢复以及沉降率方面均优于可撑开 cage。

综上，该通道设计可以有效地进行神经减压和椎间处理，同时该通道可以选用传统的 PEEK 材料 cage 进行椎间融合。

三、神经减压

神经减压是所有腰椎手术中最重要的一个步骤。在后路手术中，由于需要切除椎管后方结构，神经减压通常比较彻底。但是在内镜手术中，由于保留了后方的椎板和黄韧带，所以对神经根附近区域的减压要求更高。在传统的经皮内镜手术中，我们通常采用同心环锯对关节突进行磨除。但是在关节突增生或者黄韧带肥厚的患者中，常需要对关节突进行更大范围的磨除。同时，在 ZELIF 手术中，为了增加 cage 所放入的空间，尽量减少其对椎间孔外走行神经根的刺激，那么切除关节突的步骤就显得尤为重要。

在经皮内镜手术中，我们常常将扩张通道放置于椎间孔区域。在该处单纯采用同心环锯的方法，常常只有环锯的背侧部分能够磨到关节突，而腹侧部分无法触碰到关节突。这对环锯的应用空间造成了很大的浪费。

在 ZELIF 手术中，我们设计了偏心双通道环锯系统（图 8-1-2）。在该系统中，我们可以将克氏针或一级导棒放置于椎间孔处，而环锯的位置完全位于扩张通道的背侧，最大程度上利用环锯的空间对关节突进行磨除，以保证椎间孔成形的效率。同时，利用该通道还可以在第一次成形完成后再次磨除关节突，即二次成形。通过上述过程，可以扩大 Kambin 三角空间，并且轻松地处理椎管背侧的结构。

四、终板准备

在脊柱融合手术中，椎管减压是成功的第一步。但是脊柱融合手术的远期效果取决于融合是否确实。在此问题上，椎间隙内的处理，特别是终板的处理就显得尤为重要。在 ZELIF 手术中，我们也运用了传统开放手术和通道下的后路融合术中使用的手术器械。同时，我们设计了带角度的椎间隙处理器械（图 8-1-3），以确保终板能够得到确实的处理。

五、经皮椎弓根螺钉系统

在 ZELIF 手术器械中，我们使用了 Zina 经皮椎弓根螺钉系统。该系统在其他相关文献中有详细报道。为配合 ZELIF 手术系统，我们增加了撑开和加压装置（图 8-1-4）。在此装置的作用下，可以对狭窄的椎间隙进行预先撑开，增大 Kambin 三角的空间，增加手术的安全性。

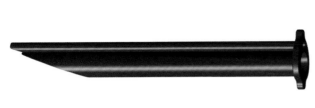

图 8-1-2 双通道系统

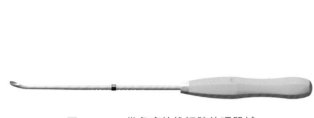

图 8-1-3 带角度的椎间隙处理器械

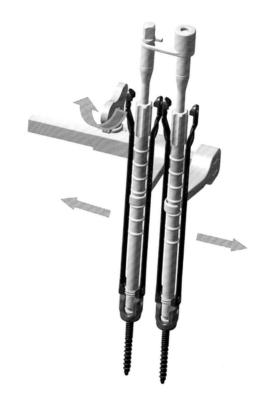

图 8-1-4 经皮椎弓根螺钉体外撑开系统

第二节 操作步骤与手术技巧

一、手术适应证与禁忌证

(一)适应证

退变性腰椎滑脱症；腰椎不稳伴椎管狭窄症；峡部裂性腰椎滑脱症（Ⅰ、Ⅱ度）；椎间盘源性腰痛；椎间盘突出伴腰椎不稳。随着临床医生手术熟练程度的提高，手术适应证会越来越广。

(二)禁忌证

对于需要中央椎管减压的腰椎管狭窄症伴腰椎滑脱或者不稳者，需要调整入路或者内镜下完成中央椎管减压。

二、病例资料

患者女性，65 岁，主因腰痛伴左下肢疼痛麻木间歇性跛行 2 年，加重 4 个月入院。患者 2 年前无明显诱因出现左下肢疼痛麻木，放射至左大腿后侧、左小腿前外侧以及足背，行走约 1 km 即需休息，休息后可继续行走，未给予特殊治疗。近 2 年来，行走距离逐渐缩短，4 个月前出现左下肢疼痛、麻木症状加重，行走 200 m 后即需休息。给予卧床休息、药物治疗（塞来昔布 200 mg，1 次 / 日）后症状未见明显缓解。患者既往史、个人史无特殊。

查体：脊柱无畸形，各棘突及椎旁无压痛。腰椎后伸受限，腰椎后伸引发左下肢疼痛、麻木加重。左侧直腿抬高试验 35° 阳性，右侧直腿抬高试验阴性，左小腿前外侧、左足背感觉减弱。左侧踇背伸肌力 4 级，余双下肢肌力正常。双侧膝腱反射、跟腱反射未引出。踝阵挛、髌阵挛未引出。肛门及会阴部检查无异常。

术前影像学资料见图 8-2-1、图 8-2-2。

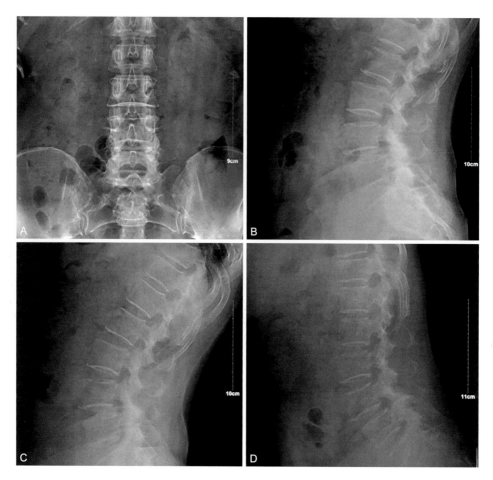

图 8-2-1　术前腰椎正侧、侧位过伸过屈位 X 线片。A、B. L4 前滑脱 I 度；C、D. L4-5 椎体不稳

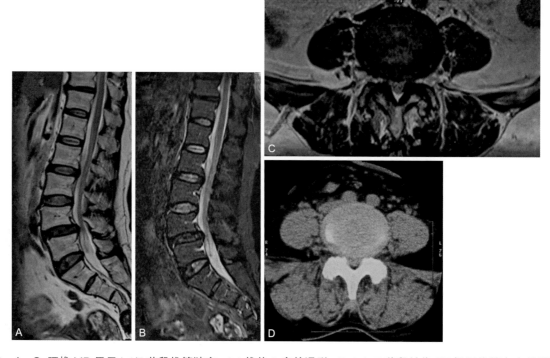

图 8-2-2　A~C. 腰椎 MR 显示 L4/5 节段椎管狭窄，L4 椎体 I 度前滑脱；D. L4-5 节段轴位 CT 提示椎管存在骨性狭窄，椎间盘有少许钙化影

三、手术操作步骤

（一）体位及体表定位

患者全身麻醉后取俯卧位，髂胸部垫高，稍微屈髋、屈膝以减少腰前凸。双下肢接神经电生理监测设备。体表标记双侧椎弓根、靶向椎间隙、穿刺进针点以及髂嵴边缘线。进针点为棘突中线旁开6~8 cm，具体情况可根据患者肥胖程度进行适当调整（图8-2-3）。

（二）椎弓根置钉

手术第一步在导航或者C臂透视下进行手术节段椎弓根置钉或置入导丝有很多好处，在穿刺或者镜下操作过程中可以作为解剖参照物。如果椎间隙狭窄时可以在对侧置入棒进行撑开。操作技巧大家广为熟悉，在此不再赘述。

（三）穿刺及关节突成形

根据患者体型及手术需求，通常进针点为棘突中线旁开6~8 cm。选用2.5 mm的克氏针进行穿刺，皮肤做一12 mm切口，克氏针经切口穿刺至下位椎体上关节突基底部，逐层软组织扩张后，沿导棒置入Zessys双通道关节突成形系统，克氏针将通道固定在关节突上。依次向头侧和尾侧旋转通道，分别于上关节突尖部和基底部两次磨除上关节突，增

加Kambin三角的面积，以减少并发症的发生（图8-2-4）。

（四）椎管减压

磨除上关节突后，在Zessys通道内放入7 mm内镜工作通道，连接成像系统和冲洗水装置，即可显露椎间孔区黄韧带，切除黄韧带，扩大侧隐窝，探查神经活动情况，完成椎管减压（图8-2-5）。减压过程中注意神经保护，确保器械尖端位于可视范围内，严禁粗暴操作，以免副损伤发生。

（五）放入ZELIF通道

椎管减压结束后，放入ZELIF通道。先退出Zessys通道，再在克氏针的引导下直接置入ZELIF通道。该通道的头侧、内侧及外侧为固定通道，阻挡神经结构，尾侧为弹片，便于较大的手术器械以及cage的放入（图8-2-6）。

（六）椎间隙处理

首先通过ZELIF通道逐级使用椎间撑开器恢复椎间隙高度，并确定器械进入深度，以免进入过深伤及椎前及侧方组织。椎间隙处理工具安装限深标记卡扣，交替使用椎间隙处理工具如铰刀、刮匙及终板刮刀等，进行间盘切除和终板准备（图8-2-7）。此过程中可调节通道角度，以扩大椎间隙处理范围，获得更大的植骨床。

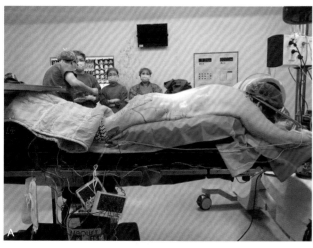
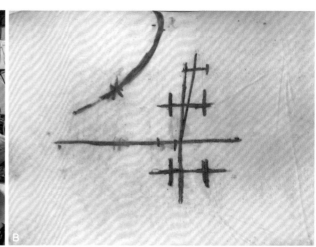

图8-2-3　A.患者取俯卧位，双下肢接神经电生理监测设备；B.透视体表定位，标出棘突正中线、椎弓根、椎间隙、髂嵴线以及减压穿刺点

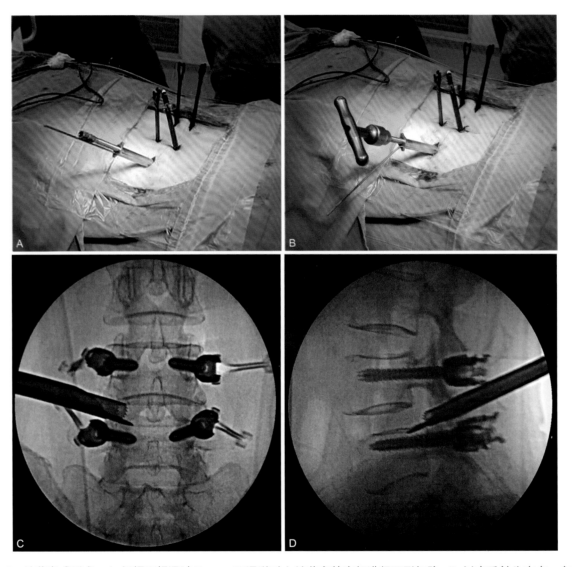

图 8-2-4　关节突成形术。A. 红帽环锯通过 Zessys 双通道对上关节突基底部进行环形切除；B. 以克氏针为支点，向头侧转动 Zessys 通道磨除上关节突尖部；C、D. 环锯切除上关节突基底部的透视影像

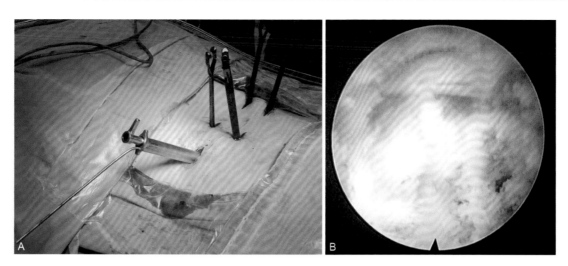

图 8-2-5　A. Zessys 通道内放入 7 mm 内镜工作通道进行椎管减压；B. 镜下 12 点钟方向为走行神经根及黄韧带，3 点钟方向为 L5 椎体上缘，9 点钟方向为 L4 椎体下缘，正前方为椎间盘

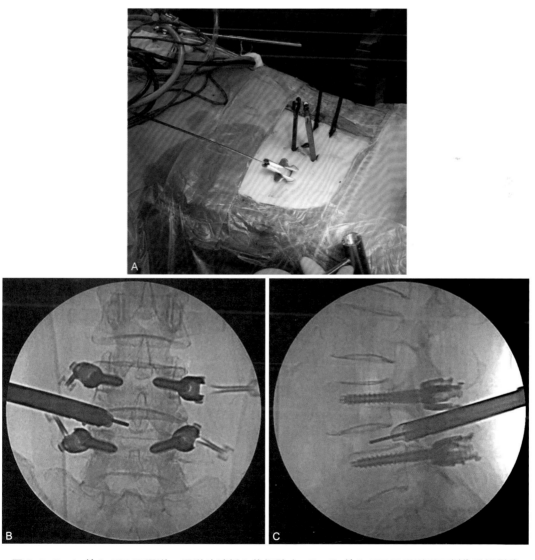

图 8-2-6　A. 放入 ZELIF 通道，通道头端插入椎间隙内；B、C. 放入 ZELIF 通道后正侧位透视影像

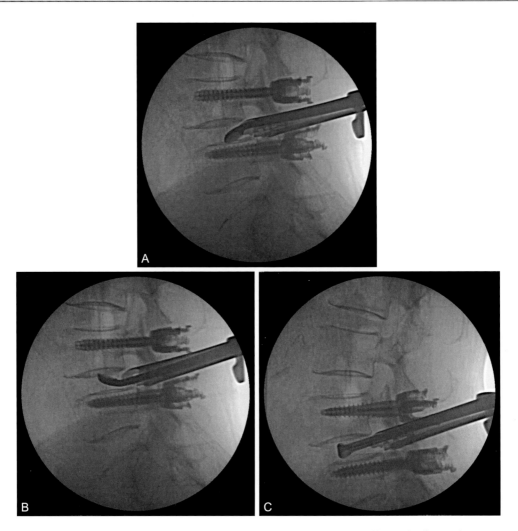

图 8-2-7　侧位透视下 ZELIF 配套的椎间处理器械的使用，对软骨终板进行刮除

（七）椎间隙探查

椎间隙处理完成后，可再次放入内镜探查椎间隙处理的情况。视情况，镜下再次处理残余间盘组织和软骨终板，至骨面点状渗血。注意保留骨性终板完整，对于软骨终板切除范围要尽量大，可以通过变换 ZELIF 通道的角度来实现，理想的结果应该是一个骨性终板的扇形裸露区（图 8-2-8）。

（八）植骨及 cage 植入

通过 ZELIF 工作通道放入 cage 试模，确定 cage 大小。更换为植骨漏斗，减压的自体骨和人工骨（或异体骨）修成颗粒状，放入椎间隙，并进行打压。将 ZELIF 通道的尾侧挡片拔出约 1 cm，使其

离开椎间隙。将已确定型号的预装自体骨的 cage 植入椎间隙。植入过程中 X 线透视，以确认 cage 方向，以免损伤终板。而后放入内镜，取出游离的碎骨，再次探查神经减压情况（图 8-2-9）。

（九）椎弓根螺钉内固定

放入连接棒，加压锁紧螺钉（图 8-2-10）。

四、术后管理

术后常规安放引流管。卧床休息 1~3 天，抗生素预防感染。术后 1~3 天拔除引流管后即可硬腰围保护下床活动。复查 X 线片，症状缓解即可出院（图 8-2-11）。

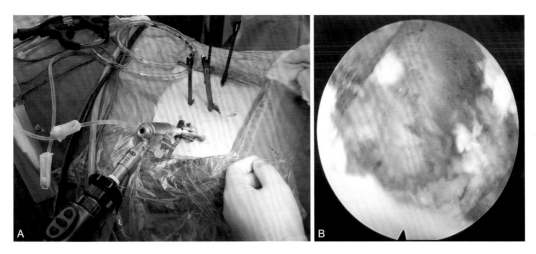

图 8-2-8　A. 椎间隙处理结束后置入内镜进行椎间隙探查；B. 镜下可见终板处理彻底，骨性终板呈现扇形裸露，未见骨性终板的破坏

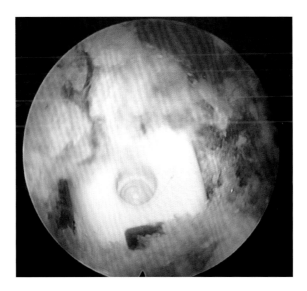

图 8-2-9　放入内镜探查 cage 位置，还可再次探查椎管内情况

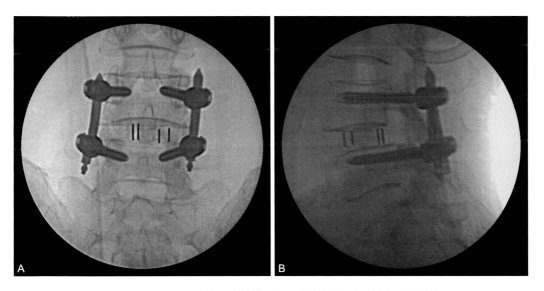

图 8-2-10　A、B. 放入连接棒，加压锁紧螺钉后正侧位透视影像

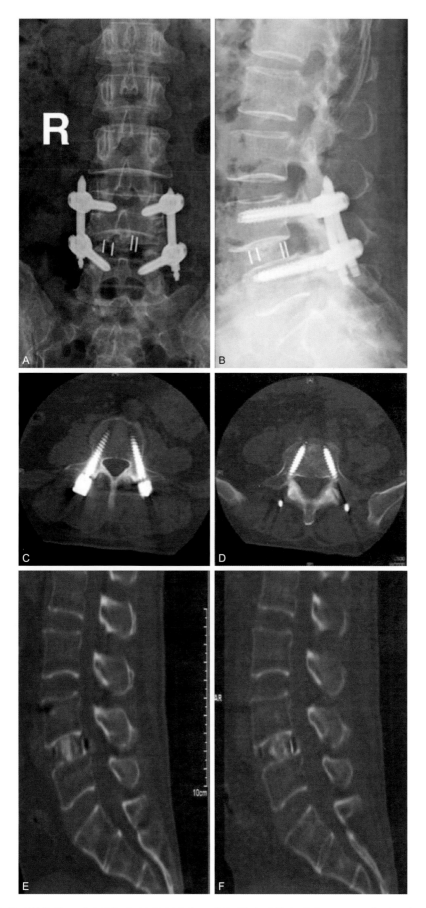

图 8-2-11　A、B. 术后正侧位片示融合器及钉棒位置良好，椎间隙高度恢复良好；C~F. 术后 6 个月复查，内植物在位，L4/5 间隙有骨小梁通过

五、分析与点评

1.该患者为老年女性患者，诊断为：①腰椎滑脱症；②腰椎管狭窄症；③腰椎间盘突出症。且患者病程长，间歇跛行最大距离为 200 m，正规保守治疗后症状未见明显缓解，故该患者有明确手术适应证。对于该患者，腰椎融合术是唯一的手术治疗方案。在腰椎融合术中，可选用侧方腰椎融合术（LLIF）、经关节突腰椎融合术（TLIF）。但是该患者同时存在腰椎间盘突出症，侧方腰椎融合术无法做到椎管内的直接减压，故该方式不适合。TLIF 以及 MIS-TLIF 手术是该类患者最普遍的治疗手段。但是无论是开放的 TLIF 还是 MIS-TLIF，均需要从后路对肌肉进行剥离或者分离，该操作会不同程度地破坏腰椎后方的肌肉。特别是在老年患者中，肌少症的存在使得外科医生需要更加关注腰椎肌肉的保护。所以，我们对该患者选用了 ZELIF 手术，在达到手术疗效的同时，最大程度上保护腰椎后方的肌肉，减少术后腰痛的发生。同时，该手术术后引流仅有 30 ml，术后第二天患者即可下地行走，减少了老年患者卧床时间，进一步减少了老年患者发生下肢深静脉血栓的风险。

2.在手术过程中，对于植入椎弓根螺钉的顺序尚存在争论。我们通常认为，减压前后植入椎弓根螺钉均可。对于椎间隙明显塌陷的患者，建议首先植入椎弓根螺钉，利用体外撑开系统将椎间隙撑开。对于内镜下融合手术来说，Kambin 三角是唯一安全的通道，其减少可能带来神经根损伤的风险增大。所以，可在减压前植入椎弓根螺钉，并且采用体外撑开器，将椎间隙撑开。在一定程度上，可增加 Kambin 三角的空间，减少相关并发症的发生。

3.在融合器植入过程中，我们创新地设计了弹片式可撑开工作通道。利用该通道可以植入传统融合手术中所采用的 PEEK 材料融合器，更大程度上保证了椎间隙融合的效果。同时，该半固定通道设计还可以保护神经根，兼顾了手术的疗效和安全。

（李长青　李海音　周　跃）

参考文献

[1] Hardenbrook M, Lombardo S, Wilson M, Telfeian A. The anatomic rationale for transforaminal endoscopic interbody fusion: a cadaveric analysis[J]. Neurosurgical Focus, 2016, 40(2): E12.

[2] Chang C, Chou D, Pennicooke B, et al. Long-term radiographic outcomes of expandable versus static cages in transforaminal lumbar interbody fusion[J]. Journal of Neurosurgery Spine, 2020: 1-10.

[3] Ao S, Wu J, Zheng W, Zhou Y. A Novel targeted foraminoplasty device improves the efficacy and safety of foraminoplasty in percutaneous endoscopic lumbar discectomy: preliminary clinical application of 70 cases[J]. World Neurosurgery, 2018, 115: e263-e271.

第九章　Delta大通道内镜下Endo-PLIF技术

第一节　技术理念与器械设计

一、大通道内镜下Endo-PLIF的理念

脊柱外科随着技术与理念的进展，在保证手术疗效的前提下，减少损伤一直是微创脊柱手术发展的追求；Endo-PLIF大通道内镜技术作为经皮后路经椎板间隙入路技术的进一步发展，内镜手术通过通道完成，相对于常规经皮内镜而言使用了更大尺寸的磨钻、环锯、枪式咬骨钳、髓核钳、椎间隙铰刀、终板刮刀等手术器械，提高了经皮内镜进行椎管减压、处理椎间盘突出的操作效率。配合经皮椎弓根钉棒内固定和各种融合器，可实现全内镜辅助下脊柱融合固定术，将传统开放性手术转变为内镜化与微创化手术，为脊柱融合固定提供一种更微创、更精准的选择。Delta大通道内镜技术已成为治疗腰椎管狭窄症、腰椎间盘突出症成熟的脊柱微创技术之一。随着器械的发展，技术水平的提高，全内镜下融合技术已逐步成为临床上努力的方向，同时也逐步被临床接受。从现阶段看，该技术具有更微创、可视化的优点。虽然全内镜辅助下融合技术仍具挑战性，但是随着技术进展，我们持乐观态度。目前中短期疗效已经达到和MIS-TLIF同样的临床疗效。Delta大通道内镜下Endo-PLIF是一个安全和高效的手术流程，将传统的开放式手术改为内镜微创手术，为脊柱融合和固定提供了更微创、更精准的手术选择。

二、核心手术器械设计介绍

（一）可视化镜外大环锯、半环锯、大骨凿

大通道内镜下Endo-PLIF的骨性减压工具，主要有可视化环锯、半环锯、镜下骨凿还有动力磨钻（图9-1-1）。

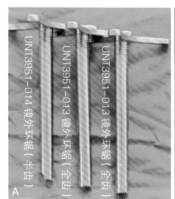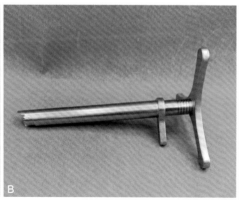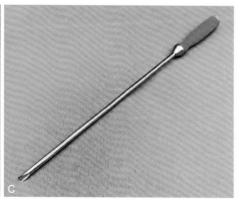

图9-1-1　A.全齿环锯、半齿环锯：全齿环锯主要用于关节突和椎板减压，半齿环锯主要用于上关节突内侧紧贴椎管黄韧带部位、棘突根部的骨性减压；B.环锯、保护鞘两件：使用环锯时外鞘管舌状尖端卡住椎板关节突，环锯锁定骨质。C.骨凿：辅助骨性减压

（二）工作套管

工作套管包括鸭舌状工作管、尖嘴状工作管，两者的区别是鸭舌状工作管用来处理普通间隙的患者，有刮拨处理终板的功能；尖嘴状工作管主要是用于椎间隙狭窄患者，比较容易进入椎间隙（图9-1-2）。

（三）镜下环锯

镜下环锯主要用于切开椎间盘（图9-1-3）。

（四）可视化椎间隙终板处理工具（倒进式铰刀、倒进方凿、倒进刮刀）

倒进式的设计解决了在不增加工作管大小的前提下实现可视化、精细化处理椎间盘和软骨终板的问题（图9-1-4）。

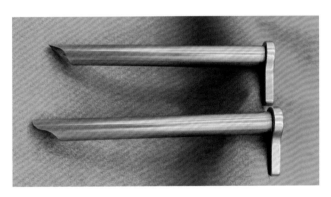

图9-1-2　（上）尖嘴状工作管主要在椎间隙狭窄病例使用；（下）鸭舌状工作管主要在减压处理时使用，也可以用来旋切处理终板

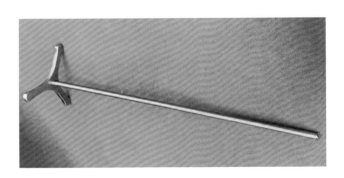

图9-1-3　镜下环锯用于环切打开椎间盘，有刻度显示，一般进入椎间盘深度不超过2 cm，也可以用于ULBD时对侧关节突减压

（五）Cage植入套管两件

椭圆形扩张通道，融合器植入套管。植入两件套管，可视化放入，工作管的舌尖进入椎间隙，把神经硬膜囊挡开。Cage通过半开放的滑槽样融合器植入套管，打入间隙，可以提前做好限深，cage打入一次到位（图9-1-5）。

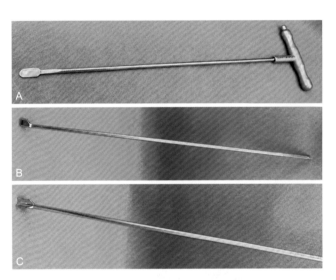

图9-1-4　A. 倒进式铰刀：用于初步处理椎间盘，切开椎间盘后，倒镜安装到镜子上后，插入椎间隙，进行椎间盘切开后的扩大预处理和椎间盘内的铰动、松动预处理。B. 倒进方凿：倒镜安装到镜子上后，可视化置入椎间盘内，紧贴终板，往下方推动，剔除软骨终板，同时通过转动分离软骨终板。C. 倒进刮刀：倒镜安装到镜子上后，可视化置入椎间盘内，通过摆动内镜方向，刮除残留软骨终板，特别是在处理对侧、前缘软骨终板时使用较多

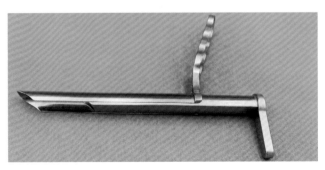

图9-1-5　Cage植入套管两件：减压、终板处理完后，置换工作套管、放入10 mm导杆后，沿着导杆放入组装好的cage植入两件套管，注意套管舌状尖端在患者尾侧紧贴椎管弓上缘、Kambin三角下缘往前推进，在放入内镜可视化下旋开并保护好走行神经根、出口神经根，去除内套管，沿外套管打入cage，提前做好限深

第二节　操作步骤与手术技巧

一、手术适应证与禁忌证

（一）适应证

1. 腰椎间盘突出症伴有不稳；

2. 腰椎中央型椎管狭窄、单侧或双侧椎管狭窄（A~D 级）、侧隐窝狭窄伴有不稳；

3. 退行性腰椎不稳、Ⅰ度或Ⅱ度腰椎退变性滑脱或峡部裂滑脱；

4. 腰椎翻修。

（二）禁忌证

1. 严重滑脱（Ⅲ度以上）、严重椎间隙狭窄；

2. 退行性脊柱后凸或侧凸畸形；多节段疾病（＞2 个节段）；

3. 马尾综合征。

二、病例资料

患者男性，69 岁。主诉：腰背酸痛伴右下肢痹痛 2 年。病史：腰痛、右下肢痹痛（右大腿后外侧为主），左侧臀部轻度酸痛，间歇性跛行。行走活动后加重，休息后缓解。

专科查体：脊柱生理弯曲变直，背伸受限。L3-5 棘突及棘旁压痛，直腿抬高试验 70°（－），加强试验（－），双侧股神经牵拉试验（－）。四肢肌力正常，感觉正常；腱反射：双侧膝腱及跟腱反射减弱，髌阵挛及踝阵挛未引出；会阴、肛门区皮肤感觉未见明显异常；病理征均为阴性。腰痛 VAS：5 分，右侧下肢 VAS：6 分。

影像学资料：

（1）X 线片（图 9-2-1）：见腰椎生理曲度存在，

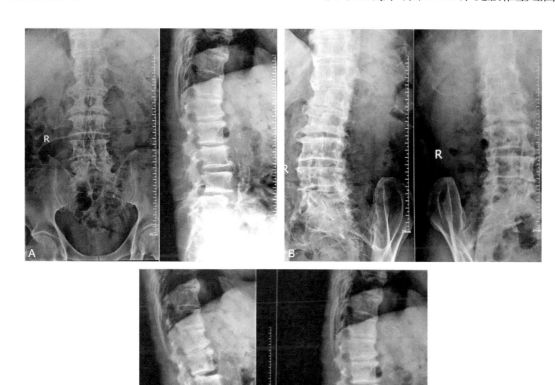

图 9-2-1　A. 腰椎正侧位片显示腰椎明显多节退行性改变，L4/5 滑脱 I 度，多个椎体唇样增生，关节突关节明显增生；B. 斜位片，未见峡部裂；C. 见动力位滑脱加重

L2 椎体后移，L4 椎体向前移位滑脱，腰椎轻度向右侧凸，L1-5 椎体上下缘唇样骨质增生，各椎间隙不同程度变窄；L3-5 双侧小关节增生硬化，双侧骶髂关节未见异常。

（2）腰椎螺旋 CT（图 9-2-2）：见腰椎骨密度减低；腰椎生理曲度存在，L2 椎体稍向后移位，L4 椎体向前移位滑脱；L1-5 椎体上下缘唇样骨质增生，各椎间隙不同程度变窄，L3/4、L4/5 及 L5/S1 椎间

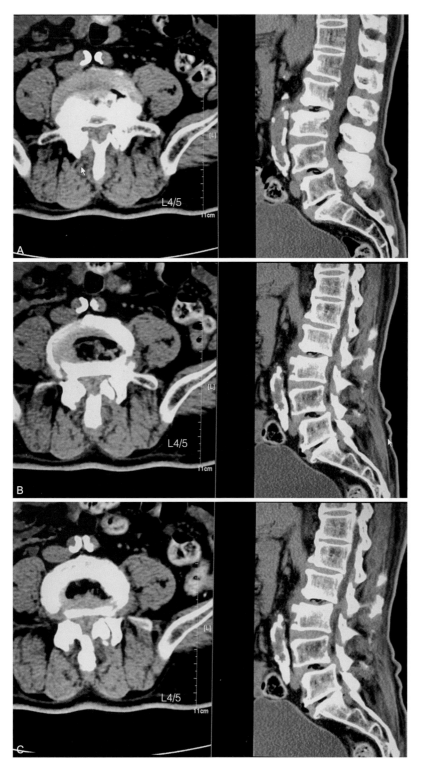

图 9-2-2　A、B、C. 责任节段 L4/5 不同层面见椎间隙明显变窄并可见髓核空气征、椎间盘膨出，未见椎间盘钙化；双侧黄韧带明显增厚，关节突关节及棘突轻度增生，椎管及双侧椎间孔变窄，中央管狭窄，双侧神经根及马尾神经受压

隙内见少许极低密度气体影；L4/5 水平黄韧带明显增厚，局部椎管变窄。各椎关节突关节骨质增生。

（3）磁共振（MRI）检查（图 9-2-3）：腰椎生理曲度存在，L2 椎体稍向后移位；L1-5 椎体上下缘见唇样骨质增生，各椎间隙不同程度变窄；L2-3 椎体边缘可见条片状异常信号影，T1WI 呈低信号，T2WI 呈稍高信号，压脂 T2 呈高信号。T2WI 示各腰椎间盘信号减低，L1/2、L2/3、L3/4 椎间盘向周围膨出；L4/5 间隙明显变窄并椎间盘退变，高度丢失；双侧黄韧带明显增厚，关节突关节及棘突轻度增生，椎管及双侧椎间孔严重变窄，双侧神经根及马尾神经受压。L5/S1 椎间盘膨出并后缘突出，局部椎管变窄。脊髓信号均匀，椎管内未见占位性病变；圆锥及马尾神经未见明显异常。腰椎后方皮下软组织肿胀。诊断意见：①腰椎退行性变，退变性侧弯：L2 椎体不稳，L4 滑脱；②L1/2、L2/3、L3/4 椎间盘膨出；L5/S1 椎间盘膨出并突出（后正中型）。③L4/5 椎管狭窄。

诊断：①腰椎管狭窄症（L4/5）；②L4 椎体滑脱症；③腰椎退变性侧弯。

三、手术操作步骤

（一）麻醉方式及体位的选择

一般采取全身麻醉。患者取俯卧位，将胸部及双侧髂前用软垫垫高，调整体位，确保责任节段间隙垂直地面（术前侧位透视），将手术床适度折弯，调整屈髋屈膝腰桥位，充分增大椎板间隙。

（二）术前准备，透视定位

透视下定位相应责任节段椎板间隙，常规消毒铺巾后，在目标节段的棘突中线旁 1.5~2 cm 的椎间隙位置做长 10~13 mm 的小切口 4 个，减压口采用斜行切口（图 9-2-4），突破深筋膜，逐级放置 Delta 环锯工作通道，余术口为经皮内固定术口（可以先经皮内固定，也可最后置钉）。

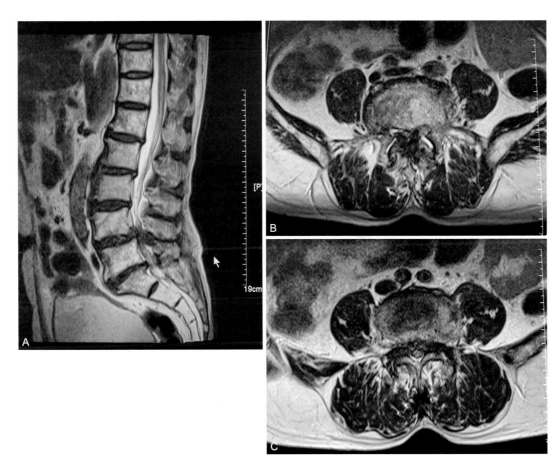

图 9-2-3　A. 各腰椎椎体边缘不同程度骨质增生，L4/5 间隙明显变窄，椎间盘退变，高度丢失；B、C. 双侧黄韧带明显增厚，关节突关节及棘突轻度增生，椎管及双侧椎间孔严重变窄，双侧神经根及马尾神经受压

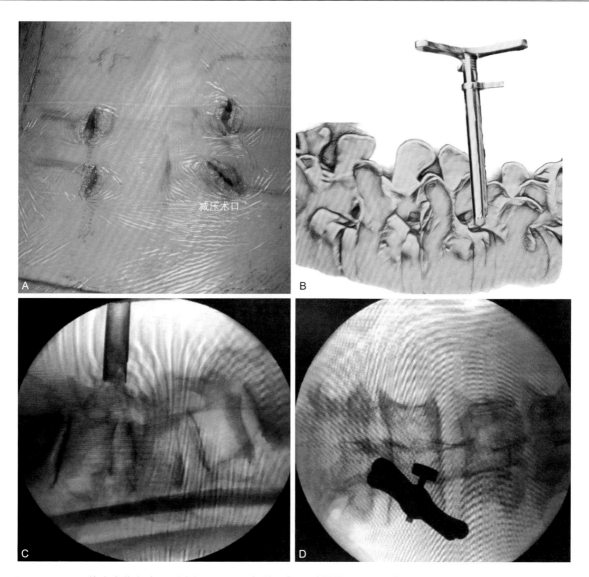

图 9-2-4　A.体表定位与实际手术切口；B.环锯第一锯开始模拟图；C.环锯侧位 X 线片；D.环锯正位 X 线片

（三）镜下手术操作要点

单通道内镜是一种"穿越"技术，尽最大可能保护软组织和正常组织结构，不需要对非操作正常组织过多的干扰。目标是椎管减压和椎间盘的处理，所以，工作通道在内镜辅助下完成直接"穿越"，通过软组织、关节突关节或椎板以及黄韧带"进入"椎管，避开硬膜神经进入椎间隙。内镜下手术操作总体来讲可归类为 4 个界面（图 9-2-5）：骨界面、黄韧带界面、神经血管丛界面及椎间盘界面，分别代表着主要手术操作要点，即：骨性减压、黄韧带

减压、神经减压、椎间隙处理。下面进行详细讲解。

1.下关节突的切除

体表定位目标椎间隙，常规消毒铺巾，以垂直于水平面方向沿切口逐级放置扩张管至椎板间，不突破间隙，探查关节突内外侧，将工作通道放置在关节突上。通常下关节突的环切有两种方法，一种是透视下锁定环切，另一种是直视下环切。锁定环切是通过透视直接使用环锯进行环切。工作通道内置入环锯，正位透视环锯覆盖下关节突尖部与椎板下缘，侧位片上环锯位于关节突上椎弓根上切迹的延长线头侧，以环锯不损伤椎弓根为原则

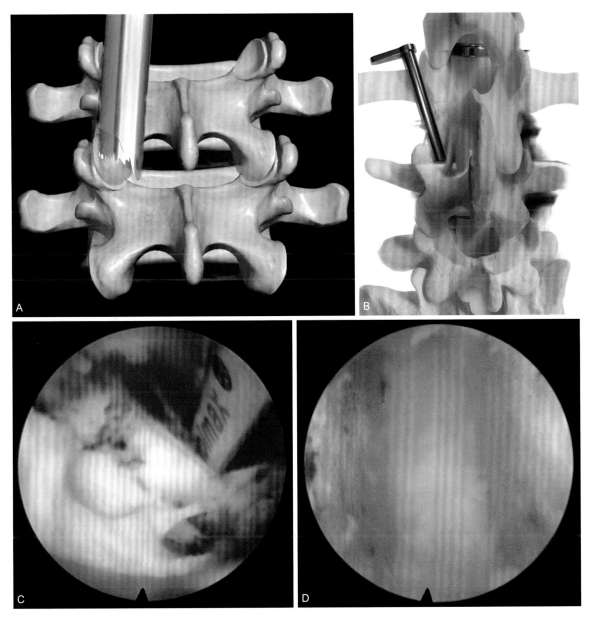

图 9-2-5　内镜下手术操作的 4 个界面及要点。A. 骨界面：骨性减压；B. 黄韧带界面：黄韧带减压；C. 神经血管丛界面：神经减压；D. 椎间盘界面：椎间隙处理

（图9-2-6）。然后直接旋转环锯，当有落空感出现时提示下关节突被环锯环切下来。也可以选择内镜直视环切法，工作通道放置在关节突上，直接连接脊柱内镜，连接光源和镜头，调节屏幕成像。镜下分离显露关节突周围，进行可视化环锯切除，我们通常称之为"第一锯"，切除下关节突尖部6~10 mm，根据增生的程度，切下的大小有变化。环形切除过程视野清晰可见，内镜下看到切除的骨块随着环锯的旋转而发生转动时证明骨块已被环切下来，镜下取出即可。我们的经验是透视下锁定环切的方法更加高效快捷，但是，需要术者对局部三维空间有很好的认识。

2.可视化大环锯下椎板减压

镜下处理椎板上、下缘以及黄韧带表面的软组织，明确镜下骨性结构，然后开始减压。可视化环锯的使用顺序分别是椎板下缘、关节突内缘、棘突根部。如果要行ULBD处理到对侧侧隐窝关节突腹侧，则建议使用动力磨钻、枪钳处理。第一锯环切下关节突后看到黄韧带界面非常重要，接下来的第二锯、第三锯将采用蚕食的方法进行上下椎板的环切，直到可以看到黄韧带的头、尾侧部游离，这时称之为黄韧带界面（如图9-2-7）。一些特殊部位如同侧侧隐窝，则建议使用枪钳或镜下动力磨钻进行减压。对于下位椎板上缘可在内镜下磨薄，然后使

用咬骨钳咬除部分椎板，显露黄韧带。

可视化环锯在后路使用的时候有以下几方面需要注意。第一，建立解剖结构的辨识，避免环锯损害正常结构（如椎弓根），保护椎管内的硬脊膜及神经根；第二，第一锯出现黄韧带界面后，采用半月形多锯的蚕食方式，这样比较安全；第三，在可视化环锯使用过程中不一定追求完全环断，也可以考虑在剩下一层皮质骨时掰断，再用枪钳修补扩大，这样安全性更高；第四，跨过椎管中央区后，对侧使用环锯时要特别慎重；第五，下位椎板的上缘由于解剖关系比较薄弱，且黄韧带保护少，最好不使用环锯。

3.切除黄韧带及椎管减压

对于椎管减压流程我们建议先做好骨性减压再进行黄韧带的切除。骨性结构经可视化环锯减压完后，使用咬骨钳扩大咬除部分椎板，显露黄韧带止点，用神经剥离子分离黄韧带与硬膜囊，用枪状咬骨钳由中央向外侧切除黄韧带，直至骨性结构边缘，显露硬膜囊及神经根外侧缘，必要时向外切除部分上关节突，充分暴露和松解神经根，完成同侧侧隐窝减压。然后向中线倾斜工作套管，沿棘突根部减压至对侧椎板，去除对侧黄韧带及部分下关节突，完成对侧减压。探查减压充分后向外显露硬膜囊及走行神经根外侧，进行下一步椎间盘处理。

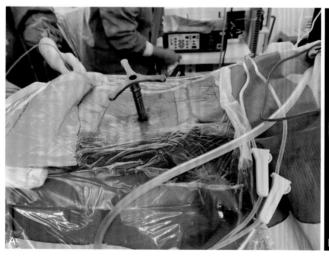
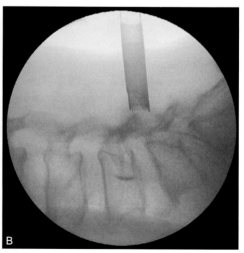

图9-2-6　A、B.环锯的第一锯锁定位置（如果能增加一个环切后环锯位置透视更好）

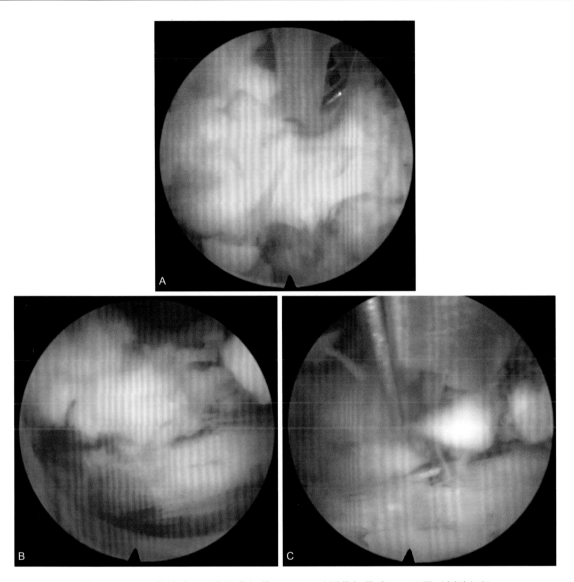

图 9-2-7　A. 骨性减压后去除黄韧带；B、C. 对侧黄韧带减压，显露对侧神经根

4. 椎间隙的可视化处理及植骨

　　内镜直视下切开椎间盘纤维环，髓核钳抓取椎间盘组织，单纯髓核钳抓取很有限，可以通过内镜下的其他操作手段进行椎间盘特别是软骨终板的切除。工作通道可以通过旋转进入椎间隙，可以将狭窄的椎间隙撑开（图 9-2-8A），该操作要特别注意保护神经。内镜监视下调整工作套管，将神经根保护在舌形瓣外侧，确认管内无神经后取出内镜。连接倒镜，组装铰刀，内镜监视下对椎间盘、软骨终板进行铰除。还可以使用镜下终板刮匙处理椎间盘组织及软骨终板。另外，我们还设计了镜下终板处理器，多种手段联合使用，最终至植骨床处理满意。除此之外，在椎间盘软骨终板不易切除时还可以将工作通道插入椎间隙，确认工作套管内没有神经的情况下拔出内镜，使用大的铰刀或刮匙等工具直接在通道内清除椎间盘。椎间隙处理满意的标准是：①暴露骨性终板，但不损伤骨性终板；②骨性终板显露范围应该呈"扇形"并达到或超过椎间盘整体面积的 2/3。

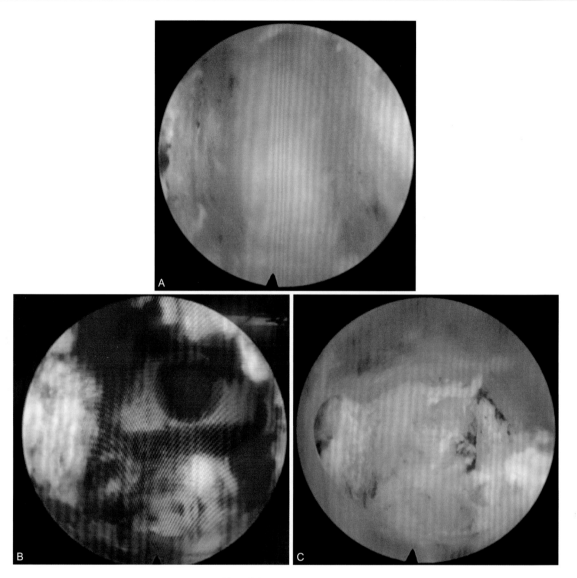

图 9-2-8　A. 撑开椎间隙；B、C. 植入融合器及植骨

　　完成椎间隙处理后内镜下确认工作通道舌尖部置入椎间隙内，视野内无硬膜和神经根，使用限深的植骨漏斗通过工作通道直接放入椎间隙，植入 5~8 g 自体骨或同种异体骨骨粒，夯实。可视化置换融合器植入套管，内镜下再次确认工作通道舌尖部进入椎间隙，把神经硬膜囊挡开。Cage 通过半开放的滑槽样的融合器植入套管，打入间隙，提前做好限深，cage 打入一次到位（图 9-2-8B、C）。最后透视确定 cage 位置良好。

5. 椎弓根螺钉内固定

　　经皮椎弓根螺钉置入技术，切口选择椎弓根体表投影外，再往外侧做切口。图 9-2-9A 示透视下置入穿刺针，正位确保穿刺针进入 1.5~2 cm 时针尖位于椎弓根内侧壁的外缘；图 9-2-9B 示侧位透视置入穿刺针成功后，需通过侧位透视确保穿刺针的位置位于椎体与椎弓根交界处；图 9-2-9C、D 示置换导丝后，沿导丝拧入椎弓根螺钉，通过正侧位透视确保内固定位置良好。

6. 关闭术口

　　植入融合器及植骨结束后，内镜下再次探查硬膜神经根以确保减压充分，彻底止血后可以直接拔出工作通道。透视下经皮将定位导针分别置入上、

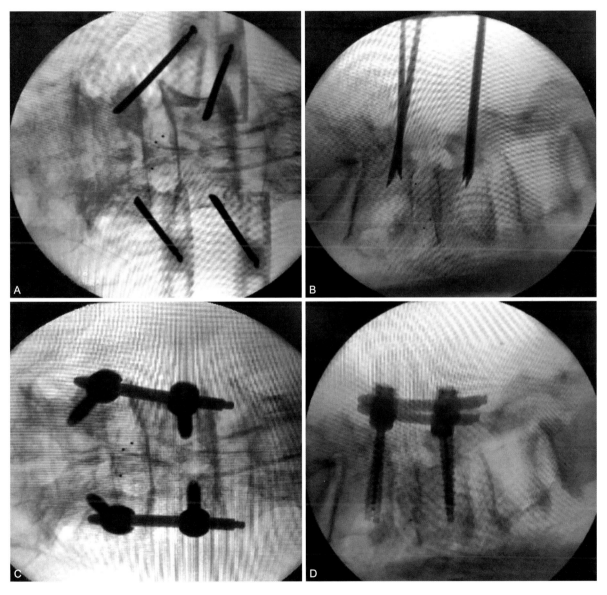

图 9-2-9　椎弓根螺钉内固定

下椎体的椎弓根内，置入长尾椎弓根螺钉将固定棒经皮肤切口穿过肌肉连接上下椎弓根螺钉。透视确认位置良好后，加压拧紧螺钉固定，缝合皮肤，术毕。如果遇到渗血情况较多时可以在原切口留置引流条，或在切口旁放置引流管。

四、术后管理

术后第 1 天拔除引流管；可佩戴腰围适度下地活动，术后第 2 天或第 3 天可独立活动后出院，评估 VAS、JOA 指标。术中见炎性渗出明显、神经根水肿严重者，术后可给予甲泼尼龙抗炎、消肿对症治疗 1~2 天。术后佩戴腰围保护 2~3 个月。1 个月内避免重体力劳动，在腰围保护的前提下下床活动，3 个月后复查 X 线片，评估 VAS、JOA 指标，去除腰围，逐渐恢复轻体力工作。术后半年复查 X 线片、CT 了解椎间隙融合情况。

复查资料包括融合器位置、融合情况等（图 9-2-10~图 9-2-13 ）。

五、分析与点评

1. 病例选择

该病例是腰椎滑脱、严重椎管狭窄的病例。大通道下 Endo-PLIF 技术，经过近几年的研究和进展，基本技术流程方案比较稳定，技术也比较成熟，是效率比较高的一种术式，适用的病种也比较多。学习曲线从早期开始做单纯的不稳合并有突出、峡部裂滑脱，发展到现在选择重度的狭窄伴有滑脱病例，以及两节段、三节段的腰椎手术问题。随着 BLBD（双侧入路双侧减压）的技术使用，目前单节段开放手术基本可以被大通道下 Endo-PLIF 术式所替代。

2. 术中如何控制出血

对于严重椎管狭窄病例，内镜融合需要进行全椎管减压。由于椎管内静脉丛增生，其中一个主要的难点就是出血控制。术中止血方式有限，在射频刀头都难以止血时，仅能通过流体明胶和明胶海绵填压的方式止血。所以要求术者有良好的解剖认识

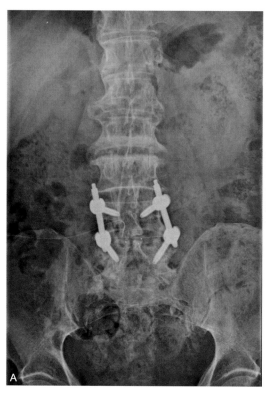 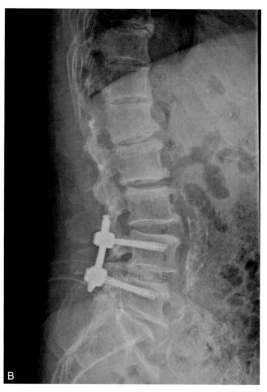

图 9-2-10　A、B. 术后 X 线正侧位片可见融合器和椎弓根螺钉位置良好，腰椎生理曲度恢复，序列良好

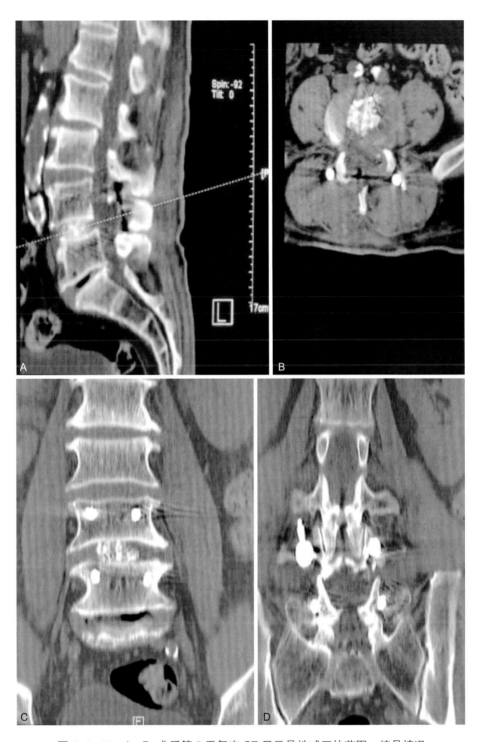

图 9-2-11　A~D. 术后第 3 天复查 CT 显示骨性减压的范围、植骨情况

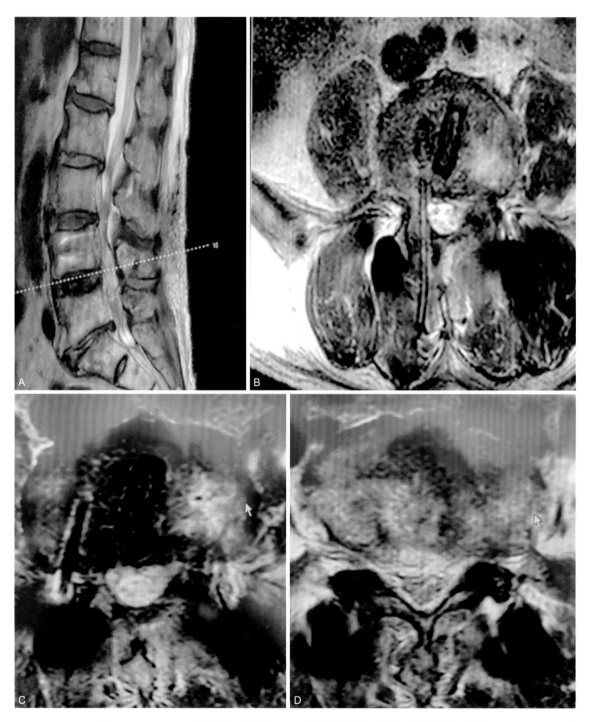

图 9-2-12 A~D. 术后第 3 天复查 MRI 显示椎管减压情况，全椎管减压满意

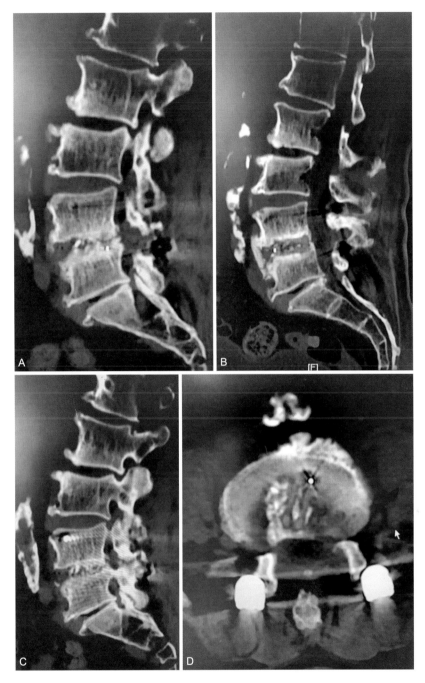

图 9-2-13　A~D. 术后半年复查 CT 显示椎间隙骨小梁已经连续，融合满意

才能做到内镜下超前止血，即对一些止血点进行提前处理。对于初学者来说，早期陡峭的学习曲线与不准确的镜下解剖和不熟悉镜下操作有关。

3. 并发症预防

　　硬膜囊、神经损伤是该手术主要的手术并发症。如何避免并发症的产生？首先是病例的选择。早期开展该手术的医生建议选择病理因素较简单的病例，如需要行 ULBD 减压或翻修、重度椎管狭窄、

腰椎滑脱Ⅱ度以上的病例。其次，Delta 大通道内镜下切除黄韧带时，硬膜囊可在一定的水压作用下，自然与黄韧带分离，形成黄韧带腹侧间隙，大大减少了硬脊膜损伤概率。在切除时必须保持视野清晰，先行分离后再摘除。最后，术中如果出现较大撕裂，甚至神经疝出，则需要改为开放手术，修补硬膜。较小的损伤，可用小块的补片填补，也可以用小的肌肉碎片填塞破裂口或用纤维蛋白黏合剂封堵。

六、总结

大通道内镜下 Endo-PLIF 是一种安全有效的手术方法，尽管学习曲线陡峭，一旦术者安全地通过最初的学习曲线，大部分需要接受融合手术的腰椎退行性疾病患者都可以采用该术式治疗。该术式在一些体型瘦小病例中切口可能与传统手术一样，但是在肥胖或腰椎管狭窄症患者中优势明确，与传统手术方式比较能够通过更小的损伤和快速康复获得更满意的临床疗效。

（陈博来　李永津　苏国义）

参考文献

[1] Palea O, Granville M, Jacobson RE. Selection of tubular and endoscopic transforaminal disc procedures based on disc size, location, and characteristics[J]. Cureus, 2018, 10(1): e2091.

[2] Goh TS, Shi HP, Dong SK, et al. Comparison of endoscopic spine surgery and minimally invasive transforaminal lumbar interbody fusion for degenerative lumbar disease: A meta-analysis[J]. Journal of Clinical Neuroscience, 2021, 88(2): 5-9.

[3] Basil GW, Wang MY. Technical considerations of endoscopic Kambin's triangle lumbar interbody fusion[J]. World Neurosurgery, 2020, 145: 670-681.

[4] Lee SH, Lee JH, Choi WC, et al. Anterior minimally invasive approaches for the cervical spine[J]. Orthop Clin North Am, 2007, 38(3): 327-337.

第十章 PLUS通道下Endo-T-PLIF技术

第一节 技术理念与器械设计

一、术式设计理念

目前，脊柱内镜手术技术正在蓬勃发展，受到越来越多的脊柱外科医生的青睐。脊柱内镜技术从最初治疗腰椎间盘突出症的单纯的减压已经发展到可以完成腰椎退行性疾病的减压融合固定。与传统的开放手术相比，脊柱内镜技术具有对腰椎正常的解剖结构破坏小、出血少以及精准减压等特点，更有利于术后快速康复。脊柱内镜下腰椎融合术最早是基于经椎间孔入路完成减压，早期的并发症有研究报道高达36%，主要是出口神经根损伤及融合器移位等问题。我们改良了镜下融合入路方式，直接通过工作通道内镜下进行上下关节突切除，再进行侧隐窝及椎管背侧的减压，将其命名为内镜辅助下经椎间孔及后外侧入路腰椎融合术（endoscopic transforaminal posterior lumbar interbody fusion，Endo-T-PLIF）。该术式具有手术创伤小、恢复快以及并发症发生率低等特点。采用Endo-T-PLIF术式时，术者应该严格把握手术适应证，进行精准的术前评估，主要包括通过体格检查及影像学资料明确患者症状的来源，然后制订合适的手术策略，术者应该具备经皮椎弓根螺钉置入技术以及脊柱内镜减压等丰富的手术经验。

二、Endo-T-PLIF技术优势

Endo-T-PLIF技术不需要经椎间孔穿刺，工作通道直接放置于关节突关节上或上关节突腹侧，是全可视化内镜技术，这样不仅减少了术中透视次数，最重要的是提高了手术的安全性。该技术首先定位到上关节突腹侧或者关节突关节间隙，也可以放到椎板上，然后采用一级导棒直接探到关节突腹侧或关节突关节间隙，再用扩张管逐渐向小关节扩张肌肉，最后用PLUS的外套管置入。术前正侧位透视，体表标记4个椎弓根，再置入内镜，镜下清除软组织，在直视下进行椎间孔减压，先用射频预止血切割，软组织分离，可防止血管和神经损伤。它不仅可以减少术中透视的次数，还能减少放射线的暴露，而且可以提前止血并提供更清晰的手术视野。

三、核心手术器械设计

（一）三级扩张管

三级扩张管包括一级穿刺导杆以及二、三级扩张管，对软组织逐级扩张，便于工作套管的置入（见图10-1-1）。

（二）通道及镜下环锯

通道包括两种套管，一种是非螺纹套管，另一种是螺纹套管，主要用于骨性减压。其中非螺纹套管包括T形和U形2种。T形和U形工作套筒直径约为8.5 mm。设计的目的是建立工作通道，便于椎板及关节突关节的骨性减压。同时保护周围软组织。

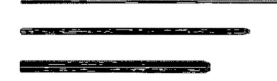

图10-1-1 三级扩张管，上图为一级穿刺导杆；中、下图为二、三级扩张管

螺纹套管因其外面有螺纹，增加了通道与接触组织的摩擦力，避免通道的过度活动，增加手术的安全性，减少相应并发症的发生（图10-1-2）。可视环锯

的刚度稳定，可以保证环锯在打磨最硬的椎体骨效率的同时，还可以随时通过环锯折断相应的减压骨（图10-1-3）。

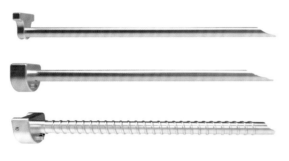

图 10-1-2 PLUS 通道

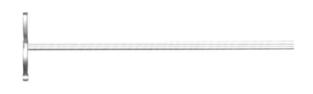

图 10-1-3 镜下环锯

第二节 操作步骤与手术技巧

一、手术适应证及禁忌证

（一）适应证

Endo-T-PLIF 技术的适应证主要是：①伴有腰椎不稳的腰椎管狭窄症；②椎间孔狭窄或侧隐窝狭窄合并腰椎不稳/滑脱（Ⅱ度以内）；③中央型腰椎间盘突出症伴有终板炎，椎间隙变窄明显；④明显的腰椎不稳、滑脱。

（二）禁忌证

禁忌证主要是严重的骨性狭窄、Ⅲ度以上滑脱、腰椎结核、腰椎肿瘤等。

二、病例资料

患者女性，56岁，以"腰痛及双下肢疼痛麻木伴活动受限3年，加重半年"入院。

现病史：患者于3年前无明显诱因出现腰部疼痛并逐渐放射至双侧臀部、双侧小腿外侧及足背部，半年前症状逐渐加重，并出现间歇性跛行，行走300米即出现症状，休息后缓解，曾给予牵引、理疗等保守治疗，症状无明显缓解。

既往史：糖尿病病史5年，给予胰岛素对症治疗，血糖控制可。高血压病史4年，口服药物治疗，控制尚可。

专科检查：L4/5 棘间及椎旁压痛，左侧小腿外侧、外踝部、足背处及足背侧皮肤感觉异常；右下肢直腿抬高试验60°阳性，左下肢50°阳性，双下肢肌力、肌张力正常，无肌肉萎缩。会阴、肛门区皮肤感觉未见明显异常；双侧膝腱及跟腱反射减弱，髌阵挛及踝阵挛未引出；双侧 Babinski 征均为阴性。

影像学检查：腰椎正侧位 X 线片显示腰椎明显退行性改变，生理曲度变直。L4 腰椎椎体滑脱，L5/S1 椎间隙变窄，腰椎过伸过屈位片提示腰椎不稳定（图10-2-1）。

CT 检查：腰椎椎体生理曲度变直，各椎体边缘不同程度骨质增生，L4 椎体滑脱伴椎间盘突出，L5/S1 椎间隙变窄。双侧黄韧带明显增厚，关节突关节增生，椎管及双侧椎间孔变窄，双侧神经根及马尾神经受压（图10-2-2）。

磁共振（MRI）检查：腰椎矢状位 MRI 显示 L3/4、L4/5、L5/S1 椎间盘突出，椎管狭窄，L4 椎体不稳，硬膜囊受压。腰椎横断位 MRI 显示 L4/5 椎间盘突出，双侧黄韧带明显增厚，关节突关节增生，腰椎管狭窄（图10-2-3）。

通过术前体格检查和影像学资料，确定患者症状主要来源于 L4/5 节段，因此，该患者接受了 L4/5 节段的 Endo-T-PLIF 手术。

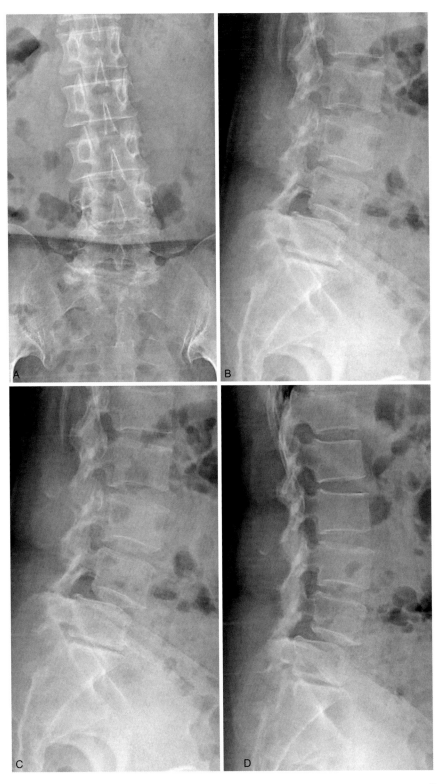

图 10-2-1 A、B. 腰椎正侧位片显示腰椎明显退行性改变，生理曲度变直，L4 腰椎椎体滑脱，L5/S1 椎间隙变窄；C、D. 腰椎过伸过屈位片提示腰椎不稳定

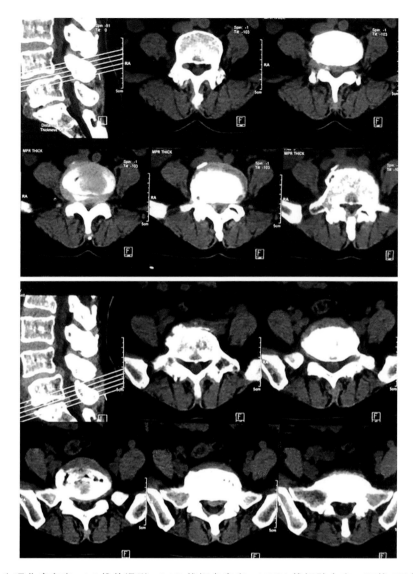

图 10-2-2　腰椎椎体生理曲度变直，L4 椎体滑脱，L4/5 椎间盘突出，L5/S1 椎间隙变窄。腰椎 CT 横断位显示双侧黄韧带明显增厚，关节突关节增生，椎管及双侧椎间孔变窄，双侧神经根及马尾神经受压

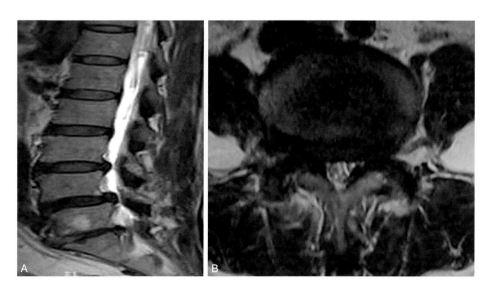

图 10-2-3　A. 腰椎矢状位 MRI 显示 L3/4、L4/5、L5/S1 椎间盘突出，椎管狭窄，L4 椎体不稳，硬膜囊受压。B. 腰椎横断位 MRI 显示 L4/5 椎间盘突出，双侧黄韧带明显增厚，关节突关节增生，腰椎管狭窄

三、手术操作步骤

（一）体位

气管插管全麻成功后，患者取常规俯卧位，胸部及双侧髂嵴使用体位垫垫高。同时使患者保持一定程度的屈髋、屈膝，形成腰桥。

（二）定位穿刺

C臂透视下定位手术节段，标注症状节段（L4/5）上、下椎体椎弓根位置；通过在C臂引导下插入一级导杆置于上关节突腹侧，再沿导杆置入外工作通道，旋转至关节突关节骨性结构（10-2-4）。

（三）清理软组织，显露骨性结构及上关节突切除

置入工作套管后，镜下先以髓核钳和电极清除软组织，露出关节突骨面（图10-2-5）。沿工作套管置入可视环锯，用可视环锯进行上、下关节突的骨性切除并多次骨性减压（图10-2-6）。

（四）头尾侧、背侧减压情况

置管镜下操作：沿导杆置入8.5 mm直径的工作套管，连接内镜光源，应用射频止血，切除部分黄韧带、后纵韧带及椎间盘组织，后探查头尾侧、背侧减压情况，直到充分减压可见神经根自主搏动为好（图10-2-7）。

（五）置入工作套管及椎间隙处理

椎间隙及终板处理：内镜下，将导杆沿工作套管置入椎间隙，并确认导杆方向及位置良好，逐级扩张，沿导杆置入直径12 mm的大工作套管，在大套管内置入PLUS外套管，在可视下把直径12 mm

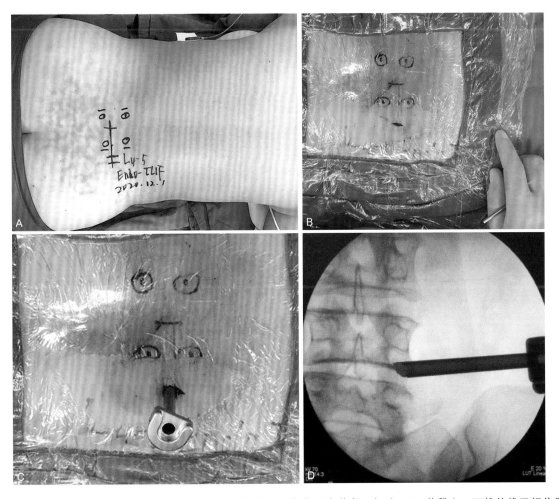

图10-2-4　A.患者屈髋、屈膝俯卧位，形成腰桥；B.C臂透视定位手术节段，标注L4/5节段上、下椎体椎弓根位置；通过在C臂引导下插入一级导杆置于上关节突腹侧；C.沿导杆置入外工作通道，旋转至关节突关节骨性结构。D.置入外工作通道后透视

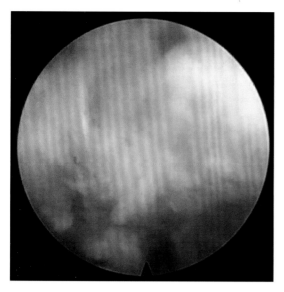

图 10-2-5 镜下图像显示沿工作套管置入内镜系统用射频电极进行关节突周围软组织清理，显露骨性结构

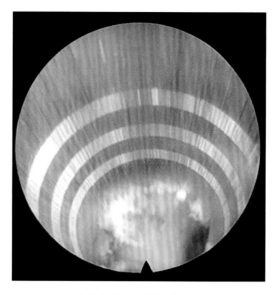

图 10-2-6 沿工作套管置入可视环锯，进行上、下关节突的骨性切除并多次骨性减压

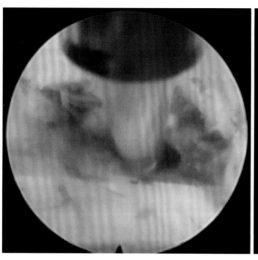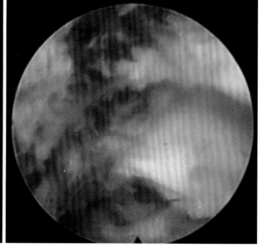

图 10-2-7 头尾侧、背侧减压的镜下图像

的大工作套管置入椎间隙，把神经根挡在套管背侧固定大套管。置入可视铰刀，直接用可视铰刀进行椎间隙处理，再用方凿进行椎间隙处理，最后再用终板刮刀进行终板处理。置入原 8.5 mm 直径的工作套管，摘除椎间隙内松动的髓核及软骨终板后，椎间孔镜下确认骨性终板条件良好（图 10-2-8）。

（六）椎间植骨及融合器置入

将足量同种异体骨及自体骨通过 12 mm 直径工作套管，植骨漏斗置入椎间隙，并夯实后，置入融合器至 C 臂透视可见融合器尾端低于椎体后缘 5 mm 以上。再次 C 臂透视见融合器位置及高度良好（图 10-2-9）。

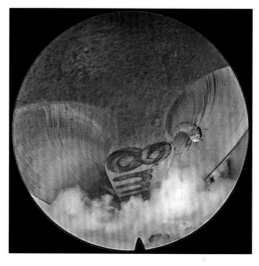

图 10-2-8 可视铰刀处理椎间盘髓核组织及软骨终板

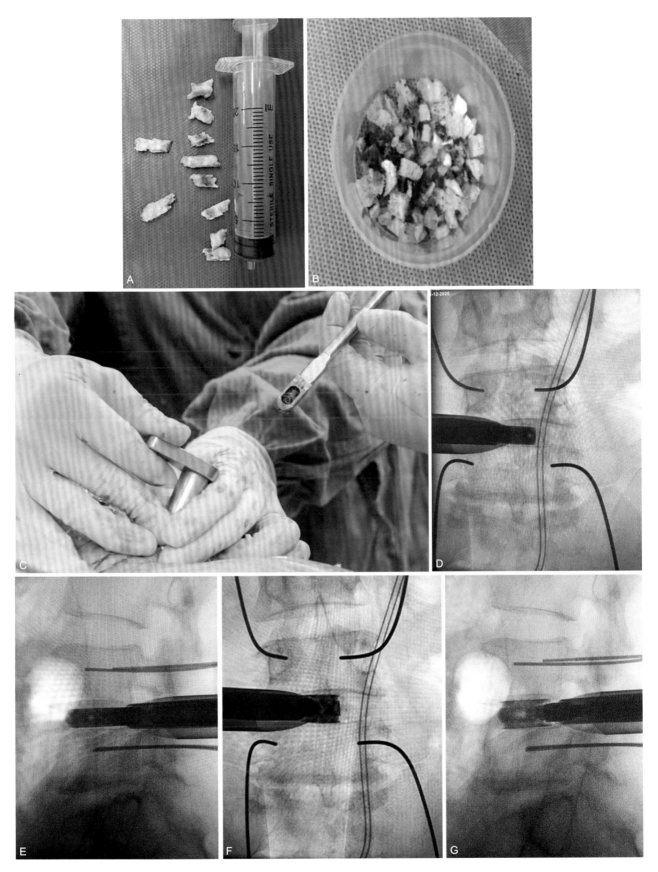

图 10-2-9　A. 椎间孔成形时环锯环除的圆柱形骨柱；B、C. 沿工作通道椎间隙植入自体骨及椎间孔成形时圆柱形骨柱；D、E. 术中融合器置入未撑开椎间隙的正侧位透视图像；F、G. 术中融合器撑开后的正侧位透视图像

（七）置入经皮椎弓根螺钉及连接棒

　　于经皮椎弓根螺钉固定的椎弓根体表投影处，按操作流程经皮置入椎弓根螺钉及连接棒并固定，C 臂透视见钉棒位置良好，固定满意（图 10-2-10 ）。

四、术后管理

　　建议患者卧床 2~3 天，口服消炎镇痛药 1~2 周。此外，患者下床活动需要佩戴支具 6~8 周。术后患者常规复查腰椎正侧位 X 线片、CT 及 MRI 评估内植物及椎间隙骨性融合情况（图 10-2-11 ）。

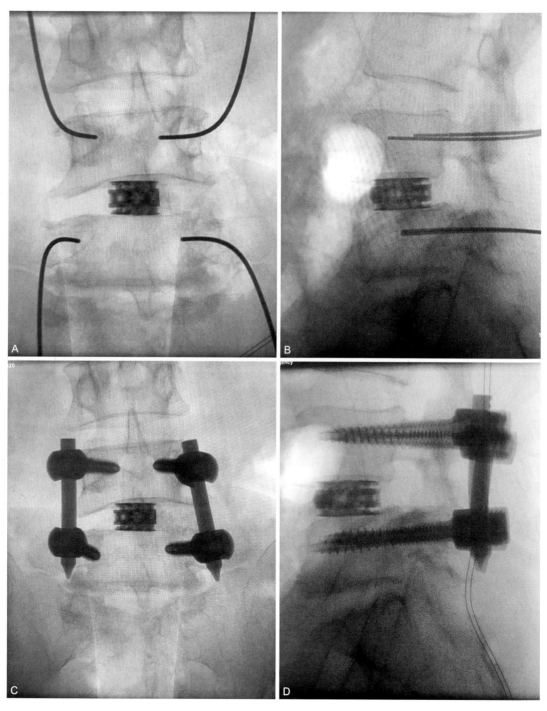

图 10-2-10　A、B. 腰椎正位像显示融合器及经皮导丝置入；C、D. 经皮置入椎弓根螺钉，提拉复位，加压固定。术中透视见融合器和椎弓根螺钉位置良好

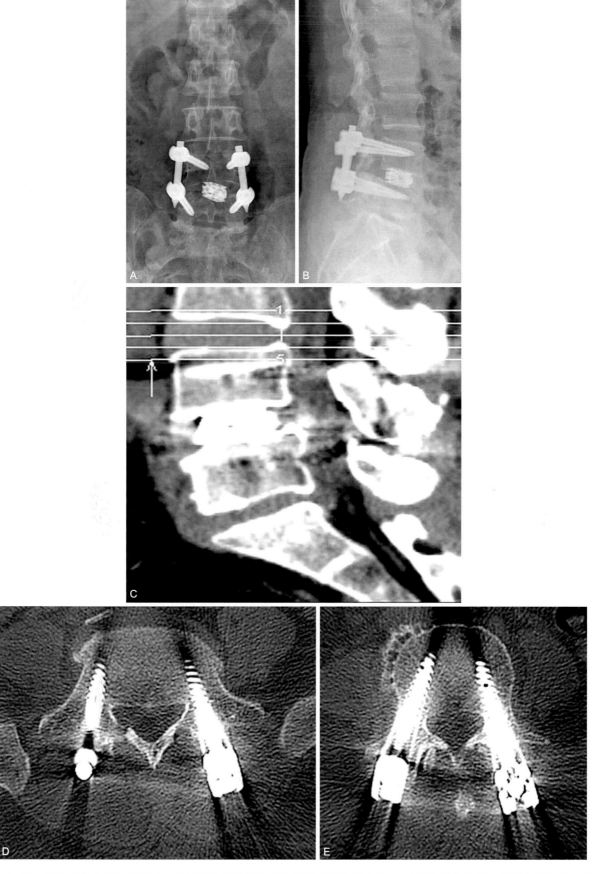

图 10-2-11 腰椎正位（A）、侧位（B）X 线片示椎弓根螺钉及融合器位置良好，L4 椎体复位良好，生理曲度恢复。术后 3 个月 CT 矢状位（C）、CT 横断位（D、E）示 L4 椎体已复位，生理曲度及椎间隙高度均恢复

五、分析与点评

1. PLUS 通道下 Endo-T-PLIF 技术手术创伤小，4 个切口用于经皮椎弓根螺钉置入，1 个切口用于内镜辅助完成减压、融合，对腰椎正常解剖结构破坏小，术后第二天可下床适当活动，早期进行功能锻炼。

2. PLUS 通道下 Endo-T-PLIF 技术有很高的安全性。采用开放思路做内镜手术，实现内镜技术的可视化，先进行骨性减压，当黄韧带的头尾端起止点减压充分后，神经根的背侧至少能看到硬膜囊和神经根的分叉处时，这样背侧减压才算充分。这时就可以置换 1.2 cm 或 1.5 cm 的大套管，只有头尾、背侧充分减压，置换大套管才能非常轻松，节约手术时间。所以此手术安全性高，相关并发症发生率低，是值得推广的技术。

3. PLUS 通道下 Endo-T-PLIF 与 PE-TLIF 技术一样，可以选择不同的麻醉方式，比如基础麻醉联合局部麻醉、低浓度的连续硬膜外麻醉联合局部麻醉或者气管插管全身麻醉等，我们建议采用全麻插管方式，患者术中体验感更好，麻醉管理更加安全。

4. PLUS 通道下 Endo-T-PLIF 技术有一定的学习曲线，虽说是可视化的思路理念，但也不是绝对安全，需要有一定脊柱内镜基础的脊柱外科医生，经过严格规范的培训才能达到开展镜下融合技术的要求。

5. 必须严格把握手术适应证，不能盲目跟风。

6. 该技术是否增加某种并发症的风险，尚需多中心、前瞻性、长期随访的大样本量研究进一步证实。

（马海军　赵小兵　贺　毅　周红刚）

参考文献

[1] Cloward RB. The treatment of ruptured lumbar intervertebral disc by vertebral body fusion. III. Method of use of banked bone[J]. Ann Surg, 1952, 136: 987-992.

[2] Foley KT, Gupta SK, Justis JR, et al. Percutaneous pedicle screw fixation of the lumbar spine[J]. Neurosurg Focus, 2001, 10: E10.

[3] Kim JS, Jung B, Lee SH. Instrumented minimally invasive spinal-transforaminal lumbar interbody fusion(MIS-TLIF): minimum 5-year follow-up with clinical and radiologic outcomes[J]. Clin Spine Surg, 2018, 31: E302-e309.

[4] Ozgur BM, Aryan HE, Pimenta L, et al. Extreme lateral interbody fusion(XLIF): a novel surgical technique for anterior lumbar interbody fusion[J]. Spine J, 2006, 6: 435-443.

[5] Aryan HE, Newman CB, Gold JJ, et al. Percutaneous axial lumbar interbody fusion(AxiaLIF)of the L5-S1 segment: initial clinical and radiographic experience[J]. Minim Invasive Neurosurg, 2008, 51: 225-230.

[6] Schwender JD, Holly LT, Rouben DP, et al. Minimally invasive transforaminal lumbar interbody fusion(TLIF): technical feasibility and initial results[J]. J Spinal Disord Tech, 2005, 18 Suppl: S1-6.

[7] Rosenberg WS, Mummaneni PV. Transforaminal lumbar interbody fusion: technique, complications, and early results[J]. Neurosurgery, 2001, 48: 569-574.

[8] Birkenmaier C, Komp M, Leu HF, et al. The current state of endoscopic disc surgery: review of controlled studies comparing full-endoscopic procedures for disc herniations to standard procedures[J]. Pain Physician, 2013, 16: 335-344.

[9] Yeung AT, Tsou PM. Posterolateral endoscopic excision for lumbar disc herniation: Surgical technique, outcome, and complications in 307 consecutive cases[J]. Spine(Phila Pa 1976), 2002, 27: 722-731.

[10] Ruetten S, Komp M, Godolias G. An extreme lateral access for the surgery of lumbar disc herniations inside the spinal canal using the full-endoscopic uniportal transforaminal approach-technique and prospective results of 463 patients[J]. Spine(Phila Pa 1976), 2005, 30: 2570-2578.

[11] Xiaobing Z, Xingchen L, Honggang Z, et al. "U" route transforaminal percutaneous endoscopic thoracic discectomy as a new treatment for thoracic spinal stenosis[J]. Int Orthop, 2019, 43: 825-832.

[12] Yang J, Liu C, Hai Y, et al. Percutaneous endoscopic transforaminal lumbar interbody fusion for the treatment of lumbar spinal stenosis: preliminary report of seven cases with 12- month follow-up[J]. Biomed Res Int, 2019, 3091459.

[13] Jacquot F, Gastambide D. Percutaneous endoscopic transforaminal lumbar interbody fusion: is it worth it?[J] Int Orthop, 2013, 37: 1507-1510.

第十一章 Lusta大通道下Endo-PLIF技术

第一节 技术理念与器械设计

一、术式设计理念

任何一项外科技术进步的过程都是曲折的。Schreiber最早将内镜技术应用于后外侧入路髓核切除术。2000年前后，Tony Yeung和Hal Mathews进一步完善了经皮内镜髓核切除术。2000年初，德国脊柱外科医生Sebastian Rutten改进内镜技术并应用经椎板间入路。随着手术技术和器械的发展，内镜下髓核切除术的手术适应证逐渐增多并取得满意的临床疗效，可适用于各种类型的椎间盘突出。然而单纯内镜手术不适用于腰椎不稳、腰椎滑脱症、严重椎间隙狭窄等病例，这些情况下需要行腰椎椎间融合术恢复腰椎稳定性和椎间隙高度。从开放的PLIF术，到开放经椎间孔入路椎间融合术（transforaminal lumbar interbody fusion，TLIF）、通道下经椎间孔入路椎间融合术（minimally invasive transforaminal lumbar interbody fusion，MIS-TLIF）、斜外侧入路椎间融合术（oblique lumbar interbody fusion，OLIF）等，尽管融合方式越来越微创，但是各种手术方式仍有较大的创伤和特有的并发症。内镜下融合技术作为一种既可以微创减压、又可行椎间融合的可视化手术方式，成为脊柱外科研究的新热点。Morgenstern R最早报道内镜下椎间融合术治疗椎间隙严重狭窄，术中切除上关节突腹侧部分扩大椎间孔，使用可撑开融合器（B-twin）行椎间融合，取得满意的临床疗效。之后，随着手术器械和融合器等的改进，镜下融合技术逐渐成熟。现有文献报道中，多数学者采用经皮内镜下经椎间孔入路镜下融合术（percutaneous endoscopic transforaminal lumbar interbody fusion，PE-TLIF），

作者设计并使用Lusta大通道下行腰椎后路椎间融合术（percutaneous endoscopic posterior lumbar interbody fusion，Endo-PLIF）作为一种新的镜下融合手术方式，取得良好的疗效。

作者设计使用Endo-PLIF术，经腰椎关节突后入路进行减压和椎间融合，与PE-TLIF术的主要不同点在于Endo-PLIF术是通过切除部分下关节突下内侧部分，显露上关节突内侧部分，切除上关节突内侧部分关节突，尽量保留上、下关节突的外侧部分，切除骨质范围能置入工作通道即可，即镜下工作区域位于盘黄间隙和侧隐窝上半部分。先进行盘黄间隙及侧隐窝上半部分的减压准备好镜下椎间融合通道并进行椎间融合，待椎间融合完成后再进行上位椎板、侧隐窝下半部分及后方椎管的减压。手术步骤示意图如图11-1-1所示。

二、核心手术器械设计介绍

（一）Lusta大通道椎间盘内镜

如图11-1-2A所示，工作通道内径7.1 mm、外径10.0 mm。工作长度139 mm，视向角15°。视场角80°。其7.1 mm的内径可以使用较大的镜下器械进行操作，提高了镜下操作的效率，有利于开展全内镜下椎管狭窄减压手术及全内镜下融合术等。

（二）软组织扩张器和逐级扩张套筒

如图11-1-2B所示，3.7 mm的软组织扩张器和三级逐级扩张套筒可经皮建立软组织通道，推移周围软组织，对周围组织损伤较小，为进一步置入工作通道创造条件。

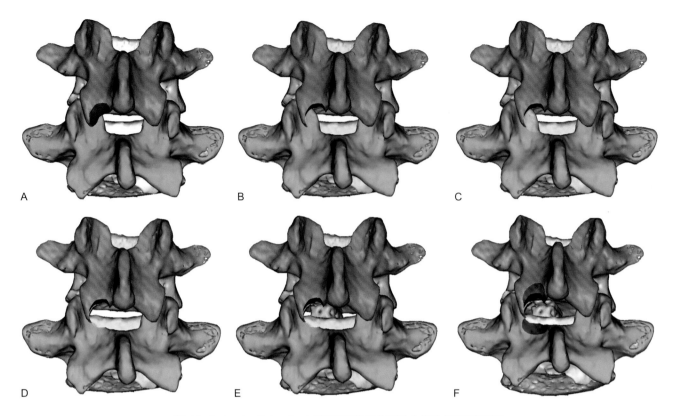

图 11-1-1 A~F. Lusta 大通道下镜下减压融合操作简要示意图

（三）工作通道和封冒通道

如图 11-1-2C 所示，外径 12 mm、内径 11 mm 斜口工作套筒，内径 11 mm 以方便置入可撑开铰刀和可撑开融合器；前方斜口设计可在可撑开铰刀置入、处理椎间隙和置入可撑开融合器时旋转工作套筒长舌状尖端将神经根和硬膜囊向内侧推移并加以保护。封冒通道外径 11 mm、内径 10 mm，工作时将封冒通道置入工作通道内，其内径与 Lusta 脊柱内镜的外径相匹配，保证通道密封性，维持镜下足够的工作水压。

（四）镜下骨凿

如图 11-1-2D 所示，作者设计的镜下骨凿，尖端半弧形的设计凿除骨质时骨块不容易向其他地方移位，凿出的骨面呈圆弧状，减少过多地切除骨质，亦便于圆形工作通道的置入。

（五）镜下椎板钳

如图 11-1-2E 所示，有 140° 和 90° 两种角度，4 mm、5 mm、6 mm 不同宽度的镜下椎板钳，便于不同部位的减压使用，并提高了镜下减压的速度。

（六）宽度可调铰刀

见第七章第一节。

（七）高度可调椎间融合器

见第七章第一节。

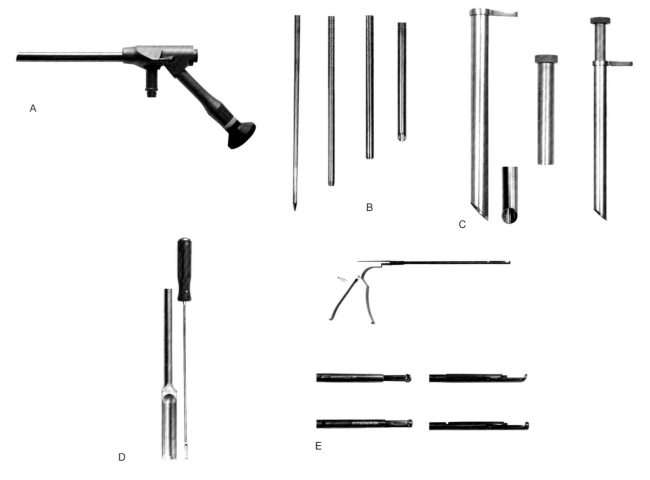

图 11-1-2　手术器械

第二节　操作步骤与手术技巧

一、手术适应证及禁忌证

（一）适应证

该手术适合于 L4/5、L5/S1 节段下列疾病的治疗：盘源性腰痛、腰椎峡部裂、腰椎不稳症、伴有不稳定或终板炎的腰椎间盘突出症、腰椎管狭窄症、退变性或峡部裂性腰椎滑脱症、退变性脊柱侧凸等。

（二）禁忌证

该手术的禁忌证是：①需要 3 个或 3 个以上节段减压融合固定的脊柱退行性病变；②脊柱肿瘤；③脊柱感染性病变（骨质破坏较重者）；④重度的腰椎管狭窄症；⑤Ⅲ度以上腰椎滑脱症；⑥严重的骨质疏松症；⑦严重的需要矫正的脊柱侧凸和（或）脊柱后凸畸形。

二、病例资料

患者男性，56 岁，主因"腰部酸困伴右下肢疼痛麻木 2 年加重半年"入院。

现病史：患者于 2 年多前出现腰背部酸困不适，伴右下肢放射性疼痛，沿大腿后外侧放射至小腿前外侧，行走过多右下肢麻木无力，休息 3~5 分钟麻木无力减轻。无足趾疼痛、发凉、皮肤苍白、发热、消瘦等症状。因不影响生活一直未诊治。半年前腰背部出现疼痛，久坐后疼痛加重，卧床休息后略缓解，行走距离越来越短，现行走 200 m 即出现右下肢麻木无力，近半月腰背部疼痛加重，翻身困难。来院就诊，行腰椎MRI检查示腰椎管狭窄，经卧床、局部理疗、抗炎对症治疗，效果不佳，收住病房。

既往史：否认糖尿病、高血压病、心脏病病史，否认肝炎、结核病等传染病病史，否认输血史，否认食物、药物过敏史，预防接种史不详。

专科检查：脊柱生理曲度可，翻身起床困难，伸屈活动受限，L4/5棘突间及棘突旁压痛、叩击痛阳性。右侧足背皮肤感觉减退，双下肢肌张力正常，右侧胫前肌、踇背伸肌肌力4级，双侧直腿抬高试验阴性，双侧膝腱、跟腱反射减弱，双侧巴宾斯基征未引出。双侧足背动脉搏动好。

术前影像学资料：

1. X线检查

腰椎X线检查正侧位片（图11-2-1A、B）显示明显退行性改变，生理曲度变直（腰椎前凸角27.3°），L4/5、L5/S1椎体唇样增生，关节突关节明显增生，L4/5、L5/S1椎间隙明显狭窄。过伸过屈位片（图11-2-1C、D）提示腰椎活动范围无明显降低。

2. CT检查

腰椎CT检查：L4/5间隙可见椎间盘膨出，关节突关节及棘突轻度增生，可见椎体边缘增生，未见椎间盘钙化（图11-2-2A、B）；L5/S1椎间隙可见椎间盘膨出，双侧黄韧带轻度增厚，关节突关节

轻度增生（图11-2-2C）。腰椎椎体序列尚好，生理曲度变直，L4/5、L5/S1边缘不同程度骨质增生，L4/5、L5/S1椎间隙明显变窄，L4/5椎体唇样增生（图11-2-2D、E）。

3. MRI检查

腰椎轴位MRI显示L4/5、L5/S1狭窄的病理性致压因素主要来自前方椎间盘向后突出，以及后方的黄韧带厚，椎管轻度变形，马尾神经被挤压，神经根挤压明显；腰椎矢状位磁共振T2像和T1像显示L4/5、L5/S1腰椎管狭窄，椎间隙明显变窄，狭窄的病理因素分别为前方椎间盘突出与后方的黄韧带肥厚，L4/5椎板炎Modic分型Ⅲ型改变（图11-2-3）。

三、手术操作步骤

（一）体位和穿刺置入工作通道

手术在全麻下进行，先行L4/5镜下减压融合，再行L5/S1镜下减压融合。体位采用折刀俯卧位，患者胸部及双侧髂嵴垫高，腹部悬空，屈髋屈膝，折刀手术床使患者腰背部后凸，可使椎板间隙增宽，黄韧带张力增大，既增大镜下操作空间，又利于切除黄韧带；关节突关节背伸，关节间隙增宽利于椎板钳咬除骨质；下关节突切除范围可以适当减小，减少骨性破坏（图11-2-4A）。

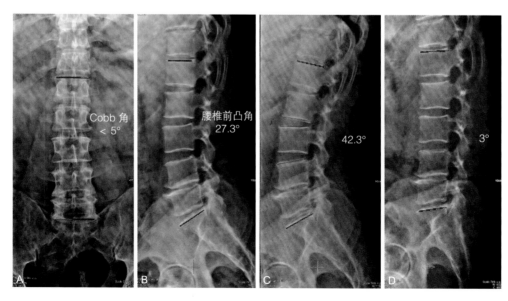

图11-2-1　腰椎X线检查

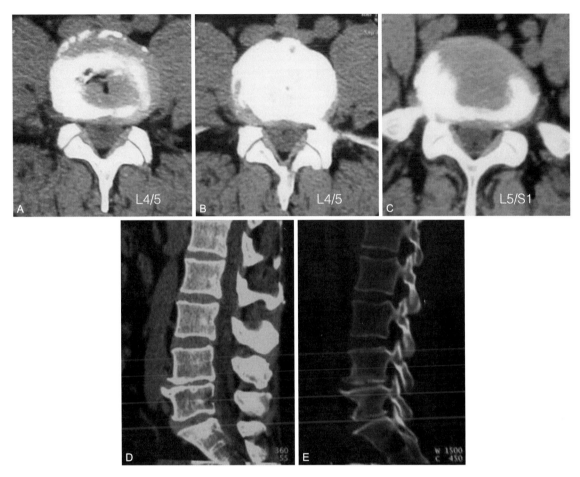

图 11-2-2　腰椎 CT 检查

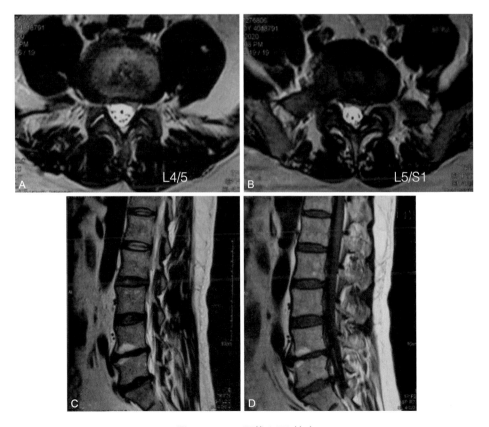

图 11-2-3　腰椎 MRI 检查

先行 L4/5 镜下减压融合，穿刺针穿刺定位，穿刺针尖端正位透视位于 L4 右侧下关节突上，穿刺方向在侧位上平行于椎间隙（图 11-2-4B）。

经穿刺针置入导丝，顺着导丝置入软组织扩张器，置入软组织扩张器时一边旋转一边置入扩张器防止软组织扩张器切割导丝致使导丝弯曲和断裂，经逐级扩张后置入工作通道（图 11-2-4C）。

（二）镜下操作要点（注：以下内容中镜下图片 3 点方向为患者头端，6 点方向为患者右侧）

1. 镜下显露和切除部分下关节突

镜下寻找 L4 右侧下关节突关节并显露，切除关节突表面的关节囊显露下关节突骨质。该患者关节突关节退变严重，关节突关节表面关节囊菲薄，部分关节表面骨质外露，寻找相对容易（图 11-2-5A）。

骨凿从下关节突内下缘处开始切除下关节突，由下关节突下内侧向外上切除下关节突骨质，直至显露 L5 上关节突的内上方弧形关节边缘。每次切除骨块不能太大，不要大于 1 cm，防止骨块过大不能从工作通道内取出（图 11-2-5B、C）。

2. 镜下切除部分上关节突

切除 L4 下关节突充分显露 L5 上关节突，该患者椎间隙较窄，侧隐窝狭窄，椎板钳自 L5 上关节突中部内缘分别向近端、远端外侧切除 L5 上关节突，从近端或从远端开始分别有损伤出口和走行神经根的风险。切除 L5 部分上关节突骨质可见盘黄间隙的黄韧带。切除上关节突范围为工作套筒内缘内的骨质（图 11-2-6）。

3. 切除部分黄韧带显露神经根

切除足够的 L5 上关节突骨质，显露盘黄间隙后方的黄韧带及椎板间部分黄韧带，进而显露 L5 右侧神经根（图 11-2-7）。

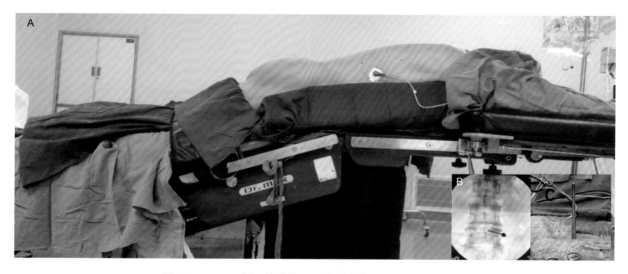

图 11-2-4　A.折刀俯卧位；B.穿刺定位；C.置入工作通道

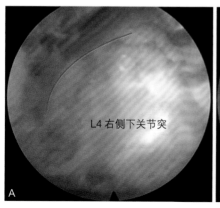
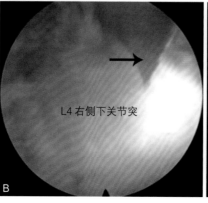
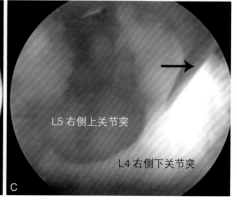

图 11-2-5　镜下显露和切除部分下关节突（图 A 中红线示右侧下关节突的内下缘，图 B、C 中黑箭头所指弧形骨凿）

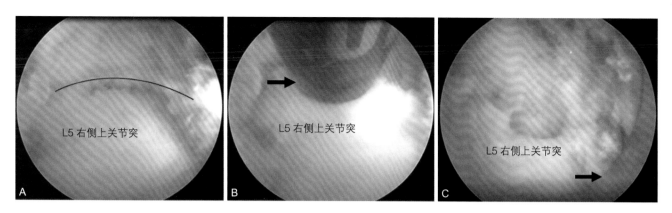

图 11-2-6 镜下切除部分 L5 上关节突：A. 红线为 L5 上关节突上内缘；B. 黑色箭头所指为椎板钳；C. 黑色箭头所指为工作通道

4. 旋转工作套筒保护神经根和初步椎间隙减压

旋转工作套筒，将 L5 右侧神经根及硬脊膜挡于套筒外，并可将套筒向外倾斜，将神经根和硬脊膜向内侧推移从而更多地显露椎间隙，镜下切开椎间盘纤维环进行椎间盘摘除，初步进行椎间盘纤维环及髓核摘除（图 11-2-8）。

5. 经工作通道置入宽度可调铰刀

取出经皮脊柱内镜后，经工作通道置入宽度可调铰刀，透视可见铰刀可能会损伤 L4 下终板，可将套筒向头端倾斜将铰刀置入，或者再切除一部分

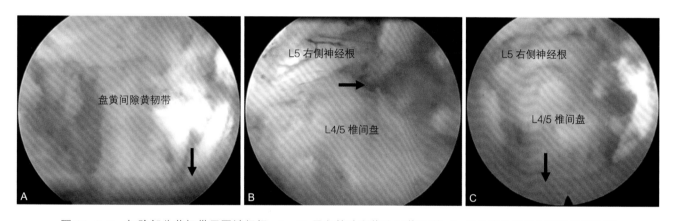

图 11-2-7 切除部分黄韧带显露神经根：A、C. 黑色箭头所指为工作通道；B. 黑色箭头所指为双极射频头端

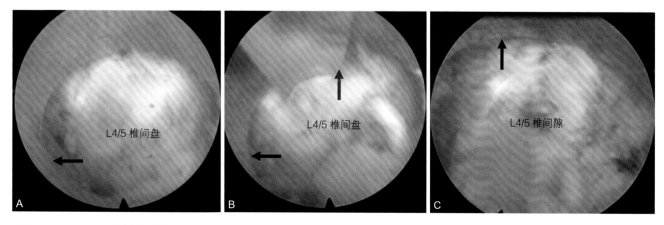

图 11-2-8 A~C. 旋转工作通道保护神经根和初步椎间隙减压（图中黑色箭头所指为工作通道，红色箭头所指为镜下骨凿）

L4 下关节突向头端推移工作通道，亦可如图 11-2-9B 所示将通道向上轻轻提拉将铰刀置入（图 11-2-9B 所示方法主要在工作通道和椎间隙偏斜比较大的情况下使用，一般不提倡采用所示方法，仅作为一种补救措施，术者在操作时尽量使通道和椎间隙平行，而且在这种情况下取出铰刀时要将铰刀拧至最窄时、铰刀和身体纵轴相平行时取出，这种情况有损伤走行神经根的风险）。撑开高度可调铰刀进行终板的处理。

6. 铰刀处理椎间隙

铰刀处理终板时可将工作通道及铰刀尾端向外倾斜旋转处理椎间隙偏中间部分终板。再将工作通道和铰刀尾端向内倾斜处理椎间隙偏外侧部分终板。这样可使椎间隙上、下终板植骨面呈扇形，加大了植骨块和终板的接触面积（图 11-2-10 ）。

7. 椎间植骨

镜下观察 L4 下终板和 L5 上终板处理情况，可看到终板下骨质散在点状出血。经植骨漏斗向椎间隙前方植入自体骨和 BMP 材料（图 11-2-11 ）。

8. 椎间置入高度可调椎间融合器

经工作通道置入高度可调椎间融合器。如果如 11-2-12A 中椎间融合器与终板不平行可适当调整通道方向，或者如图 11-2-12B 所示在融合器置入椎间隙后将工作通道轻轻向上提起，再摆正椎间融合器（笔者不鼓励使用图 B 中所示的这种方法，早期开展此项工作者，对器械不熟悉可能损伤神经根，此法仅作为一种补救措施必要时使用）。撑开高度可调椎间融合器，适当撑开椎间隙高度（图 11-2-12C ）。

9. 椎管探查和减压

经工作套管置入经皮脊柱内镜探查神经根周

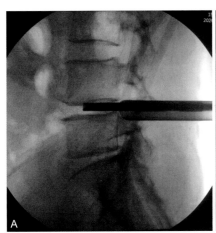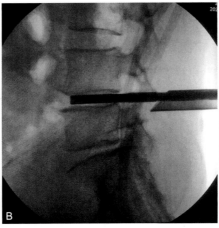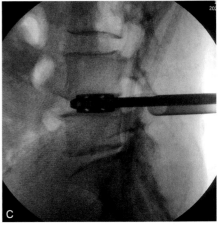

图 11-2-9　铰刀置入椎间隙

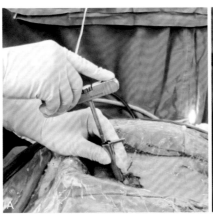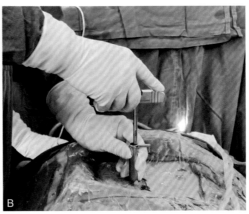

图 11-2-10　铰刀处理椎间隙

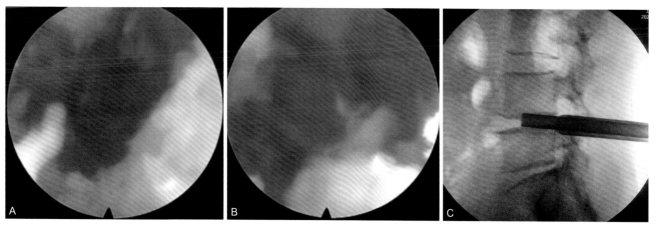

图 11-2-11　椎间植骨（图 A 为 L5 上终板、图 B 为 L4 下终板镜下所见）

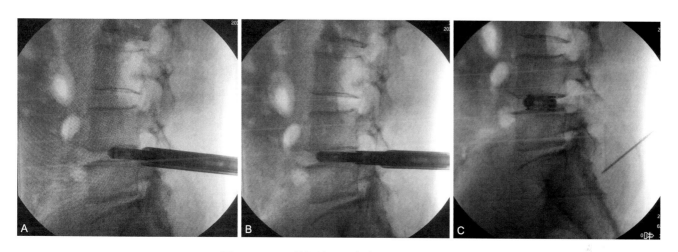

图 11-2-12　椎间隙置入高度可调椎间融合器

围，扩大侧隐窝解除神经根压迫，对于中央管狭窄或对侧狭窄者进行相应的减压。

10. 同法行 L5/S1 椎间隙融合减压术

经 L4/5 镜下融合减压切口重新经软组织扩张器和逐级工作套筒向 L5/S1 椎间隙建立工作通道，置入工作套管进行 L5/S1 椎间减压融合（患者腰骶角比较大者 L4/5、L5/S1 两个节段减压融合可用 L4/5 一个皮肤切口进行两个间隙的镜下减压融合）。置入并撑开高度可调椎间融合器，可见椎间隙高度增大，腰椎序列好（图 11-2-13）。

11. 经皮椎弓根螺钉固定（略）。

四、术后管理

术后经减压融合通道置入负压引流管负压引

流，24 小时引流液少于 50 ml 后拔除引流管即可带腰围下地活动。

（一）术后切口

如图 11-2-14 所示，两侧切口分别为经皮椎弓根螺钉置入的切口皮内缝合，黑色缝线处为 L4/5 节段皮肤切口，L5/S1 节段可用此切口向 L5/S1 椎间隙用软组织扩张器和逐级套筒建立软组织通道，置入工作套管进行镜下融合减压。

（二）术后 X 线片

术后腰椎 X 线片检查可见螺钉及融合器位置良好，手术节段椎间隙高度增加，腰椎生理曲度较术前改善（图 11-2-15）。

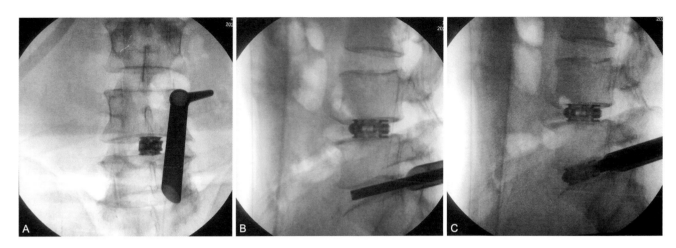

图 11-2-13 L5/S1 椎间隙减压融合

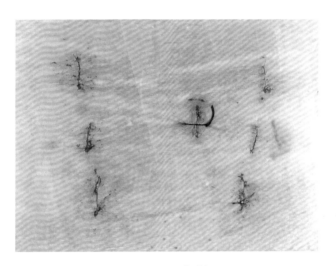

图 11-2-14 术后切口

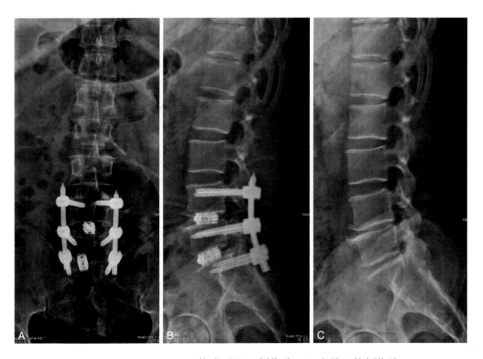

图 11-2-15 A、B. 腰椎术后正、侧位片；C. 术前腰椎侧位片

（三）术后 CT 检查

术后腰椎 CT 轴位显示 L4/5、L5/S1 椎弓根螺钉和融合器位置良好，融合器前方及两侧可见植骨碎块（图 11-2-16）。CT 矢状位平扫可见手术节段椎间隙高度增大、椎间融合器前方植入的碎骨块影（图 11-2-17）。

（四）术后 MR 检查

术后 MRI 轴位扫描显示 L4/5、L5/S1 节段椎管面积略有增加，侧隐窝增宽（图 11-2-18）。

五、分析与点评

患者为 56 岁男性患者，腰背部疼痛伴右下肢放射性疼痛 2 年加重半年，近半年间歇性跛行，近半月腰背部疼痛加重，翻身困难，活动受限，影像学表现为腰椎管轻度狭窄。但患者 L4/5、L5/S1 椎间隙变窄，L4/5 椎板炎 Modic 分型Ⅲ型改变，结合患者症状较重，保守治疗效果不佳，给予行 L4/5、L5/S1 双节段单侧镜下椎间融合减压固定术。该患者实施该手术实现了传统的后路全椎板减压椎间融合内固定术的效果，解除了患侧神经根的压迫，做到了椎间融合，并进行了牢固的内固定，符合脊柱传统开放手术减压、融合、固定的理念，同时由于其切口小，肌肉软组织损伤小，腰椎后方韧带复合体破坏少，术后医源性的腰背痛持续时间短、严重程度轻，术中及术后出血较少，术后患者恢复快、减少了患者的卧床时间，符合微创和 ERAS 理念。针对此类患者及腰椎间盘突出症存在腰椎不稳、腰椎管狭窄症、退变性或峡部裂性腰椎滑脱症（Ⅱ度以内）患者，我们从后方经关节突关节入路进行椎间融合减压并行经皮椎弓根螺钉固定。

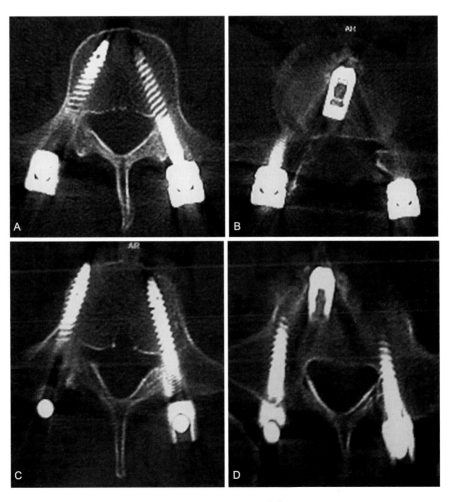

图 11-2-16　腰椎 CT 轴位平扫

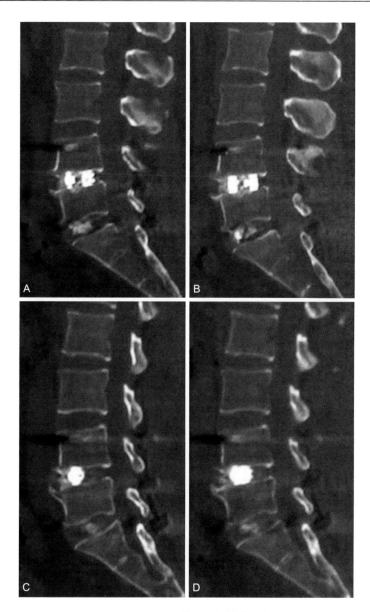

图 11-2-17   腰椎 CT 矢状位平扫

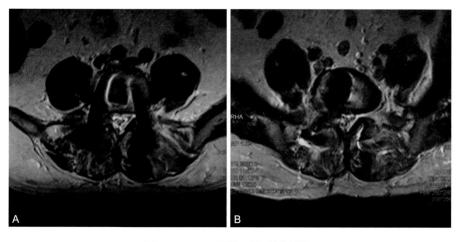

图 11-2-18   腰椎 MRI 轴位平扫

此手术方式 Lusta 大通道工作通道较短、术中操作方便，采用较大的骨凿和 5 mm 左右的椎板钳进行骨性和软性椎管的减压，手术效率较高；对于椎管狭窄比较严重，关节退变严重，骨质较硬者还可以使用镜下超声骨刀，保证了手术的安全性；先切除下关节突，依次切除上关节突和黄韧带，显露椎间隙进行椎间减压融合等操作过程和视野类似于开放的 PLIF 手术过程和视野，易于学习和掌握，学习曲线相对较短，但早期可能因为操作的效率低，手术时间相对开放 PLIF 术时间略长，但随着技术熟练后手术时间会缩短。因此笔者认为这种手术方式安全、效率较高、易于复制，值得广泛推广。

笔者在进行此项手术时坚持先进行椎间减压融合、再进行椎管后方减压的原则利于保护神经根和硬脊膜，减少神经损伤并发症的发生。术中仅切除部分下关节突而不急于显露手术节段的出口根可以让残存的下关节突保护出口根，在放置椎间融合器和进行其他操作时不用刻意地关注出口根而分散精力；术中椎间减压融合前不过多地切除黄韧带显露硬脊膜，仅显露相应节段走行神经根的外后缘即可，这样硬脊膜及神经根的大部分有黄韧带的覆盖，而且术中在显露了部分走行神经根后旋转工作通道其弧形尖端保护了神经根和硬脊膜，进行椎间减压融合时不容易损伤到走行神经根及硬脊膜。但在椎间减压融合完毕后一定要进行神经根和硬脊膜的充分减压，尤其对于一些特殊类型的椎间盘突出如向上向下脱出较大较远者、极外侧椎间盘突出者、间盘碎片较多者等，一定要详细探查减压。对于重度椎管狭窄侧隐窝和中央管均要彻底减压，必要时可以双侧进行减压，防止间盘残留和减压不彻底。

术中我们使用后方减压切除的碎骨块联合含有 BMP-2 材料进行椎间植骨。我们认为植骨材料足够使用，而且联合含有 BMP-2 的材料会显著提高椎间融合的质量和速度。术中我们采用金属可膨胀椎间融合器，既可以提高置入椎间融合的安全性，又可以适当撑开椎间隙，提供即刻稳定性和椎体间的支撑，还能进行椎管的间接减压。由于能适当撑开椎间隙，可能会降低术后椎间融合器沉降的发生率，但是否如此还需要大样本、前瞻性对照及长期随访的结果来论证。

我们认为此项技术仅可应用于 L4/5、L5/S1 节段的镜下减压融合，而 L4 以上节段因为椎板间隙比较狭窄，走行神经根外侧空间比较狭窄，不适合采用此项技术进行融合减压。

（冯皓宇　常建军）

参考文献

[1] Schreiber A, Y Suezawa, H Leu. Does percutaneous nucleotomy with discoscopy replace conventional discectomy? Eight years of experience and results in treatment of herniated lumbar disc[J]. Clin Orthop Relat Res, 1989, 238: 35-42.

[2] Tsou, PM, AT Yeung. Transforaminal endoscopic decompression for radiculopathy secondary to intracanal noncontained lumbar disc herniations: outcome and technique[J]. Spine J, 2002. 2(1): 41-48.

[3] Mathews HH. Transforaminal endoscopic microdiscectomy[J]. Neurosurg Clin N Am, 1996, 7(1): 59-63.

[4] Ruetten S, M Komp, H Merk. Use of newly developed instruments and endoscopes: full-endoscopic resection of lumbar disc herniations via the interlaminar and lateral transforaminal approach[J]. J Neurosurg Spine, 2007, 6(6): 521-530.

[5] Cong L, Y Zhu, G Tu. A meta-analysis of endoscopic discectomy versus open discectomy for symptomatic lumbar disk herniation[J]. Eur Spine J, 2016. 25(1): 134-143.

[6] Kim, HS, B Paudel, JS Jang, et al. Percutaneous endoscopic lumbar discectomy for all types of lumbar disc herniations(ldh)including severely difficult and extremely difficult LDH cases[J]. Pain Physician, 2018. 21(4): E401-E408.

[7] Wasinpongwanich K, K Pongpirul, KMM Lwin, et al. Full-endoscopic interlaminar lumbar discectomy: retrospective review of clinical results and complications in 545 international patients[J]. World Neurosurg, 2019. 132: e922-e928.

[8] Morgenstern R, C Morgenstern, R Jane, et al. Usefulness of an expandable interbody spacer for the treatment of foraminal stenosis in extremely collapsed disks: preliminary clinical experience with endoscopic posterolateral transforaminal approach[J]. J Spinal Disord Tech, 2011. 24(8): 485-491.

[9] He LM, Feng HY, Ma X, et al. Percutaneous endoscopic posterior lumbar interbody fusion for the treatment of degenerative lumbar diseases: a technical note and summary of the initial clinical outcomes[J]. Br J Neurosurg, 2021, 24: 1-6.

第十二章　Endo-TLIF技术

第一节　技术理念与器械设计

一、术式设计理念

腰椎退行性疾病（lumbar degenerative diseases，LDD）是由于腰椎自然老化、退变等因素引起的一系列临床常见病和多发病的总称，通常会引起机械性腰背部疼痛、下肢放射性疼痛及间歇性跛行等症状。随着人口老龄化加剧，LDD的发病率逐年增加，已成为影响老年人群生活质量的最常见原因之一。腰椎退行性改变是由多种因素综合作用的结果，包括年龄、环境、吸烟、腰椎异常负荷、肥胖、遗传及营养障碍和代谢紊乱等。据研究表明，年龄是影响腰椎间盘发生不可逆退变的重要因素，腰椎间盘退变的程度与年龄成正相关，年龄越大腰椎间盘退变程度越重。此外，另有研究表明活动较少的女性及运动员患LDD的风险均较高，可能跟腰椎异常负荷相关。据Kennon教授报道，在美国，因腰椎退行性疾病导致腰背部疼痛的患者每年造成的直接或间接经济损失高达1000亿美元，给家庭和社会带来极大的经济负担。因此，LDD已成为亟待解决的全球性问题，脊柱外科医师应当勇于承担社会责任，探索预防、治疗LDD的新方式。目前，治疗LDD主要为腰椎支具保护、避免不正确的姿势和消炎镇痛药等保守治疗方式和外科手术干预的治疗方式。对于保守治疗无效的患者，尤其是腰椎不稳的患者，除了进行腰椎椎管减压外，尚需腰椎椎体间融合，以达到神经减压及维持脊柱稳定性的目的。

腰椎椎体间融合术（lumbar interbody fusion，LIF）自20世纪初开始应用于临床，目前已经发展成为外科治疗LDD的成熟的手术体系。不可否认，LIF是治疗LDD的有效术式之一，其具有减轻疼痛、恢复椎间盘高度、固定不稳定节段、恢复腰椎生理前屈、促进功能恢复和提高生活质量的作用。目前开展的LIF有多种类型，包括后路腰椎椎体间融合术（posterior lumbar interbody fusion，PLIF）、经椎间孔腰椎椎体间融合术（transforaminal lumbar interbody fusion，TLIF）、微创-TLIF（minimal invasive surgery-TLIF，MIS-TLIF）、前路腰椎椎体间融合术（anterior lumbar interbody fusion，ALIF）、侧方入路腰椎椎体间融合术（lateral lumbar interbody fusion，LLIF）、斜外侧入路腰椎椎体间融合术（oblique lumbar interbody fusion，OLIF）等。在这些术式中，尽管PLIF和TLIF可进行直接广泛的后路神经减压并为责任节段提供足够的稳定性，但是它们也存在创伤大、术中失血量多、正常解剖结构破坏多，导致术后疼痛及恢复时间延长等缺点。因此，随着医疗技术、手术器械及内植入物的不断进步，越来越多的脊柱外科医师尝试使用各种类型的微创手术方式治疗LDD，其中包括LLIF、MIS-TILF、OLIF等；临床应用并推广微创LIF手术的目的就是致力于将手术过程中对软组织的破坏及腰椎正常解剖结构的破坏降至最低。近年来，随着经皮脊柱内镜技术及微创器械的不断完善和发展，国内外脊柱外科医生开始努力探索并逐步实现了经皮脊柱内镜辅助下腰椎减压融合手术（percutaneous transforaminal endoscope-assisted lumbar interbody fusion，PT-Endo-LIF）。

本章作者团队在国内外椎间孔镜下腰椎融合发展初期，创新设计了自己的镜下腰椎融合技术，并将其命名为PT-Endo-LIF，该技术不仅克服了既往微创MIS-TLIF技术的不足，而且充分发挥了内镜下腰椎融合手术的优势。然而，在椎间孔成形过程中，由于仅磨除上关节突（superior articular process，SAP）部分骨质，骨钻逐渐由椎间隙往背侧成形至椎管内以扩大椎间孔，存在减压不充分且出口神经根刺激甚至损伤的风险。因此，随着器械的改良，本团队对术式进行相应的改变，内镜下用可视环锯大部去除相邻上下关节突及其内侧部分椎板，以充分减压直接暴露 Kambin 三角进行镜下腰椎融合，也就是目前逐渐被同行广为接受的脊柱内镜下经椎间孔腰椎椎体间融合术（endoscopic transforaminal lumbar interbody fusion，Endo-TLIF）。

Endo-TLIF 与传统开放 TLIF 及 MIS-TLIF 相比，不仅临床疗效令人满意，还具有手术创伤小、术中失血少、术后恢复快以及围手术期并发症发生率低等优点，充分体现和贯彻快速康复的理念。Endo-TLIF 技术要求医生必须拥有与时俱进的微创理念，掌握先进的经皮椎弓根螺钉内固定技术以及具备丰富的脊柱内镜手术经验。同时，该项技术的学习曲线缓长，因此，我们建议想要掌握 Endo-TLIF 技术的脊柱外科医师都必须经过严格、规范的技术培训，熟悉相应的手术工具，熟练掌握手术步骤与操作技巧，以达到保证手术的安全性、有效性及减少围手术期并发症的目的。

二、Endo-TLIF技术发展历程

随着生活质量和寿命成为医疗保健的主要目标，脊柱外科微创技术的发展有着越来越迫切的需求。微创技术具有软组织损伤小、正常解剖结构破坏少、术中出血少、围手术期并发症发生率低、术后恢复快及成本效益高等优点。在众多的脊柱外科微创技术中，脊柱内镜辅助下腰椎融合技术得到了国内外脊柱外科医师的广泛关注与发展。

2012 年由美国学者 Osman 率先报道 Endo-LIF 在 LDD 中的应用，并获得满意的临床效果。该研究发现，Endo-LIF 的平均手术时间为 2 小时 54 分，出血量约为 57.6 ml，有 59.6% 的患者达到了坚强的融合，36.2% 的患者内固定系统稳定，4.2%（2 例）患者出现钉道的松动并进行了翻修手术。术后 2% 的患者残留有下肢麻木，并有 13% 的患者残留有腰背部活动的受限。其融合率相对较低的原因，可能与其未植入自体骨，且未植入融合器有关。其

中最主要的并发症是出口神经根的损伤。2013 年，Jacquot 报道了采用 Endo-LIF 治疗 LDD 患者 57 例，虽然部分患者取得了令人满意的临床疗效，但总体并发症的发生率高达 36%，其中最常见的并发症是融合器移位和神经根损伤，8 例患者出现了术后下肢放射痛及麻痹，2 例患者出现了无症状的融合器移位，并有 13 例患者出现了有症状的融合器移位并需常规入路进行翻修手术。该作者认为除非在技术上进行革命性的创新与改进，否则不建议尝试 Endo-LIF 技术。究其失败原因，可能因为该研究采用了 Endo-LIF 治疗大量翻修患者；且其所植入的融合器不可膨胀，植入后稳定性相对较差；其未采用自体骨植入，融合率相对较低。2016 年，另一美国学者 Michael Wang 报道了 10 例 LDD 患者采用 Endo-LIF 治疗的研究结果。其研究表明，采用 Endo-LIF 技术的平均手术时间为（113.5±6.3）min，失血量为（65±38）ml，未见围手术期并发症发生，该技术具有良好的临床疗效，且至少 1 年的随访未发现不融合迹象。该研究同样未采用自体骨及融合器的植入，但其融合率为 100%，可能与其样本量相对较小有关。近期也有学者报道采用 PT-Endo-LIF 治疗 LDD 患者 18 例，平均随访 46 个月，发现 PT-Endo-LIF 可有效增加椎间隙的高度，显著改善患者腰背部及下肢的 VAS 评分及 ODI 评分。至末次随访，88.8%（16 例）的患者发生了融合，然而有 5 例患者出现了融合器的翼的断裂，且有 1 例患者出现了融合器移位，并行 ALIF 翻修手术。其并发症发生率较高以及融合率相对较低的原因，考虑与其未采用后路钉棒系统固定，以及未植入自体骨有关。

为了克服以上融合技术的不足，浙江省人民医院黄亚增团队于 2016 年开始进行相关技术的创新型设计并提出 PT-Endo-LIF 的新理念，2017 年 5 月 20 日 PT-Endo-LIF 技术于尸体标本成功模拟。2017 年 10 月，该技术正式应用于临床。但在临床工作中发现，在椎间孔成形过程中，由于仅磨除上关节突腹侧部分骨质，骨钻逐渐由椎间隙往背侧成形至椎管内以扩大椎间孔，存在减压不充分且神经根刺激甚至损伤的风险。因此，本团队对术式进行相应的改进，即不再进行椎间孔成形，直接镜下环锯去除相邻大部上下关节突（上位椎体椎弓根下缘的下关节突以及下位椎体椎弓根上缘的上关节突）及部

分椎板，以充分减压，直接显露 Kambin 三角，避免神经根刺激和损伤等风险的发生，即为大家熟知的脊柱内镜下经椎间孔腰椎椎体间融合术（Endo-TLIF）。该项技术拥有三大创新点：第一，经皮上下关节突及部分椎板的安全切除技术，这不仅是一个技术创新，还是一个理念的创新；第二，Endo-TLIF 技术通过外径 7.6 mm 的全脊柱内镜直视下完成手术过程；第三，使用普通融合器即可达到椎间融合的目的，同时获得了非常满意的短期临床疗效。

三、核心手术器械（图12-1-1～图12-1-8）

1. 四级扩张导管：进行软组织逐级扩张，工作管道形态可有效贴合关节突，感受其形态。

2. 粗齿 / 细齿环锯：去除骨质。

3. UT 管：减少手术步骤。

4. Bonepecker 抓钳：既可抓取软组织，也同时处理骨性组织。

5. 融合工作套管。

6. 铰刀：直视下处理髓核；刮刀：处理软骨终板；方凿：增加终板处理范围，修整形态。

全部器械均在内镜直视下进行操作，安全，高效。倒装器械前端均为钝形；可利用负压吸除刮落的终板髓核组织。

7. 植骨漏斗：斜口形态便于控制植骨方向。

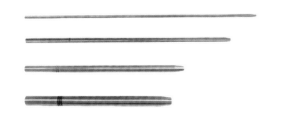

图 12-1-1　四级扩张导管

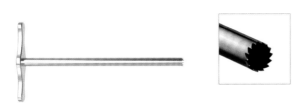

图 12-1-2　镜下环锯

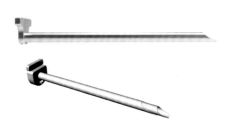

图 12-1-3　UT 管

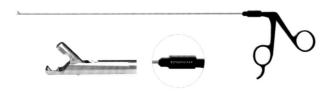

图 12-1-4　Bonepecker 抓钳

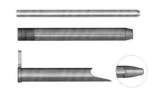

图 12-1-5　融合工作套管

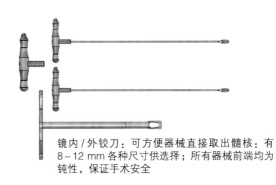

镜内 / 外铰刀：可方便器械直接取出髓核；有 8～12 mm 各种尺寸供选择；所有器械前端均为钝性，保证手术安全

图 12-1-6　铰刀

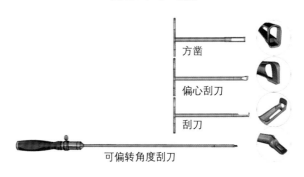

方凿

偏心刮刀

刮刀

可偏转角度刮刀

图 12-1-7　方凿、刮刀

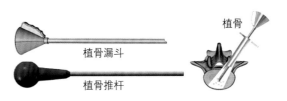

植骨

植骨漏斗

植骨推杆

图 12-1-8　植骨漏斗

第二节 操作步骤与手术技巧

一、手术适应证与禁忌证

（一）适应证

Endo-TLIF 的适应证主要包括：①腰椎间盘源性腰痛；②退行性腰椎滑脱症及峡部裂型腰椎滑脱症（Ⅰ°~Ⅱ°）；③腰椎节段性不稳定合并腰椎间盘突出症、腰椎管狭窄症（中央型椎管狭窄、椎间孔狭窄、侧隐窝狭窄）；④腰椎术后不稳定或手术失败综合征。

（二）禁忌证

Endo-TLIF 的禁忌证包括：①合并需要矫正的脊柱侧凸和（或）脊柱后凸畸形；②既往开放手术或椎管内注射治疗导致硬膜外瘢痕形成；③脊柱感染性疾病；④Ⅲ°~Ⅳ°腰椎滑脱症；⑤严重的纤维化组织粘连；⑥严重的腰椎管狭窄症；⑦脊柱肿瘤；⑧严重的骨质疏松。

二、典型病例

患者女性，61 岁，主因"腰痛伴右下肢疼痛、麻木 5 年，加重 3 个月"入院。

现病史：患者于 5 年前无明显诱因出现腰部疼痛并逐渐放射至右侧臀部、大腿外侧、小腿外侧及足背部。曾就诊于多家医院，行卧床、理疗、牵引、中医中药及推拿按摩等保守治疗后症状无明显改善。3 个月前症状呈阶梯式渐进性加重，患者为求进一步诊治，遂来我院就诊。

既往史：高血压、高血糖病史 5 年，口服药物治疗，血压、血糖控制尚可；慢性肾炎病史 7 年，病情控制稳定。

专科检查：腰部活动受限，L4、5 棘突旁压痛阳性，且可触及"阶梯感"。右侧小腿前外侧及足背部皮肤感觉减退。双下肢肌力对称正常，肌张力正常，无明显肌萎缩；双侧直腿抬高试验阴性及加强试验阴性；双侧膝腱及跟腱反射减弱，髌阵挛及踝阵挛未引出；会阴、肛门区皮肤感觉未见明显异常；病理征均为阴性。

术前影像学资料：①X 线（图 12-2-1）；②三维 CT 检查（图 12-2-2）；③磁共振（MRI）检查（图 12-2-3）。

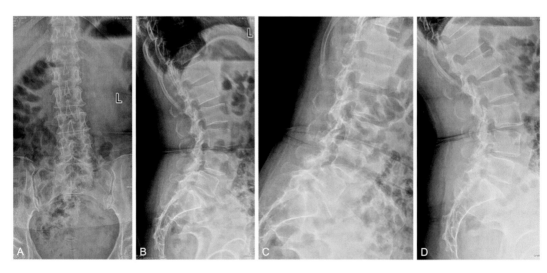

图 12-2-1　A、B. 腰椎正侧位片显示腰椎曲度存在，L2-5 椎体边缘骨质增生，部分小关节增生，L4-5 滑移（Ⅰ度）。C、D. 腰椎过屈过伸位见腰椎活动度受限，L4 椎体向前 Ⅰ度滑移

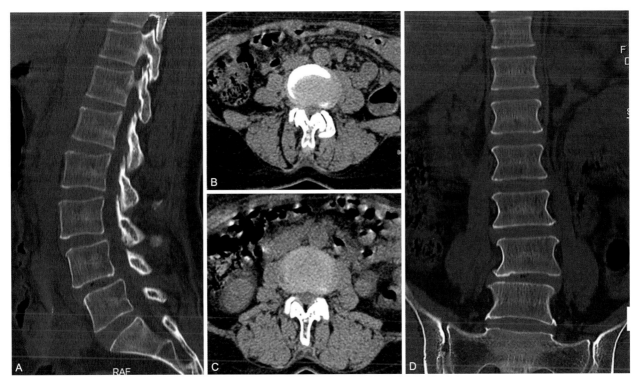

图 12-2-2　A. 腰椎曲度存在，排列欠稳，L4 椎体向前 I 度滑移；B、C. L4/5 椎间盘突出。D. 腰椎椎体边缘骨质增生，L4/5 椎间隙稍狭窄

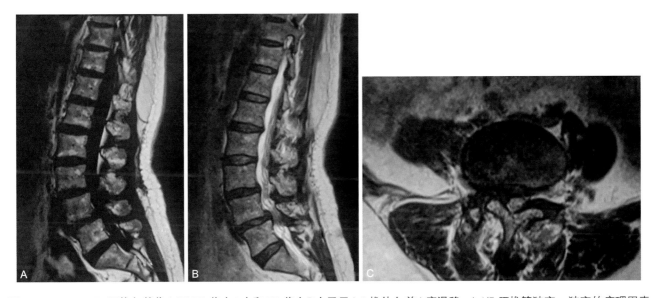

图 12-2-3　A、B. 腰椎矢状位 MRI T1 像（A）和 T2 像（B）显示 L4 椎体向前 I 度滑移，L4/5 腰椎管狭窄，狭窄的病理因素分别为前方椎间盘突出与后方黄韧带肥厚，马尾神经呈淤积现象，L2-5 椎体骨质稍增生，L4/5 椎间隙稍狭窄，各椎间盘于 T2WI 上信号减低，L3/4、L4/5、L5/S1 椎间盘向后突出，硬膜囊受压，局部黄韧带肥厚。C. 腰椎轴位 MRI 显示 L4/5 狭窄的病理性致压因素主要来自前方的椎间盘向右后突出以及后方的黄韧带增厚

三、手术操作步骤

1. 定位穿刺（图 12-2-4）

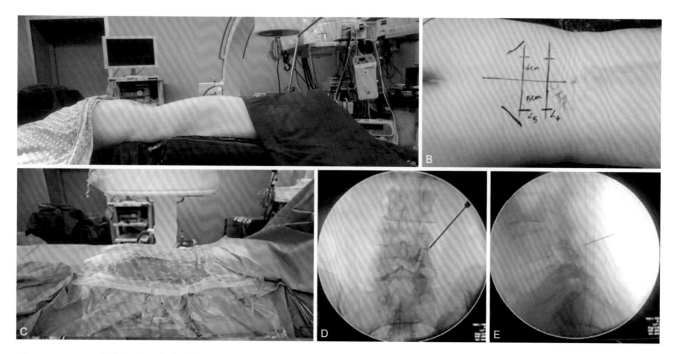

图 12-2-4　A. 患者屈髋屈膝俯卧位，形成腰桥；B~E. C 臂 X 线机透视定位手术节段，标注上下椎体椎弓根皮肤切口线位置（距后正中线旁开 5 cm 做椎弓根纵向切口 12 mm，4 个钉道切口之一作为减压、融合切口共用，作为减压切口的钉道切口纵向微调，使穿刺针在 C 臂 X 线机侧位透视下，平行责任椎间隙终板，穿刺针延长线平分目标椎间隙）；如果使用导航系统置钉可先置入责任椎间盘上下椎体两侧椎弓根螺钉导针，徒手置钉则可以先椎间减压、植骨、置入融合器后，再置入椎弓根螺钉。注：此为介绍非导航置钉镜下融合

2. 经皮上 / 下关节突切除（图 12-2-5）

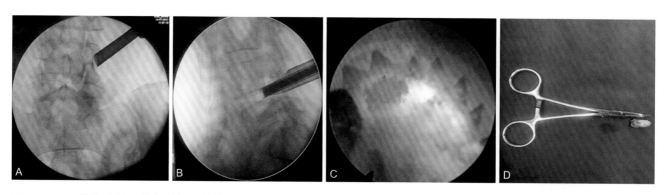

图 12-2-5　首先 C 臂 X 线机透视目标椎间隙上下等分水平中线，以此线为中心选择病灶侧椎间减压、融合操作切口（哪个椎弓根置钉切口可能更靠近此线就选择此椎弓根切口为减压、融合操作切口），定位穿刺针在拟做减压、融合切口线上穿刺。术中 C 臂 X 线机定位，正位穿刺针居外侧缘，侧位关节突上穿刺针延长线与责任间隙平行并上下等分责任椎间隙，拔出穿刺针内芯并置入细导丝，沿导丝纵行切开皮肤约 10 mm，逐级置入三级扩张套筒，使用第三级扩张套筒前端的舌形瓣分离关节突周围软组织；更换带槽的替换棒，置入钩舌状保护套筒，置入时需要"钩槽相抱"，将钩端紧贴上关节突外侧缘向腹侧滑动并向头尾侧剥离关节突外侧的软组织，使舌形瓣前端的钩勾住上关节突的腹侧；A、B. C 形臂透视确认钩舌状保护套管位置；置入环锯导芯，将导芯前端的齿打入关节突内，再置入环锯进行上关节突的环形切除并取出；C、D. 切除下位椎体上关节突达椎弓根上缘，向上切除下关节突达上位椎弓根下缘，向内切除部分椎板以显露走行根，有中央管狭窄者需多切除患侧部分椎管甚至棘突下骨质以充分减压

3. 内镜下椎管减压（图 12-2-6、图 12-2-7）

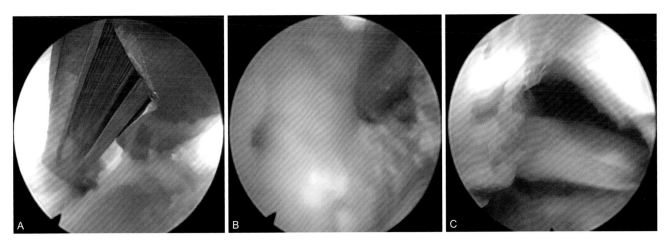

图 12-2-6　A. 使用镜下枪钳修整剩余的上下关节突及部分椎板，清除减压区域黄韧带；B. 射频电极清理破碎组织并止血，显露出口神经根；C. 显露出口神经根并进行减压

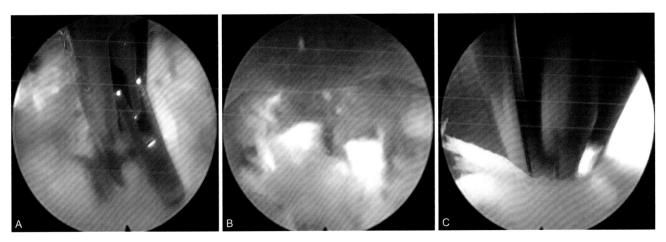

图 12-2-7　A~C. 解除来自后方的压迫，显露走行根；暴露责任椎间盘，蓝钳处理椎间盘后方后纵韧带和纤维环，处理突出的椎间盘组织。探查减压走行神经根，解除来自前方的压迫，暴露椎间隙入口，镜下铰刀置入椎间隙松动软骨终板，然后清除部分髓核及终板组织，镜下椎间隙内置入导杆并取出内镜，逐级导管扩张并更换较大融合器置入套管，镜下旋转工作套筒利用"舌形"靠近走行根插入椎间隙保护出口根和走行根

4. 椎间盘处理（图 12-2-8）

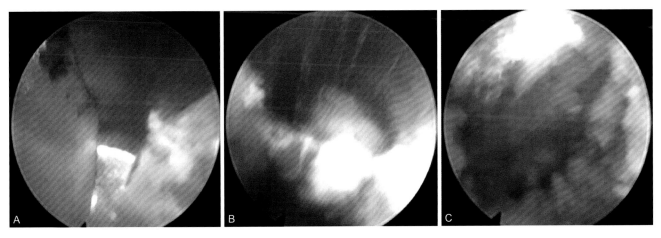

图 12-2-8　A、B. 分别利用方凿、各种刮刀处理软骨终板，C 臂 X 线机正位透视上铰刀应达到对侧椎体宽度的 3/4，侧位透视上应达到腹侧 3/4；C. 再次镜下观察上下骨性终板充分暴露，椎间植骨区骨性终板处理效果良好

5. 椎间植骨及融合器植入（图 12-2-9）

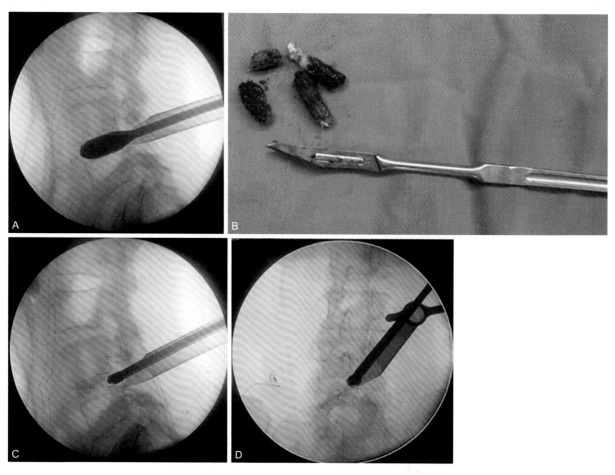

图 12-2-9　A. 选取强生公司合适普通直型椎间融合器试模；B. 利用对侧下位椎弓根置钉切口，用环锯于髂后上棘处切取多条松质骨备植骨用；先植入减压时关节突、椎板等自体骨，后植入足量髂后上棘松质骨条；C、D. 植入自体骨后，C 臂 X 线机透视下将融合器置入合适位置：正位透视下到达椎体中央（参考居中棘突），侧位透视下融合器应到达椎体前中 1/3 交界处；镜下可见融合器位于椎间隙内，位置良好，走行神经根及出口神经根已经充分显露并彻底减压

6. 经皮椎弓根螺钉内固定（图 12-2-10）

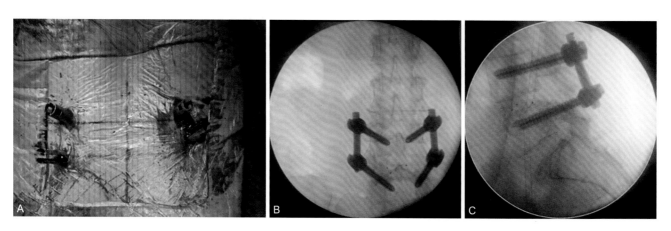

图 12-2-10　A. 经皮置入椎弓根螺钉，加压固定；B、C. C 臂 X 线机透视可见螺钉及融合器位置良好

7. 关闭手术切口（图 12-2-11）

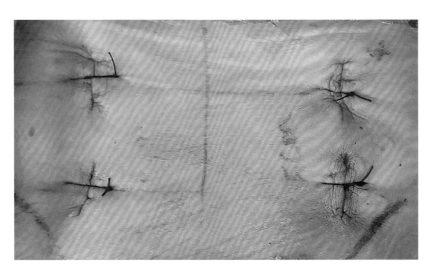

图 12-2-11　关闭 4 个 1 cm 左右手术切口

8. 术后影像（图 12-2-12 ~ 图 12-2-14）

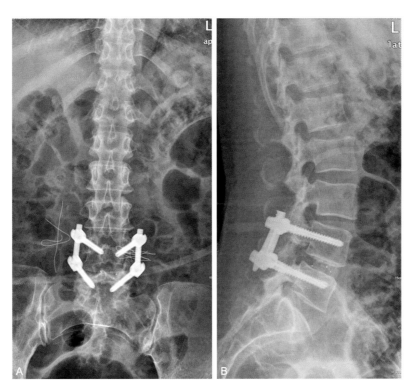

图 12-2-12　A、B. 术后 X 线正侧位片可见融合器和椎弓根螺钉位置良好，腰椎生理曲度、序列良好

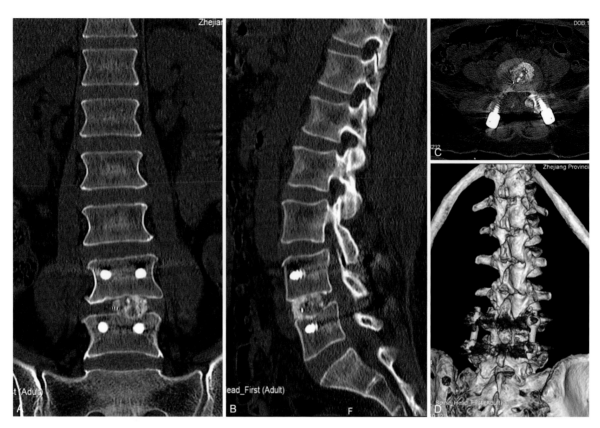

图 12-2-13　A~C. 术后 CT 冠状位、矢状位、横断位可见椎间隙高度恢复，椎间大量植骨及椎间融合器位置良好；D. CT 三维重建示右侧 L5 上关节突、L4 下关节突及部分椎板被咬除，减压范围广泛

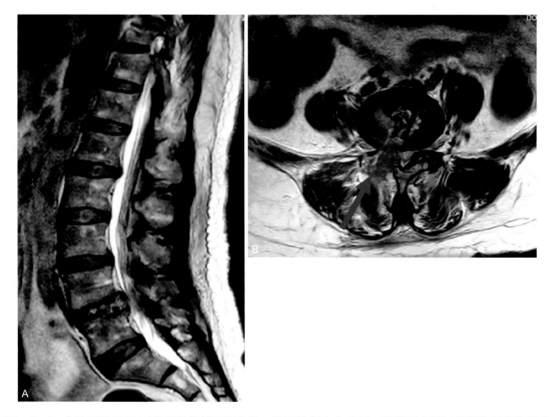

图 12-2-14　A、B. 术后 MRI 显示 L4/5 节段椎管面积恢复，马尾神经充分减压，横截面上可以看到神经根位置恢复，箭头所指可见右侧关节突缺如

五、分析与点评

1. 患者为 61 岁老年女性，合并高血压、高血脂等内科疾病，在具有同等临床疗效的前提下，采用该微创镜下融合手术方案，是脊柱外科医师崇尚遵循的原则。Endo-TLIF 手术是一种微创技术，可以在局部麻醉联合低浓度连续硬膜外麻醉或者全麻下进行。该技术对增生的上下关节突及部分椎板进行精准、安全地切除，可以起到直接的减压作用。内镜下减压可以做到椎弓根上缘平面的神经根管减压和后外侧的黄韧带切除以及椎管前方椎体和椎间盘的减压，从而实现了前方、侧方和后方的完全减压。此外，通过融合器来恢复椎间隙的高度，对椎管和神经根管有间接减压的效果。因此，对于该患者我们首选 Endo-TLIF 手术方案。

2. 以前的 PE-TLIF 技术通过 5 个 10 mm 左右的切口来完成：4 个切口用以经皮椎弓根螺钉植入，其中 1 个切口兼顾取髂骨，第五个切口作为内镜辅助完成减压、融合。Endo-TLIF 技术被认为是目前最微创的腰椎减压融合技术之一，切口缩减为 4 个，即比 PE-TLIF 技术少一个切口完成手术。椎弓根螺钉的植入与减压均是通过逐级扩张通道来完成的，不进行正常解剖结构的破坏及肌肉剥离，因此，手术创伤非常小且术后恢复快。术后镜下充分止血后，无须放置引流管，患者耐受即可在腰围保护下下地活动行走。与传统开放手术和 MIS-TLIF 手术相比更具微创化。

3. Endo-TLIF 技术有很好的安全性。自从椎间孔镜下腰椎间盘切除术广泛应用于临床后，国内外学者开始努力探索在脊柱内镜辅助下进行腰椎减压融合技术的可行性。以往的 PT-Endo-LIF 技术是通过椎间孔扩大成形完成手术操作，经实践和文献报道证实神经刺激或损伤的并发症发生率不低。然而，目前的 Endo-TLIF 技术是在安全切除上下关节突及部分椎板后进行内镜直视下减压融合，手术中可以直视到出口神经根并加以保护，减压过程中可以看到走行神经根同时加以保护，手术安全性非常高，相关并发症发生率低，是值得推广的技术。

4. Endo-TLIF 技术可以选择不同的麻醉方式，可选用低浓度的连续硬膜外麻醉联合局部麻醉或者气管插管全身麻醉等。前期我们团队使用低浓度的连续硬膜外麻醉联合局部麻醉的手术方式，患者俯卧位时间较长、依从性较差；改良 Endo-TLIF 手术后，切除上下关节突及部分椎板均为内镜直视下完成减压融合，手术中可以直视到出口神经根及走行神经根并加以保护，手术安全性非常高，故都用全麻下进行手术，给患者一个舒适的手术体验感。

5. 目前暂无直接或间接证据表明 Endo-TLIF 技术存在增加围手术期并发症的风险的证据，故尚需进一步的长期随访研究和前瞻性研究证实。然而，Endo-TLIF 技术的局限在于，对来自椎管对侧后方的压迫，以及严重中央管狭窄的处理则相对困难。

（赵廷潇　黄亚增）

参考文献

[1] Mobbs RJ, Phan K, Malham G, et al. Lumbar interbody fusion: techniques, indications and comparison of interbody fusion options including PLIF, TLIF, MI-TLIF, OLIF/ATP, LLIF and ALIF[J]. J Spine Surg, 2015, 1(1): 2-18.

[2] Kalff R, Ewald C, Waschke A, et al. Degenerative lumbar spinal stenosis in older people: current treatment options[J]. Dtsch Arztebl Int, 2013, 110(37): 613-623; quiz 624.

[3] Wu WT, Lee TM, Han DS, et al. The prevalence of sarcopenia and its impact on clinical outcomes in lumbar degenerative spine disease-a systematic review and meta-analysis[J]. J Clin Med, 2021, 10(4): 773.

[4] Zhu D, Zhang G, Guo X, et al. A new hope in spinal degenerative diseases: Piezo1[J]. Biomed Res Int, 2021, 2021: 6645193.

[5] Kennon JC, Songy CE, Marigi E, et al. Cost analysis and complication profile of primary shoulder arthroplasty at a high-volume institution[J]. J Shoulder Elbow Surg, 2020, 29(7): 1337-1345.

[6] Wang H, Sun Z, Wang L, et al. Proximal Fusion Level Above First Coronal Reverse Vertebrae: An Essential Factor Decreasing the Risk of Adjacent Segment Degeneration in Degenerative Lumbar Scoliosis[J]. Global Spine J, 2021: 2192568221994082.

[7] Lan T, Hu SY, Zhang YT, et al. Comparison between posterior lumbar interbody fusion and transforaminal lumbar interbody fusion for the treatment of lumbar degenerative diseases: a systematic review and meta-analysis[J]. World Neurosurg, 2018, 112: 86-93.

[8] Pearson AM, Lurie JD, Tosteson TD, et al. Who should undergo surgery for degenerative spondylolisthesis? Treatment effect predictors in SPORT[J]. Spine(Phila Pa 1976), 2013, 38(21): 1799-1811.

[9] Guan J, Bisson EF, Dailey AT, et al. Comparison of clinical

outcomes in the National Neurosurgery Quality and Outcomes Database for open versus minimally invasive transforaminal lumbar interbody fusion[J]. Spine(Phila Pa 1976), 2016, 41(7): E416-421.

[10] Heo DH, Choi WS, Park CK, et al. Minimally invasive oblique lumbar interbody fusion with spinal endoscope assistance: technical note[J]. World Neurosurg, 2016, 96: 530-536.

[11] Kim JS, Choi WG, Lee SH. Minimally invasive anterior lumbar interbody fusion followed by percutaneous pedicle screw fixation for isthmic spondylolisthesis: minimum 5-year follow-up[J]. Spine J, 2010, 10(5): 404-409.

[12] Goldstein CL, Macwan K, Sundararajan K, et al. Perioperative outcomes and adverse events of minimally invasive versus open posterior lumbar fusion: meta-analysis and systematic review[J]. J Neurosurg Spine, 2016, 24(3): 416-427.

[13] Hwa Eum J, Hwa Heo D, Son SK, et al. Percutaneous biportal endoscopic decompression for lumbar spinal stenosis: a technical note and preliminary clinical results[J]. J Neurosurg Spine, 2016, 24(4): 602-607.

[14] Minamide A, Yoshida M, Yamada H, et al. Endoscope-assisted spinal decompression surgery for lumbar spinal stenosis[J]. J Neurosurg Spine, 2013, 19(6): 664-671.

[15] Wang MY, Grossman J. Endoscopic minimally invasive transforaminal interbody fusion without general anesthesia: initial clinical experience with 1-year follow-up[J]. Neurosurg Focus, 2016, 40(2): E13.

[16] Than KD, Park P, Fu KM, et al. Clinical and radiographic parameters associated with best versus worst clinical outcomes in minimally invasive spinal deformity surgery[J]. J Neurosurg Spine, 2016, 25(1): 21-25.

[17] 张骏, 金梦然, 赵廷满, 等. 经皮脊柱内镜辅助下腰椎椎体间融合术及其临床应用[J]. 中国骨伤, 2019, 32(12): 1138-1143.

[18] Osman SG. Endoscopic transforaminal decompression, interbody fusion, and percutaneous pedicle screw implantation of the lumbar spine: A case series report[J]. Int J Spine Surg, 2012, 6: 157-166.

[19] Jacquot F, Gastambide D. Percutaneous endoscopic transforaminal lumbar interbody fusion: is it worth it [J]? Int Orthop, 2013, 37(8): 1507-1510.

第十三章　Endo-PLIF技术

第一节　技术理念与器械设计

一、技术理念及优势

经过80多年的发展，传统开放后路腰椎减压融合术（posterior lumbar interbody fusion，PLIF）已成为经典技术，也是腰椎减压融合手术的金标准。PLIF的特点是以切除上位节段的大部分下位关节突、小部分下位节段的上关节突及棘突和上下部分椎板，做中央椎管和侧椎管的减压，一般情况只需显露走行神经根及硬膜囊即可，特殊情况需要显露出口神经根，将走行根及硬膜囊牵向中线，在走行根肩上处理椎间盘及置放融合器。它的优势在于后路对腰椎椎管的全面彻底的减压，即双侧神经根都可以做到非常清楚的减压和松解。脊柱内镜辅助下PLIF（Endo-PLIF）的优势在于：①后入路是传统经典技术，术者对入路熟悉，容易掌握，学习曲线较短。②后入路局部解剖无重要结构，相对来说比较安全，相对脊柱内镜辅助下TLIF（Endo-TLIF）来说，入路中无须担心对出口神经根的干扰。③可以和经皮固定螺钉选择同一个手术切口，减少切口数量。④无须过多地考虑旁开距离对手术的影响。⑤可以根据具体情况选择做单侧入路双侧减压（ULBD），这是较Endo-TLIF最大的优势。

二、Endo-PLIF技术及脊柱内镜的演进

随着脊柱内镜的诞生，很多热衷于脊柱内镜的同道在不断地探索内镜辅助下融合技术，但早期由于理念欠缺、器械不够先进及技术落后等诸多因素，内镜辅助下的融合手术出现了很多问题，没有得到

广泛的认可及进一步的发展。经过多年脊柱内镜技术的沉淀，内镜及相关器械的不断演进，如今脊柱内镜技术已经进入了一个新的时代，从单纯的减压时代已经进入了融合时期，并且取得了满意的临床效果。

随着脊柱内镜融合技术的成熟，内镜辅助融合已经成为一项安全、可靠的脊柱微创技术，并且得到了广泛的推广和应用。脊柱内镜工具和技术相辅相成，存在着近乎相同的演进过程，以下就不同直径的脊柱内镜作一简单介绍（图13-1-1～图13-1-5）。

脊柱内镜分为小通道内镜、中通道内镜和大通道内镜三大类，其中小通道内镜包括TESSYS和ISee，ISee通道外径7.5 mm，镜子外径6.3 mm，主要用于椎间孔和椎板间单纯的减压，优势在于更微创，缺点是对于大范围骨性减压效率低（见图13-

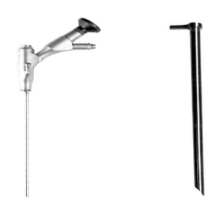

图13-1-1　ISee：通道外径7.5 mm，镜子外径6.3 mm

175

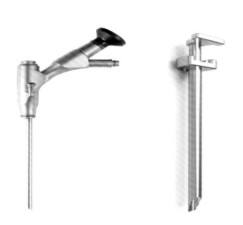

图 13-1-2　PLUS: 通道 T 外径 8.6 mm，U 外径 9.5 mm，内镜外径 7.3 mm

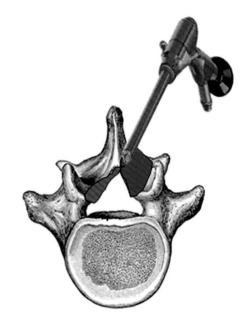

图 13-1-5　大通道 ULBD 示意图

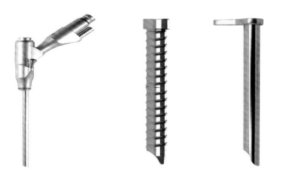

图 13-1-3　Delta：通道外径 11.2 mm，螺纹 13.7 mm，镜子外径 10 mm

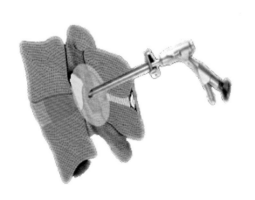

图 13-1-4　PLUS 侧入路示意图

1-1、图 13-1-4、图 13-1-5）。中通道内镜包括 PLUS-UT 等通道，T 外径 8.6 mm，U 外径 9.5 mm，镜子外径 7.3 mm，兼顾了小通道和大通道的各自优势，早期设计也是单纯减压，可以应用于椎间孔及椎板间入路，因为有可视环锯技术的进一步应用，使得效率极大提高，目前和相应的融合工具配合使用也广泛用于镜下辅助融合，可以是 Endo-TLIF，也可以是 Endo-PLIF。其主要优势在于侧路和后路均可，较大通道灵活。缺点是单纯减压比小通道创伤稍大，可能去除骨性结构较多（见图 13-1-2、图 13-1-4、图 13-1-5）。大通道内镜包括 Delta 等内镜，通道外径 11.2 mm，螺纹 13.7 mm，内镜外径 10 mm，早期设计为了后路大范围骨性结构的减压，后期辅助融合的工具主要应用于 Endo-PLIF。其优势在于更大范围骨性结构减压的效率更高。缺点在于不够灵活，减压范围可控性不够，只适合后路减压（见图 13-1-3、图 13-1-5）。

三、选择脊柱内镜及器械的原则和体会

1. 选择脊柱内镜及器械的原则为：微创原则、精准减压原则和有效原则。

2. 小通道 TESSYS 和 ISee 对单纯椎间盘突出具

有更微创的优势。对腰椎管狭窄，侧方入路具有优势，尤其是单侧压迫单侧症状、关节突内聚较轻、腹侧压迫为主的椎间孔狭窄、侧椎管狭窄和中央椎管狭窄的情况；对于背侧压迫为主的椎管狭窄，小通道的效率就明显不如中通道和大通道内镜。

3. 中通道 PLUS 既具有小通道的灵活，又具有大通道的效率，可以用在侧入路，也可以用在后入路，因为有镜下环锯切骨的高效率，所以在后路使用中可以和大通道相媲美；在侧方入路时，可以解决单侧压迫单侧症状的椎间孔狭窄和侧椎管狭窄；在后方入路时，可以单侧入路双侧减压（ULBD）解决中央椎管狭窄导致的双侧症状，也可以应用到 Endo-TLIF 和 Endo-PLIF。

4. 大通道 Delta 是专为后路需要大范围减压设计的，所以只适合后方入路，可以单侧入路双侧减压（ULBD）解决中央椎管狭窄导致的双侧症状，也可以应用到 Endo-PLIF。

5. 要严格掌握融合的适应证：不稳和滑脱、减压范围大可能造成的医源性不稳和存在复发的高危因素的腰椎间盘突出症。

第二节 操作步骤与手术技巧

内镜辅助下融合技术与单纯的减压相比更为复杂，是多项微创技术的组合，包括内镜减压技术、镜下终板处理技术、镜下融合器置入技术和经皮置钉技术等。内镜减压技术是保证疗效的关键，是 Endo-PLIF 的基础；终板的处理技术是保证融合的关键；融合器植入技术是支撑椎间隙的关键；经皮置钉技术是保证腰椎稳定的关键（图 13-2-1～图 13-2-4）。

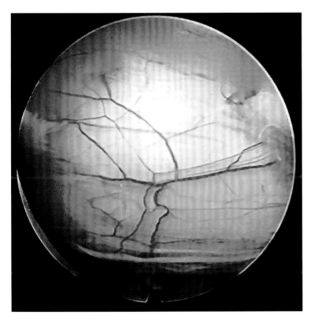

图 13-2-1 内镜减压技术

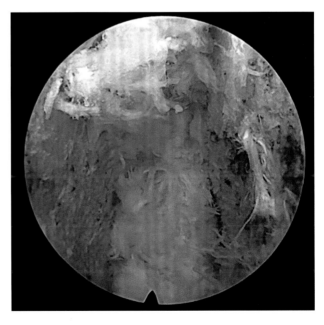

图 13-2-2 镜下终板处理技术

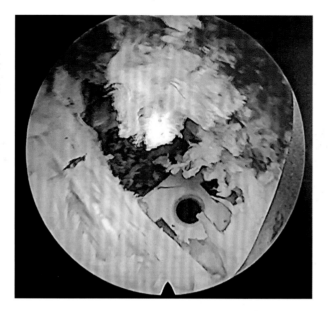

图 13-2-3 融合器置入技术

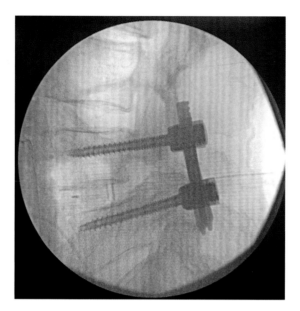

图 13-2-4 经皮置钉技术

一、后路内镜减压技术——单侧椎板入路双侧减压技术（ULBD）

（一）腰椎解剖特点

从 L1 到 S1 椎板间隙是逐渐变大，从 S1 到 L1 椎板间隙越来越低于椎间隙，这个解剖特点对镜下后路减压范围及融合器的置入有指导意义。另外，每个椎间隙与水平面的成角是不一样的，镜下终板的处理及融合器的置入是在一个相对固定的通道中置入的，一定要根据这一解剖特点去调整向头侧的减压范围，以便于在终板处理和融合器置入时确定椎间隙水平，避免对终板造成损伤（图 13-2-5~图 13-2-7）。

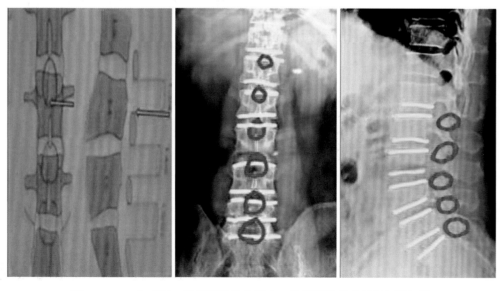

图 13-2-5 S1 到 L1 椎板间隙越来越小，椎间隙越来越低于椎间隙

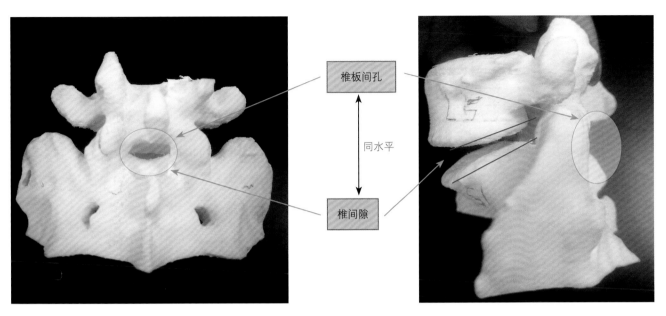

图 13-2-6 L5-S1 水平，椎间隙与水平面成角大，镜下融合时需要考虑到

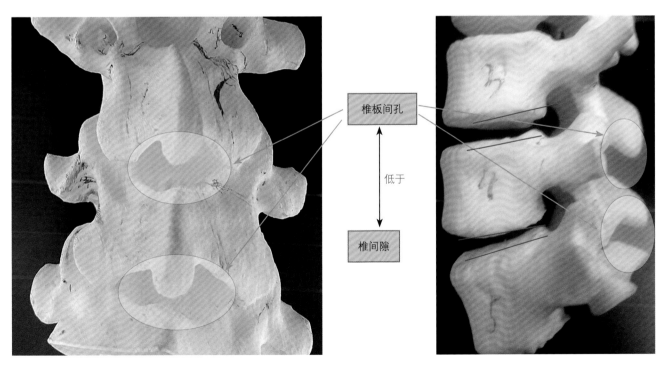

图 13-2-7 L3-4、L4-5 水平，椎间隙与水平面成角大

（二）小通道思维到大通道思维的转变

小通道思维如何转变为大通道思维，需要一个"点"到"面"的过程。小通道思维：2个界面——黄韧带界面、神经界面，"点"具备精准打击的优势；大通道思维：3个界面——骨界面、黄韧带界面、神经界面，"面"具备大范围出击的条件。两者相辅相成，优势互补，应该是1+1＞2（图13-2-8）。

（三）减压范围及需要保护的结构

1. 单纯减压时为维护脊柱稳定性，至少保留1/2关节突关节；上关节突切除以显露神经根边缘即可。内镜下融合可以忽略这项原则，要做到减压充分，融合器置入通道角度和范围要足够大。

2. 为保证过项且在间隙水平，棘突根部的去除以上位棘突为主。

3. 如需扩大减压或内镜下融合放置融合器时，上椎板减压范围有3个界限判断：神经根发出位置、椎间盘上缘、黄韧带的上止点。黄韧带上止点应该是减压最充分的位置，镜下融合建议减压到这个位置。

4. 为便于黄韧带整块切除对走行神经根全程减压，下椎板为黄韧带下止点。

5. 为保证手术安全快速，黄韧带切除应放到最后（整块）（图13-2-9）。

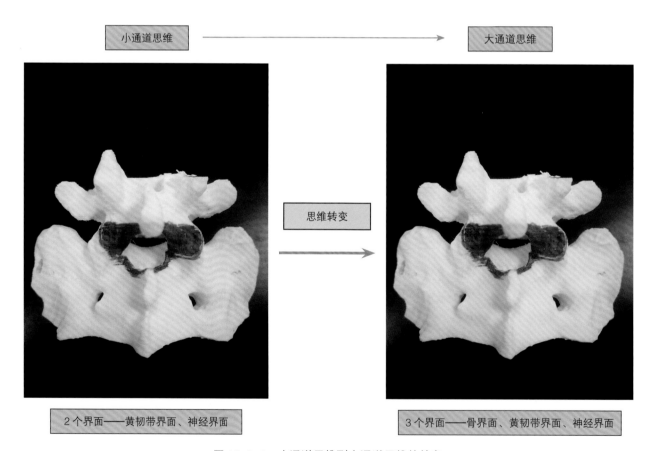

图 13-2-8　小通道思维到大通道思维的转变

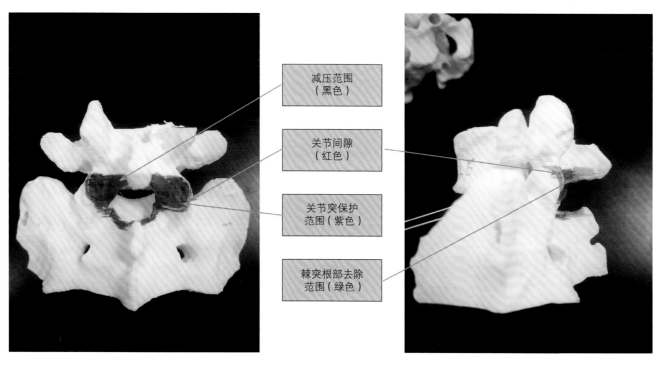

图 13-2-9 减压范围及保护结构

减压范围（黑色）

关节间隙（红色）

关节突保护范围（紫色）

棘突根部去除范围（绿色）

（四）ULBD 手术操作步骤

1. 体位

体位的选择非常重要。患者应取俯卧位，腰部轻度前屈（为打开椎板间隙），双膝屈曲（为放松神经根）（图 13-2-10）。

俯卧　　　　　腰部轻度前屈　　　　　双膝屈曲

打开椎板间隙　　　　放松神经根

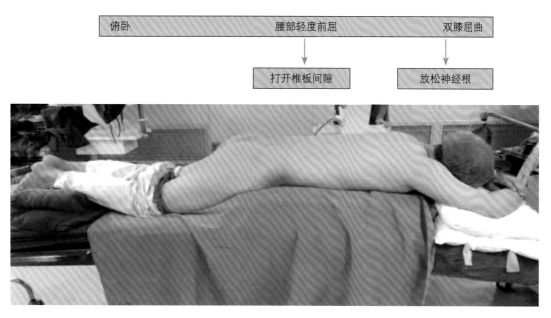

图 13-2-10 患者体位

2. 定位穿刺

上下椎弓根投影中点或中下 1/3，棘突旁开 1 cm 处穿刺，通道平行于椎间隙置于上位腰椎下关节突。镜下融合情况下可以利用经皮螺钉的切口直接把通道置入，位置为上位节段下关节突（图 13-2-11）。

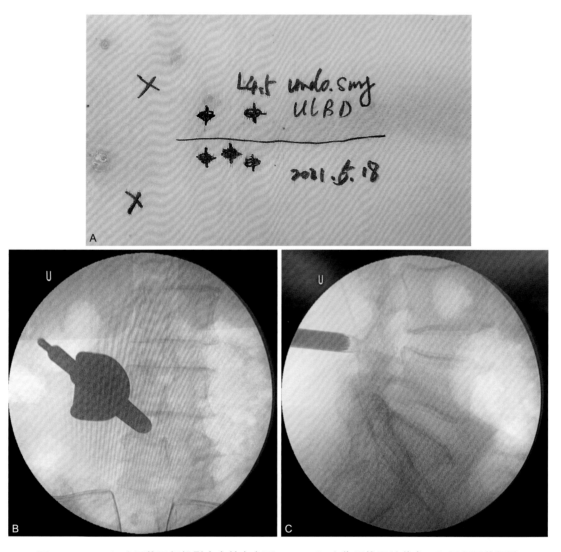

图 13-2-11　A. 上下椎弓根投影中点棘突旁开 1 cm；B. 上位腰椎下关节突；C. 平行于椎间隙

3. 镜下解剖辨认

辨认关键点一：如果椎板间孔较大，中线处软性部分为黄韧带，顺着黄韧带比较容易辨认骨性结构；如果椎板间孔很小，甚至几乎没有椎板间孔，如何辨别镜下结构？注意一条线：上位棘突根部到下关节突内缘线（红色）——第一道大门；沿黄韧带边缘辨认上下椎板、下关节突内缘及棘突根部；沿关节间隙标定下关节突最多切除范围（图13-2-12）。

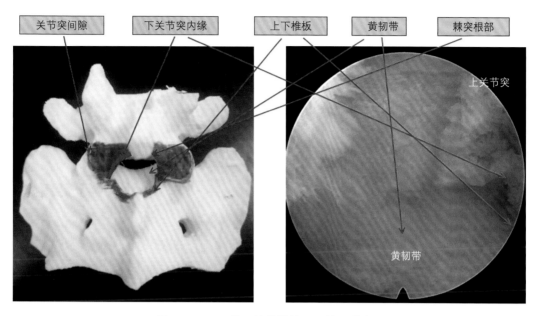

图 13-2-12　镜下结构辨认——第一道大门

辨认关键点二：找见第一道大门，可视环锯或骨刀切除下关节突尖部，显露出上关节突关节面，即可看到上关节突和黄韧带的边界，这是第二道大门，这样黄韧带就是环锯或骨刀切除深度的边界参考，尤其是使用环锯时，沿着黄韧带的边缘逐步切除骨质，分别显露黄韧带的上止点、黄韧带的下止点及黄韧带的外侧止点等（图13-2-13、图13-2-14）。

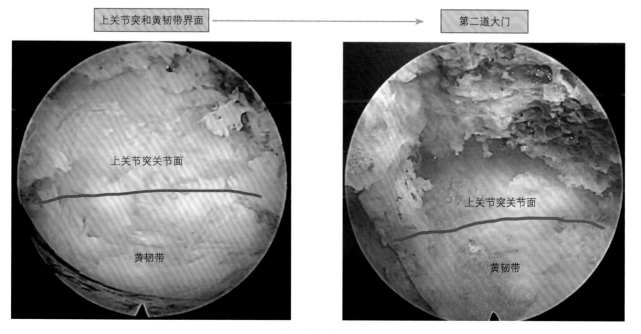

图 13-2-13　镜下结构辨认——第二道大门

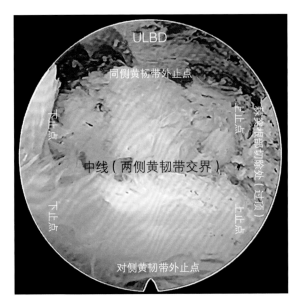

图 13-2-14 镜下结构辨认——黄韧带的边界

4. 同侧骨性减压

（1）操作关键点一：下关节突切除选用可视环锯，上关节突切除选用镜下骨刀，技术熟练可以使用环锯；上下椎板切除也可使用镜下环锯，更快、更有效率，但需要一定的操作技巧。初期做建议选用镜下骨刀和枪钳，虽然效率稍低，但相对更加安全，技术熟练时可以使用环锯；另外要注意保留黄韧带，如果需要减压前方结构，走行神经根肩上区域要适当扩大，如果要做镜下融合，关节突要切除足够，尽量向近端和外侧切除骨质，近端达到黄韧带上止点，外侧尽量显露出口根边缘，但保留一部分峡部骨质更好，这样放置融合器时可以只保护走行神经根，不用过多担心对出口神经根的挤压（图 13-2-15）。

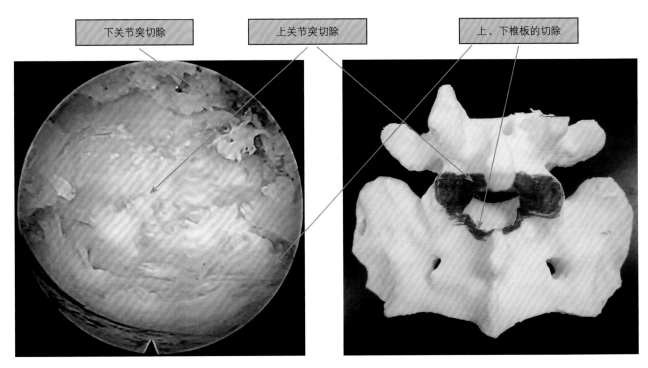

图 13-2-15 同侧骨性结构减压

（2）操作关键点二：如何快速地完成一台Endo—ULBD：①大范围减压还是用环锯，透视下将环锯固定在下关节突上，镜下直接第一锯（省略镜下显露第一界面的步骤——上位椎板下缘和下关节突的"L"形结构，可以缩短至少10分钟）。②露出上关节突和黄韧带界面，以后的环锯深度就有参考了，分别显露黄韧带上止点、下止点、外侧止点，下止点和外侧止点可以使用半齿环锯（更快）或骨刀。建议先显露黄韧带上止点，一方面上止点显露需要较多骨质去除，另一方面上止点显露更有利于显露上位棘突根部，即过顶处（图13-2-16、图13-2-17）。

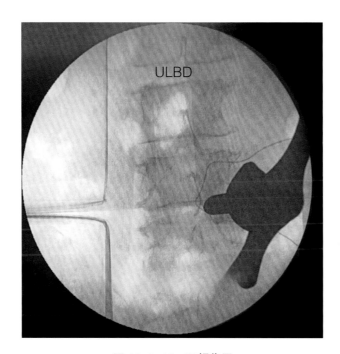

图 13-2-16　环锯位置

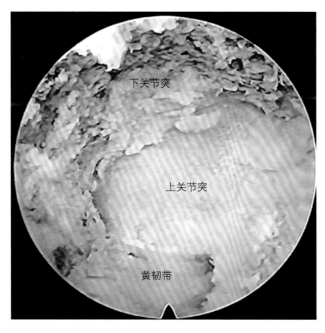

图 13-2-17　第一锯达到的效果

5. 过顶技术

（1）关键点一：①斜口朝向棘突根部，磨钻磨除，如果可以用半齿环锯或全齿环锯更快捷。②通道贴着黄韧带表面漂浮到对侧关节突关节即可。

（2）关键点二：同侧上位椎板去除足够，充分显露上位棘突根部才容易过顶，所以黄韧带上止点

显露出来后，环锯容易含住上位棘突根部，过顶就会容易一些。

体会：Delta 大通道较粗，需要去除棘突根部较多，有挤压中央硬膜囊和导致棘突骨折的风险。Plus 更灵活，需要去除棘突根部较少，挤压硬膜囊和导致棘突骨折的风险较低（图 13-2-18）。

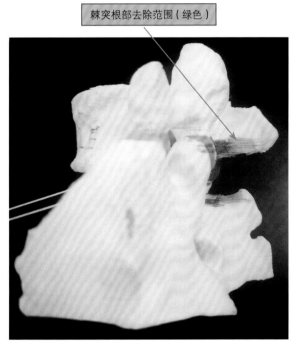

棘突根部去除范围（绿色）

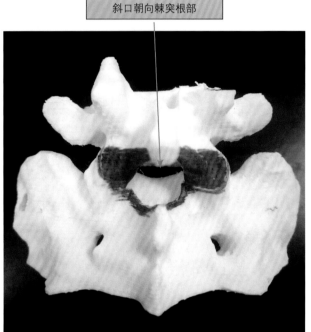

斜口朝向棘突根部

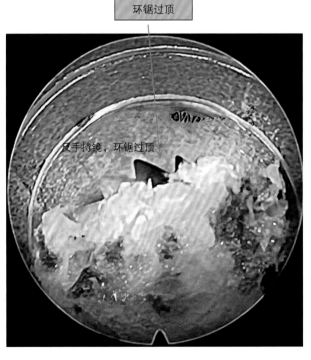

环锯过顶

助手持镜，环锯过顶

图 13-2-18　过顶技术

6.对侧骨性减压

关键点：下关节突切除使用镜下骨刀，如果熟练可以使用环锯。使用环锯的优势是效率高，但因为角度倾斜，在单纯减压时容易过多地切除下关节突，但如果要镜下融合使用环锯更加快捷；上关节突切除主要使用镜下骨刀或半齿环锯；上下椎板切除主要使用镜下骨刀和枪钳或者半齿环锯；另外要注意保留黄韧带；磨钻、枪钳可以使用，但环锯需熟练后使用，以保证手术的安全（图 13-2-19 ）。

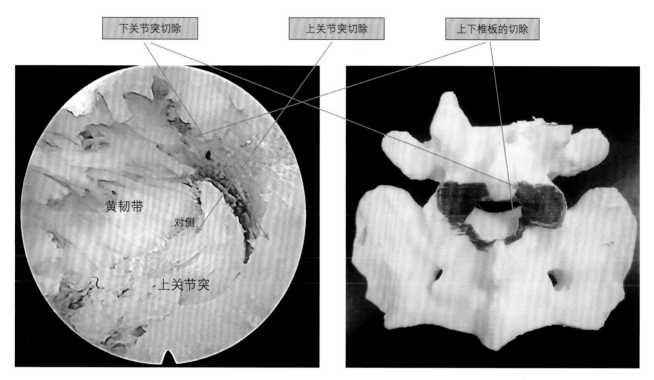

图 13-2-19　对侧骨性结构的减压

7.黄韧带整块切除

如果黄韧带的边界都显露出来，黄韧带是可以整块切除的。使用镜下椎板钳、大的抓钳及大的45°抓钳等都可以，如果止点显露不够，黄韧带的咬除比较费力一些，建议使用椎板钳和大的45°抓钳沿边缘咬除，最后整块去除（图 13-2-20～图 13-2-22。

8.神经全面探查

为检查双侧走行根松解程度，有时需要探查双侧出口根及中央椎管减压情况，重点要探查神经根处有无残留小骨块。如果有，一定要去除，否则可能会引起术后神经症状（图 13-2-23～图 13-2-26 ）。

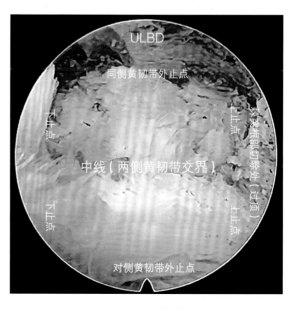

图 13-2-20　黄韧带边界

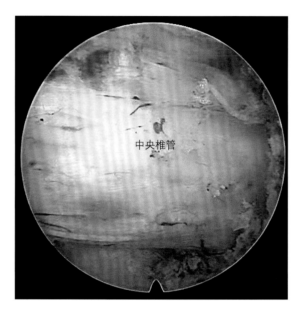

图 13-2-21　中央椎管显露

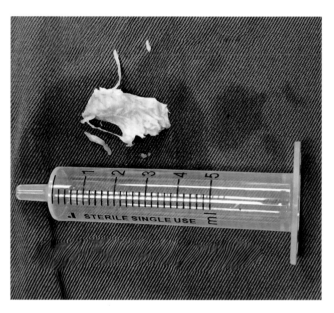

图 13-2-22　黄韧带整块切除

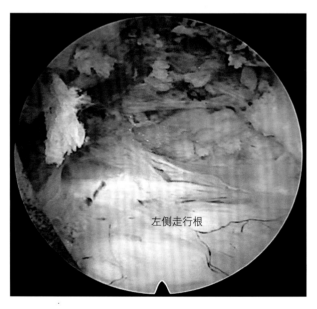

图 13-2-23　同侧走行根探查

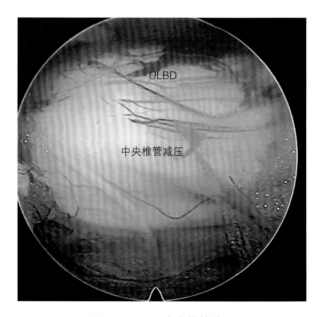

图 13-2-24　中央椎管减压

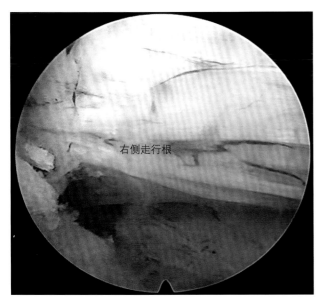

图 13-2-25 对侧走行根探查

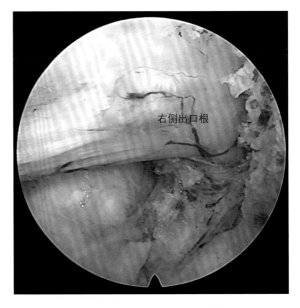

图 13-2-26 对侧出口根探查

（五）单轴内镜辅助融合放置融合器侧骨性切除的范围及技巧

1.融合器放置侧一般选择症状侧或主要症状侧，可以保证主要症状侧的充分减压，保证术后疗效。

2.单轴内镜辅助融合（Endo-PLIF）要做到快速骨性减压，并且足够达到置换放置融合器的粗通道，需要关注两个问题：

（1）手术的通道类型：PLUS 放置融合器的通道是闭合通道，有两级，第一级最大可以放置 11 号融合器，第二级最大可以放置 13 号融合器，要根据融合器的大小选择通道级别，并且要考虑骨性减压的范围在对神经不造成挤压的情况下才可以置换通道；Delta 匹配的 PLIF 工具中放置融合器的通道是半开口通道，可以根据具体情况选择融合器的大小。

（2）放置融合器的类型：如果放置可撑开融合器，骨性结构去除可以不用太多，放置普通融合器就需要术前根据影像学资料初步判断融合器大小，以便于置换通道时的选择，尽量避免反复多次置换通道造成挤压神经的风险增加。

3.骨性减压技巧基本同 ULBD 减压的技巧，但要求向头侧和外侧的减压要足够，头侧要达到至少峡部，显露出口根的下缘，外侧基本上要切除 1/2 上关节突，甚至大部分。判断减压充分的标准：①椎间隙上缘必须完整显露。②置换放置融合器的粗通道骨性空间足够。③走行根的肩上空间足够。④显露出走行根并做松解，黄韧带先行保留，可以在放置融合器时对神经根起到保护作用。⑤融合器安置以后再行黄韧带去除。

4.关键点 第一锯：下关节突，显露上关节突；第二锯：峡部和下关节突交界；第三锯：上位椎板，必要时可以再补一锯；第四锯：上位椎板补充；第五锯：下位椎板补充，第六锯：上关节突。具体方法 ULBD 中已经较详细的描述，这里不再赘述。

5.注意 2 个保留

（1）保留出口根和中央椎管之间的骨性屏障，避免置换粗通道时对出口根造成干扰。

（2）保留黄韧带，减少置换粗通道时对走行根的干扰（图 13-2-27）。

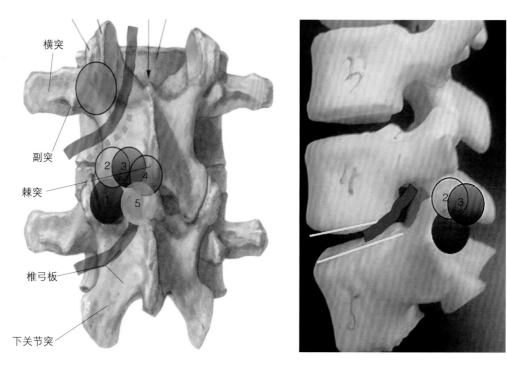

图 13-2-27　放置融合器侧减压图示。1~5 代表第一锯至第五锯的位置

二、置换粗通道操作技巧

1. PLUS 置换通道技巧　先将 U 通道插入椎间隙，逐级置换，粗通道舌状尖端向外侧先行插入，内镜直视下再将通道尖端插入椎间隙，观察其与内侧神经根及近端出口根的关系，逐步旋转将神经挡在通道外，再插入椎间隙起到撑开椎间隙的作用（图 13-2-28、图 13-2-29 ）。

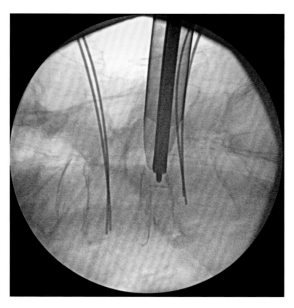

图 13-2-28　PLUS 置换通道侧位

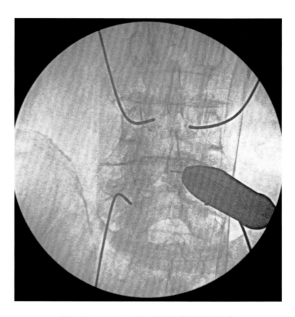

图 13-2-29　PLUS 置换通道正位

2. Delta 置换通道技巧　减压通道和放置融合器通道粗细差距不大，操作相对比较简单。置入导棒，将减压通道取出，直接放置组合通道，舌状尖端向外侧，内镜下旋转通道尖端将神经根挡在通道之外，插入椎间隙并撑开椎间隙（图 13-2-30、图 13-2-31）。

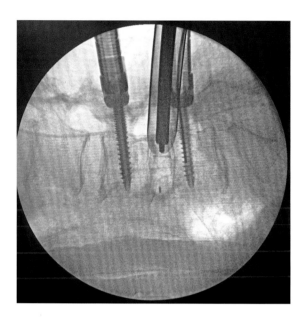

图 13-2-30　Delta 置换通道侧位

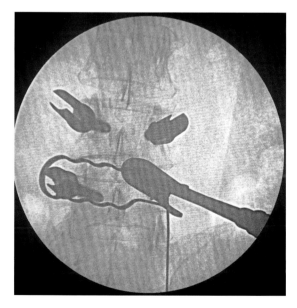

图 13-2-31　Delta 置换通道正位

3. 关键点

（1）平行：平行于椎间隙，避免损伤终板。

（2）插入：减压通道插入椎间隙撑开，再逐级置换粗通道。

（3）方向：置换大通道时尖端向外，镜下向内侧旋转避开走行根。

三、终板处理、漏斗植骨以及融合器置入操作技巧

1. PLUS 镜下椎间隙处理的工具较多，包括逐级倒装铰刀、可视偏心铰刀、可视偏心刮刀，可以直视下对椎间盘进行处理。具体使用顺序：先用倒装铰刀进行大范围处理，并且初步确定间隙深度，显露椎间盘前缘及上下终板骨质，在处理时调整通道内外倾斜角度，扩大椎间处理范围，再用偏心铰刀及偏心刮刀做细节处理。

2. Delta 镜下椎间隙处理工具有可视倒装铰刀、偏心三叶铰刀、偏心刮刀，采用同样的处理方式，先用铰刀处理，再用偏心工具做细节处理。

3. 漏斗植骨　插入漏斗直达椎间隙，将自体骨和其他植骨材料混合，咬成合适大小骨粒，用打击器打入椎间隙，压实打压紧，可以置入内镜观察植骨情况。

4. 融合器置入操作技巧　融合器置入主要关注方向，避免置入偏向一侧。先将合适的融合器置入通道，进入椎间隙后，调整内倾角度，合适后再打入椎间隙，透视观察置入位置及深度。

5. 关键点　①通道尽量平行于椎间隙，通道斜口插入椎间隙撑开，以避免终板损伤；②通道内倾斜角度要足够，以避免融合器置偏，并可增加椎间隙处理面积。以上两点由助手把持。③融合器置入后再行黄韧带的切除，以减少盲视操作对神经的干扰。

6. 镜下探查融合器位置，再次探查神经减压情况，去除游离的骨块，最后再切除黄韧带（图 13-2-32～图 13-2-37）。

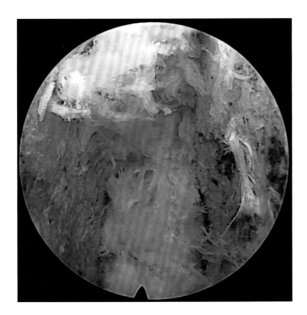

图 13-2-32　镜下终板处理情况

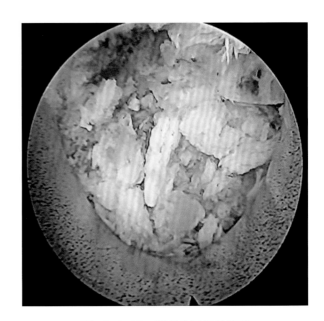

图 13-2-33　镜下椎间植骨情况

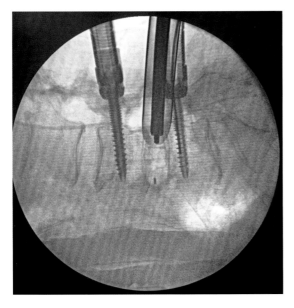

图 13-2-34　融合器置入侧位

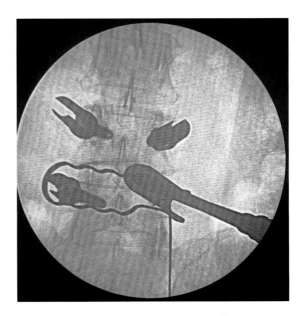

图 13-2-35　融合器置入正位

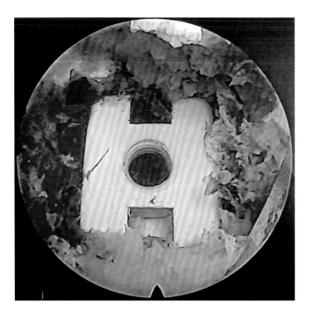

图 13-2-36　镜下探查融合器位置

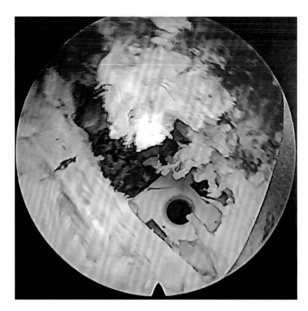

图 13-2-37　镜下探查融合器和神经的关系

四、经皮螺钉置钉技巧

经皮螺钉技术是常规技术，在这里不做过多的叙述。螺钉置入和减压放置融合器的顺序没有固定模式，但如果利用螺钉的通道做减压和融合器置入，建议此处先放置导丝，因为减压后再打经皮螺钉存在损伤神经的风险，另外注意一点：L5-S1 节段减压放置融合器选择上位经皮螺钉孔，其余节段选择下位经皮螺钉孔。

五、Endo-PLIF手术案例

(一)病例 1

患者女性，82 岁。主诉：腰痛、双下肢麻木伴间歇性跛行 5 年余，加重 6 个月。查体：双小腿外侧感觉稍减退，双侧髂腰肌肌力 5 级，双侧股四头肌肌力 5 级，双侧胫前肌肌力 5 级，双侧伸趾长肌肌力 5 级，双侧伸踇长肌肌力 5 级，双侧小腿三头肌肌力 5 级，双侧腓骨长短肌肌力 5 级，双侧膝腱反射正常（++），双侧跟腱反射正常（++），双侧股神经牵拉试验（-），双侧直腿抬高试验及加强试验（-），双侧巴氏征（-）。间歇性跛行距离：50m。

术前影像学检查：腰椎滑脱（近Ⅱ度）伴重度椎管狭窄（图 13-2-38）。

VAS 评分：腰部 5 分，双下肢 3 分。ODI 评分：57.8。

诊断：腰椎管狭窄症（L4、L5）、腰 4 滑脱（Ⅱ度）、高血压（高危）、糖尿病（2 型）。

治疗：行 Endo-PLIF 手术，术中处理见图 13-2-39～图 13-2-41。

术后 3 个月随访，站立及行走双下肢麻木基本消失。步行距离：500 m。VAS 评分：腰部 2 分，双下肢 2 分；ODI 评分：11.8。

术后影像学检查：见图 13-2-42。

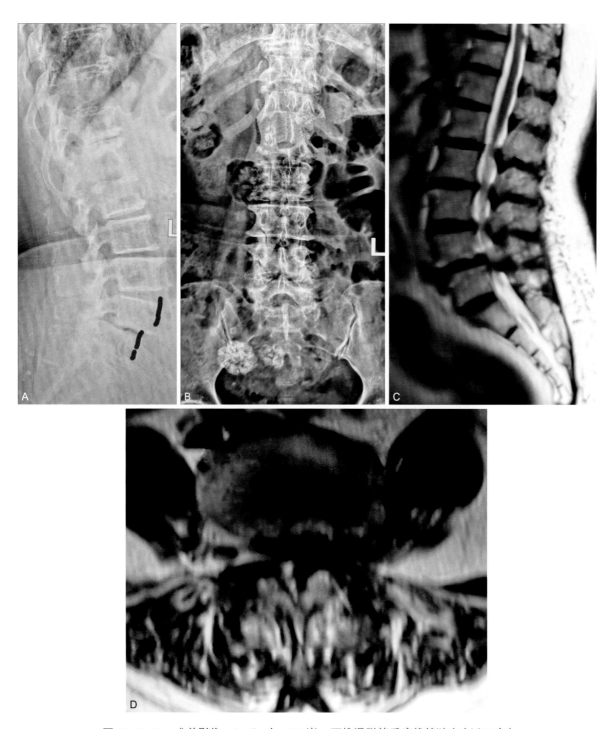

图 13-2-38　术前影像。A~D. 女，82 岁，腰椎滑脱伴重度椎管狭窄（近Ⅱ度）

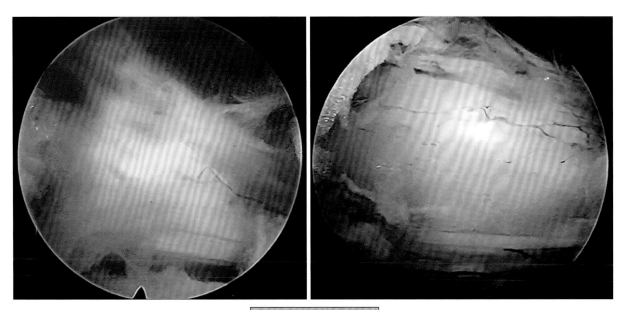

术中减压情况（ULBD）

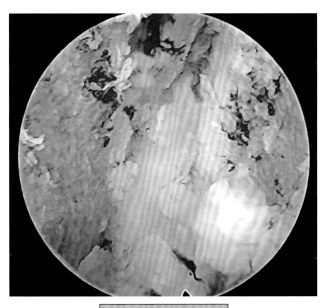

术中终板处理情况

图 13-2-39　镜下减压及椎间处理

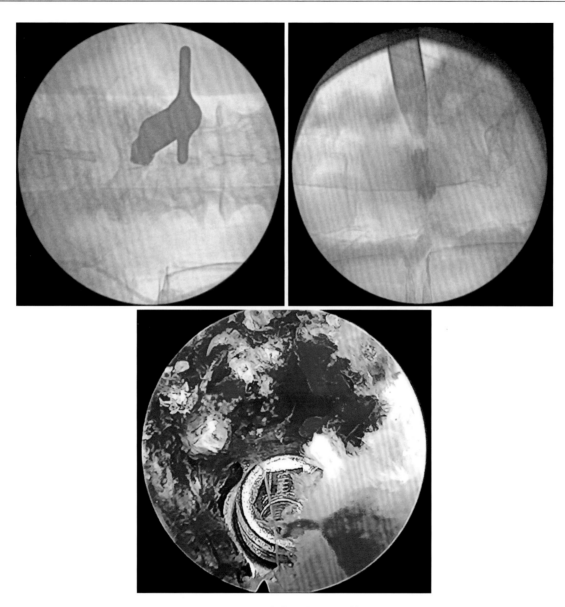

图 13-2-40　术中融合器置入情况

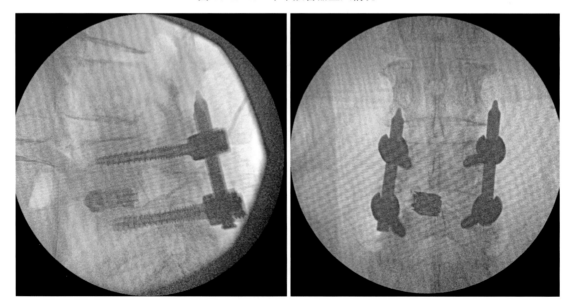

图 13-2-41　术中透视情况

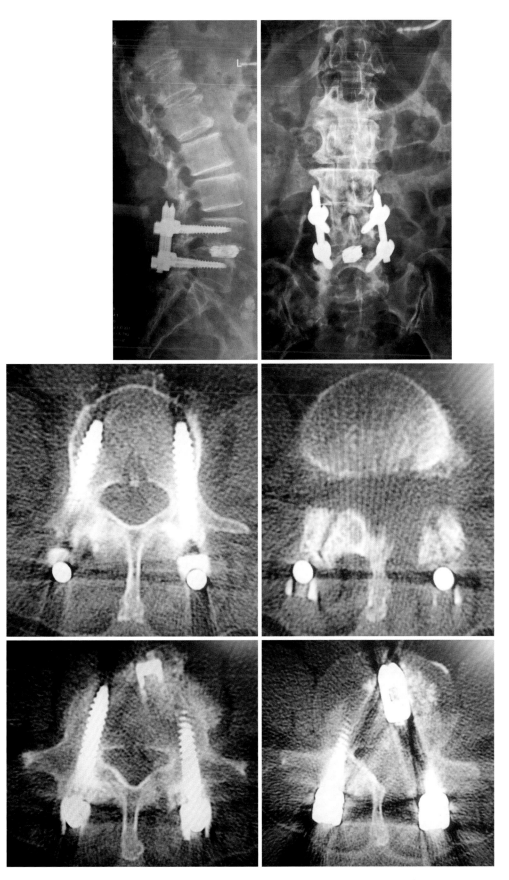

图 13-2-42 术后随访影像学资料

（二）病例 2

患者女性，56 岁。主诉：腰痛伴间歇性跛行 4 年余，加重 4 个月。查体：双小腿外侧感觉稍减退，双侧髂腰肌肌力 5 级，双侧股四头肌肌力 5 级，双侧胫前肌肌力 5 级，双侧伸趾长肌肌力 5 级，双侧伸踇长肌肌力 5 级，双侧小腿三头肌肌力 5 级，双侧腓骨长短肌肌力 5 级，双侧膝腱反射正常（++），双侧跟腱反射正常（++），双侧股神经牵拉试验（-），双侧直腿抬高试验及加强试验（-），双侧巴氏征（-）。间歇性跛行距离：200 m。

术前影像学检查：腰椎滑脱（Ⅰ度）伴椎管狭窄（图 13-2-43、图 13-2-44）。

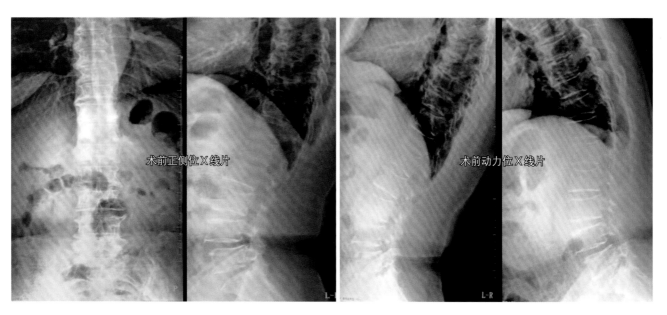

图 13-2-43　术前 X 线片

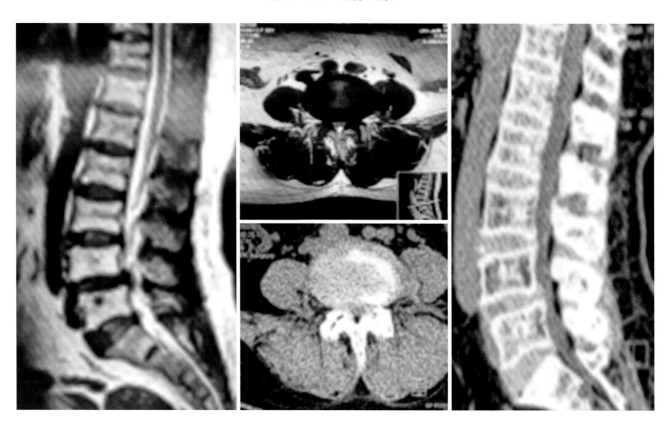

图 13-2-44　术前 MRI 和 CT

VAS 评分：腰部 6 分，双下肢 2 分；ODI 评分：45.9。

诊断：腰椎管狭窄症（L4、L5）、腰 4 滑脱（Ⅰ度）。

治疗：行 Endo-PLIF 手术，术中处理见图 13-2-45。

术后 3 个月随访，患者站立及行走双下肢麻木消失。步行距离：1000 m。VAS 评分：腰部 2 分，双下肢 2 分；ODI 评分：10.6。

术后影像学检查：见图 13-2-46、图 13-2-47。

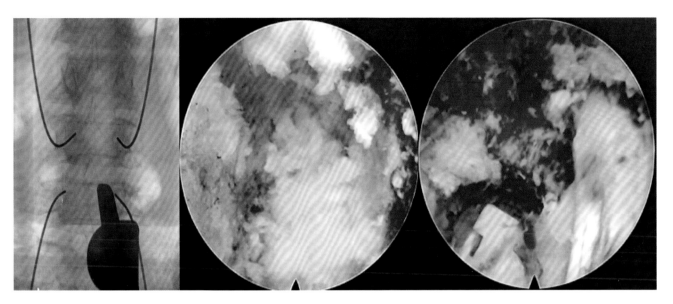

图 13-2-45 术中影像

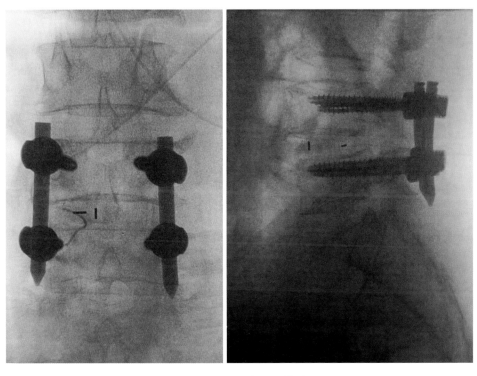

图 13-2-46 术后 X 线片

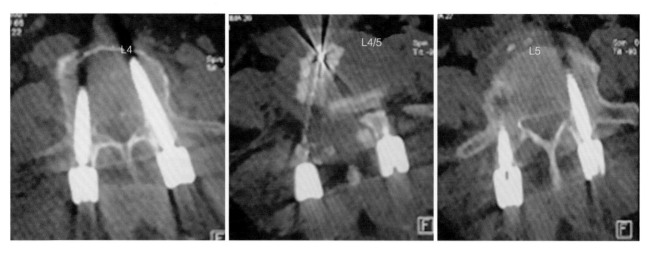

图 13-2-47 术后 CT 片

（三）病例 3

患者女性，75 岁。主诉：腰痛、双下肢麻木伴间歇性跛行 7 年余，加重 1 年。查体：双小腿外侧及足背感觉减退，双侧髂腰肌肌力 5 级，双侧股四头肌肌力 4 级，双侧胫前肌肌力 4 级，双侧伸趾长肌肌力 4 级，双侧伸𧿹长肌肌力 4 级，双侧小腿三头肌肌力 4 级，双侧腓骨长短肌肌力 5 级，双侧膝腱反射减弱（＋），双侧跟腱反射减弱（＋），双侧股神经牵拉试验（－），双侧直腿抬高试验及加强试验（－），双侧巴氏征（－）。间歇性跛行距离：30 m。

术前影像学检查：L3、L4 滑脱（Ⅰ度）；L3-5 椎管狭窄（图 13-2-48、图 13-2-49）。

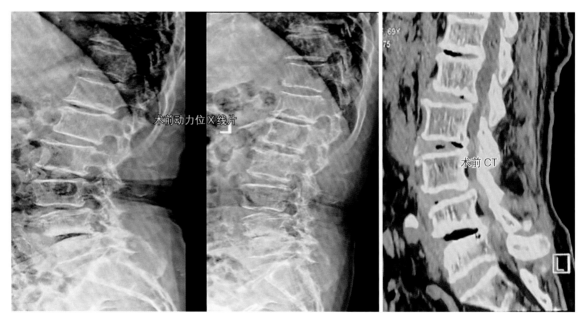

图 13-2-48 术前 X 线片、CT 片

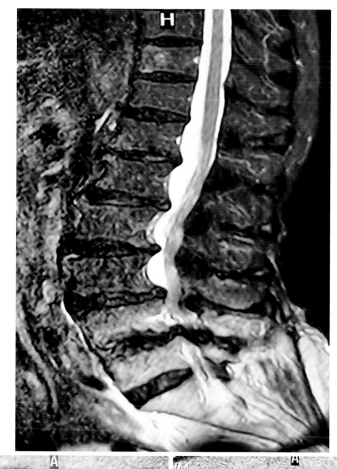

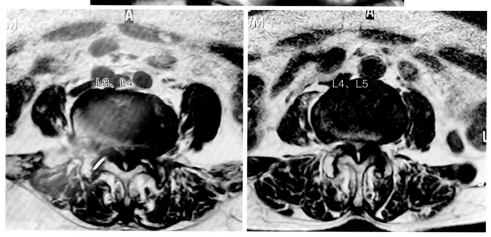

图 13-2-49 术前 MRI

VAS 评分：腰部 6 分，双下肢 4 分；ODI 评分：63.9。

诊断：腰椎管狭窄症（L3-5），L3、L4 滑脱（Ⅰ度）、高血压（高危）、糖尿病（2 型）。

治疗：行 Endo-PLIF 手术，术中处理见图 13-2-50。

术后 3 个月随访，患者站立及行走双下肢麻木基本消失。步行距离：600m。VAS 评分：腰部 3 分，双下肢 3 分；ODI 评分：15.8

术后影像学检查：见图 13-2-51、图 13-2-52。

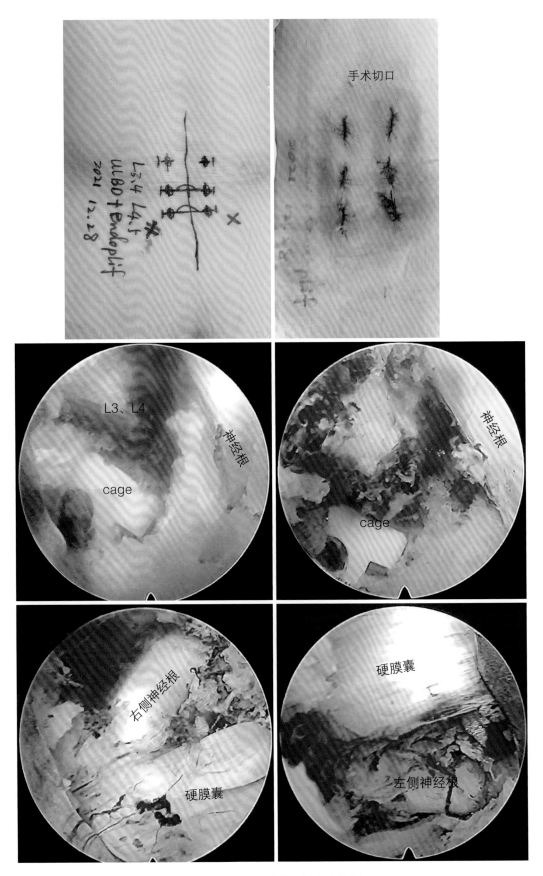

图 13-2-50　手术切口及术中影像

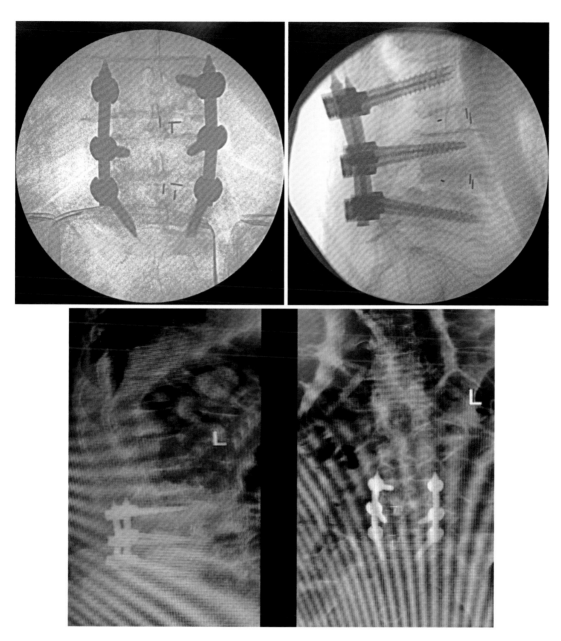

图 13-2-51　术后 X 线片

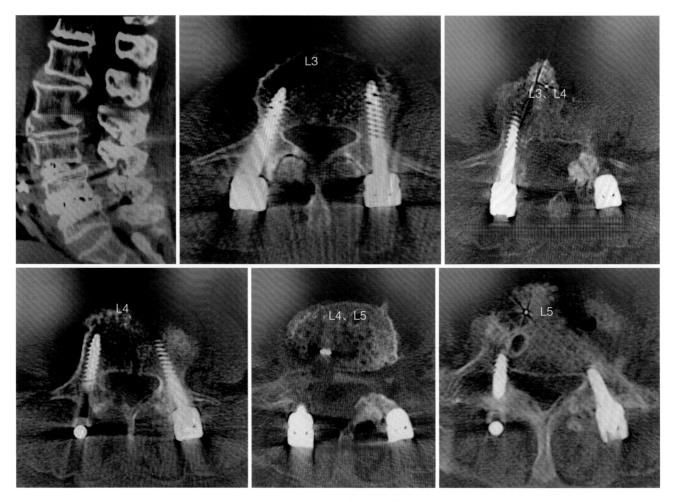

图 13-2-52 术后 CT 片

（李利军）

参考文献

[1] CW Kim, F Phillips. The history of endoscopic posterior lumbar surgery[J]. Int J Spine Surg, 2021, 15(suppl 3): S6-s10.

[2] HF Leu, RK. Hauser. Schreiber. Lumbar percutaneous endoscopic interbody fusion[J]. Clin Orthop Relat Res, 1997(337): 58-63.

[3] R Tan, X Lv, P Wu, et al. Learning curve and initial outcomes of full-endoscopic posterior lumbar interbody fusion[J]. Front Surg, 2022, 9: 890689.

[4] LM He, JR Li, HR Wu, et al. Percutaneous endoscopic posterior lumbar interbody fusion with unilateral laminotomy for bilateral decompression vs. open posterior lumbar interbody fusion for the treatment of lumbar spondylolisthesis[J]. Front Surg, 2022, 9: 915522.

第十四章 导航技术在内镜辅助腰椎融合术中的应用

第一节 技术理念与手术器械

一、导航技术发展与脊柱内镜技术

脊柱内镜技术凭借创伤小、恢复快、接受度高等优点迅速发展，逐步成为精准化、微创化治疗脊柱疾患的标志性技术。内镜下腰椎椎间融合技术作为治疗腰椎不稳性疾患的微创融合技术之一，具有出血少、组织破坏小、感染率低、术后早期下地等优点，更是受到了推崇；但其有限的镜下视野，不同于传统术式的手术思维以及较长的学习曲线令众多脊柱外科医师对该技术望而却步。手术医生做好精准穿刺与置钉并能快速、正确辨识镜下解剖结构是手术成功的关键所在，需要经过长时间的训练与经验积累。为了解决这一难题，不同专业的临床医生尝试应用各种导航技术，获得了很好的结果。专门用于脊柱内镜的新型电磁导航系统也成功应用于临床，它通过对影像学数据的整合可以为术者创建手术区域的 2D 或 3D 图像，配合内镜技术可以实现深层结构可视化、工具定位靶向化、手术操作精准化，成为了脊柱内镜医师的得力助手。

外科手术导航系统的历史始于 1987 年，德国的 Georg Schlöndor 教授利用机械式的 3D 定位设备作为测量工具，检测手术器械相对于人体的位置和方向，完成了第一台导航指引下的颅底手术。术中的手术器械连接到装有传感器的机械臂上，导航仪器的位置和方向显示在三个正交视图的内部，Schlöndor 团队将其定义为计算机辅助手术。后来，用于空间测量的技术逐渐从机电臂转移到直接连接定位器或传感器的光学或电磁追踪系统，发展成为目前广泛应用的光学导航和电磁导航。

光学追踪技术已在临床中多个领域获得应用，成为手术导航的主流技术。该系统需在高空架设摄像头获取导航信息，通过摄像头识别手术器械上安装的反射球来计算和显示器械的位置与方向。光学导航的主要技术弊端在于"光路遮挡问题"，术中必须确保反射球与摄像头之间的信号传递空间通畅，这给术者带来了诸多操作上的不便，限制了它在许多临床场景中的应用。而且由于追踪系统只能检测反射球的位置，手术器械的工作端必须对反射球进行恒定的坐标转换，如果发生弯曲变形就会导致位置计算不准确，因此要求手术器械具有刚性且不易变形的特性。因此，光学导航系统对于脊柱内镜这种需在人体内部追踪导丝和穿刺针等软性器械的手术，并不能达到临床应用的理想水平，这促使了通过交流电磁场追踪器械内部尖端传感器的电磁导航成为可能。

电磁追踪技术始于 1973 年，用于确定战斗机飞行员头盔的位置和方向。自 1996 年以后电磁导航成为辅助手术图像引导系统的重要组成部分。1997 年，Fried 报道了基于电磁的 InstaTrak® 系统在鼻窦手术中的应用，该多中心临床研究的结果证明了电磁图像引导系统的准确性和便捷性。2003 年开始，电磁导航应用在脊柱外科椎弓根螺钉置入的图像引导中，虽然最初的研究成果显示对置钉准确度的提升并不显著，但随着技术的不断改进，电磁导航在外科手术中的价值不断提高。

2016 年开始，上海懋煜医疗与重庆新桥医院周跃教授团队在德国 Fiagon 电磁导航系统基础上，共同开发了适合脊柱内镜技术的手术导航 Seessys 电磁导航系统。Seessys 系统是导航在脊柱内镜手术中的首次成功应用，将 Tessys Isee 内镜系统与电磁导航结合，程序化地引导手术的整个过程，为每一个手术步骤编辑了特定的导航视角、功能及特定材质的工具。该系统解决了 Tessys Isee 系统偏移的问题，缩短了术中穿刺、置钉、置管的时间，减少了 X 线透视的次数，降低了患者和术者的辐射暴露，明显缩短了脊柱内镜手术的学习曲线，便于教学，帮助更多医生安全地开展该技术，迅速提高团队的整体水平和手术质量。

随着科学技术的不断进步和发展，脊柱内镜适应证从腰椎推广到了颈椎和胸椎，在腰椎的应用也从单纯的椎间盘突出摘除术发展到了椎管狭窄的减压以及腰椎不稳的融合手术。脊柱内镜下腰椎椎间融合技术最早于 2012 年被报道，早期受到理念及器械等的限制，存在并发症发生率高、手术效率低、学习曲线长等缺憾。近几年，内镜技术与理念日新月异，内镜下融合技术日趋成熟，涌现出如 ZELIF、PETLIF、Prient-LIF、Endo-TLIF、Endo-PLIF、UBE-LIF 等大批标准内镜术式。无论何种内镜融合技术，对于初学者都面临学习曲线陡峭、镜下结构识别困难、减压范围及椎间隙处理范围难以精准判定、经皮螺钉置入困难等问题；对于有一定经验的医师，面临多节段腰椎不稳、椎间隙严重狭窄等案例时，同样挑战及困难重重。自 2019 年开始，青岛大学附属医院脊柱外科团队成功将电磁导航系统应用到了内镜下腰椎椎间融合术中，协同上海懋煜医疗开发了一系列导航工具，结合 Unin-Tech 的 Plus 及 Endo-TLIF 及 Endo-PLIF 技术，将内镜下融合的每一个步骤都实现了导航化，最终使得这一技术更加成熟和安全，并系统化地进行培训和推广。

研究表明，与传统定位方法对比，计算机导航技术定位可提高颈椎、胸椎及腰椎的置钉准确率，增加脊柱外科手术的安全性，减少患者及医务人员的术中辐射量，促进脊柱微创技术的发展。Grelate 在研究中指出，传统微创手术的术中辐射量是开放手术的 10~20 倍，而借助导航可使辐射量降为 0。马学晓团队研究发现，电磁导航辅助下腰椎 Endo-TLIF 手术的经皮螺钉位置优良率可达 96% 以上。在脊柱内镜辅助腰椎融合术中，电磁导航的作用体现在切口设计、经皮螺钉置入、放置工作套管、椎管减压、椎间隙处理等各个方面。

1. 切口设计。早期的 Endo-TLIF 手术均是经"安全三角"进入，旁开角度较大，直接减压相对受限，且减压融合口不能和经皮螺钉口进行统一，最终手术后留下多个切口。最初需借助术前 X 线透视标注手术节段椎弓根的位置，测量椎弓根间距，以此估测切口位置。然而由于腰椎生理曲度的原因，X 线透视的椎弓根投影往往与实际位置存在误差，尤其是 L5-S1 节段，术中需反复通过透视确认经皮螺钉入针点。而借助导航可清晰准确地了解皮肤穿刺点与深层骨结构的位置关系，实现所有操作步骤在 2 个 1.5 cm（L5-S1）或 4 个 1.5 cm 切口内完成，使术者能够在最短的时间内确定最优的切口方案。

2. 经皮螺钉置入。这是导航对于 Endo-LIF 手术最直接的价值体现，通过导航术者可以实现经皮穿刺针轨迹的可视化，快速确认最佳置钉点，适时调整置入的方向和角度，大大降低了经皮螺钉置入的难度，提高了置钉的准确率和安全性。随后可同时借助导航确定工作套管的位置及方向，避免了再次穿刺、透视、调整等繁琐步骤。

3. 减压和椎间隙的处理。Endo-LIF 的镜下过程对于脊柱外科医生的临床经验、操作技术、空间想象力以及解剖结构的理解都有很高的要求。镜下解剖结构的迷失不但会延长手术时间，影响术者心态，还会增加血管神经损伤的风险。而导航可辅助辨识镜下解剖结构，术中可随时通过穿刺针识别关节突、椎板、椎间盘等重要结构，尤其对于解剖结构异常如椎间隙塌陷严重的患者，借助导航可快速确定狭窄的间隙位置。椎间隙处理过程中也可通过穿刺针了解处理的深度和方向，极大地提高了镜下操作的效率和安全性。

总而言之，导航可以使术者在近乎直视的操作模式下，精准地完成脊柱内镜手术操作。内镜与导航系统的结合，可以帮助手术医生选择最佳手术入路，实时显示器械与解剖结构的关系；让术者在最小创伤下实现精准减压，减少并发症的发生，使手术更加安全高效。

二、电磁导航核心器械介绍

（一）定位器

电磁导航的定位器（图 14-1-1、图 14-1-2）具有以下特点：①自重小，定位器可以固定在髂骨或手术节段同一块椎骨上，这样确保了术中信号不会"漂移"。导航系统在工作时都假定椎体与椎体之间相对位置是固定不变的，然而这在临床中很难实现。椎体与椎体之间通过关节连接而存在一定活动度，参考架离开手术节段距离越远，相隔节段越多，术中"漂移"的可能性就越大。光学导航的参考架往往由于自重原因而选择固定在髂骨上，距离手术区域较远。②体积小，避免了光学导航使用中器械"打架"的问题。③凭借小巧的特点，如果电磁导航的定位器可以被固定在多个节段的棘突上，每个定位器可以显示每个节段椎骨的位置，理论上就可以为导航下实时显示多节段椎体矫形复位提供了可能性。

④多孔抗旋转设计。早期单孔设计常常会发生微小的旋转而影响准确性，目前的双孔设计，置入 2 枚粗细不等的克氏针以后，不会出现旋转及位置移动，提高了系统稳定性。

（二）磁场发生器

Fiagon 电磁导航所使用的磁场发生器（图 14-1-3）是一个尺寸为 200 mm × 200 mm × 71 mm 的长方体，由一根多关节的多连杆连接于手术床的床边轨道上，多处关节可以自由旋转以确定磁场发生器摆放的最佳位置，锁死关节后固定磁场发生器位置。通常情况下，越靠近磁场发生器，所获的信号越好，误差也越小。需要注意的是，最靠近磁场发生器的 50 mm 范围内没有磁场，所以在使用过程中需要尽量避免将导航器械贴在磁场发生器上使用。

（三）Mapper Bridge 桥架

Mapper Bridge 桥架（图 14-1-4）有两个组件，一个是正位板标记物，一个是侧位板标记物。桥架应放置在手术区域附近，尽量覆盖手术区域。侧位桥架放置时有左右之分，一侧为含有较多标记物的大板，一侧为含有较少标记物的小板。放置侧位桥架时需要注意大板对应 C 臂影像增强器（大头）的一侧，小板对应 C 臂球管（小头）的一侧。

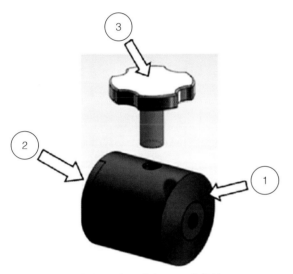

1. 外壳；2. 电缆附件；3. 固定螺丝

图 14-1-1　电磁导航患者定位器（定位器主要由外壳，电缆附件以及固定螺丝组成，自身重量和体积都非常小，可以很方便地固定在骨性结构上）

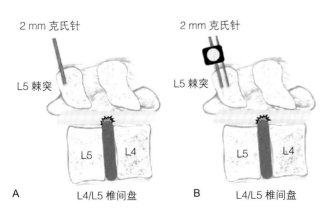

图 14-1-2　定位器可以通过 2 枚克氏针牢固固定在手术节段的棘突或髂嵴上：A. 单孔设计，克氏针定位棘突；B. 双孔定位器，用 2 枚克氏针固定

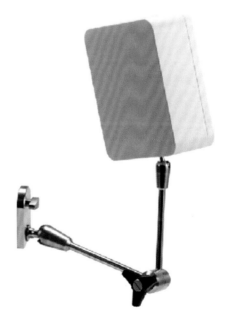

图 14-1-3　盒状磁场发生器，通过可动硬臂连接固定于手术床上

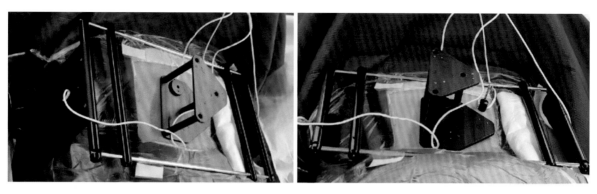

图 14-1-4　Mapper Bridge 桥架系统：作为导航系统的一个组件，将图像和患者的解剖结构匹配，实现用 C 臂的 2D 注册。结构：外壳，PEEK（医用级）；参考标记（不锈钢）；线缆（硅涂层）

（四）校准器和导航传感器

注册完成后，将导航传感器（图 14-1-5B）置于穿刺针中（图 14-1-5C），然后将穿刺针尖端正对校准器（图 14-1-5A）进行识别校准，随后穿刺针及其延长轨迹将自动显示在导航屏幕上，可在正侧位透视片和 CT 各个视角显示穿刺针的位置。穿刺过程中穿刺针的方向和深度受到导航的实时反馈，以不同的颜色和标记提示术者方向是否有偏差，靶点图像自动显示穿刺针尖端与靶点的距离，深度超过靶点，将显示红色报警。

（五）导航用 U 套管

Endosurgi Plus 的 U 管（图 14-1-6），因涉及工

作端的方向，所以设计了一款弯杆，配合含有 3 个感应器的传感器实现对 U 管进行导航。传感器（ISeepointer）的前、中、后处分别有 3 个 senser，每个 sernser 都能独立地测出磁场强度，识别器械位置。将带有 3 个 senser 的传感器插至图 14-1-16B 中所示的弯管，然后一起置入 U-T 套管中，最后一个传感器的位置和前两个并不在同一条线上，再配合上弯管和 U 管的固定结合方式，弯曲的方向和套管的方向也就有了固定的关系，导航主机通过弯曲的数据资料计算出 U 管的方向，通过与校准器校准后，将实际位置换算到尖端即可准确地实现对 U 管的导航。

（六）导航用可视化环锯

要实现对环锯进行导航（图 14-1-7），就需要有

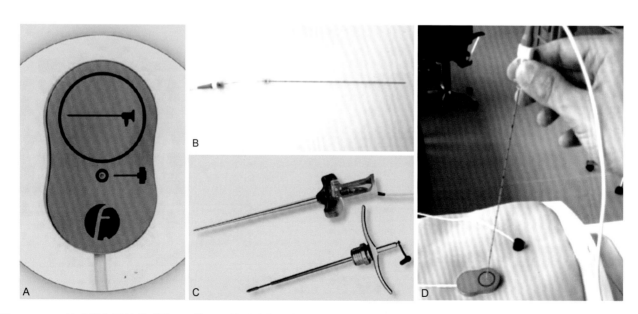

图 14-1-5　校准器和导航传感器：A. 作为导航系统的组成部分，校准器用于识别、启动所需的手术器械；B. 传感器用于进行手术时精确定位解剖结构，旨在与电磁导航系统配合使用；C. 传感器需要安装在专用器械中，导航系统显示器械尖端位置；D. 组装完成的器械，需要在校准器上进行识别

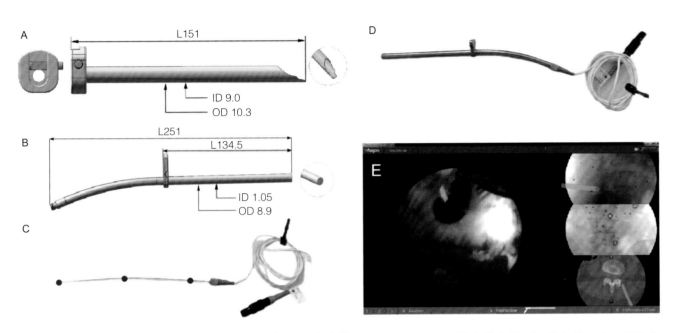

图 14-1-6　A. Endosurgi Plus 的 U 管，为镜下操作的外套管；B. 可置入 U-T 套管中的弯杆；C. 具有前、中、后 3 个 senser 的传感器；D. U-T 套管导航系统，装有传感器的弯杆置入 U-T 套管中，可计算出 U-T 套管的位置及方向；E. 术中导航系统屏幕显示图像，左侧为镜下视野，右侧自上而下分别为 U 套管在侧位、正位以及 CT 横断面上的位置

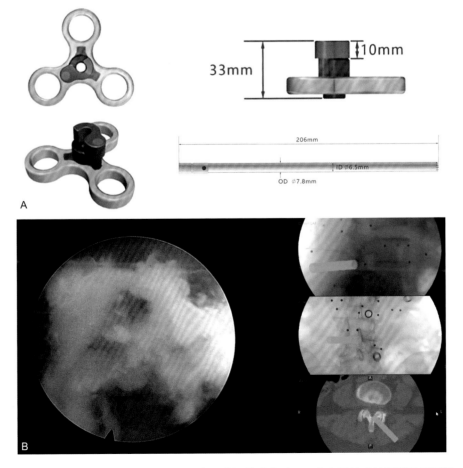

图 14-1-7　A. Endosurgi Plus 的可视化环锯，可以在镜下进行骨质成形；B. 术中导航系统屏幕显示图像，左侧为镜下视野，右侧自上而下分别为环锯在侧位、正位以及 CT 横断面上的位置

一个手柄套在环锯上，里面接上带有传感器的内窥镜，两者位置稳定以确保导航准确。因为传感器在内窥镜灌注通道内，也就是说内窥镜是参考，环锯相对内窥镜不前后移动，才能准确地对环锯进行导航。这样的话，我们需要设计高度更高的手柄，使环锯和内窥镜一起同时地进入骨组织时，内窥镜与骨之间有足够的深度，防止内窥镜顶在骨上，损坏镜子或者造成导航的深度不准确。要能锯透大部分的关节突骨组织，其高度至少需要 18 mm 甚至更高，这个时候会出现刚开始切骨质时，内窥镜离骨组织太远，无法起到内窥镜可视的效果，所以我们设计了可调高度的手柄，以解决此问题。有可调高度手柄以后，让内窥镜往内孔多进入一个调节阀的高度（10 mm），此时导航方向正确，但深度减少10 mm，内窥镜视野清晰；等到环锯进入一定距离（5~10 mm）时，稍稍退出一点内窥镜，将调节阀旋转过来，此时导航方向、深度都准确，从而实现可视环锯的效果。

（七）导航用镜外方凿

电磁导航镜外方凿（图 14-1-8）的原理，与导航环锯原理一致。在磁场范围内，能识别磁场强度的传感器在内窥镜灌注通道内识别出了磁场，导航主机确认其位置；镜子外侧套上方凿，当镜子顶住方凿手柄时，传感器前端与方凿前端为固定位置，借助校准器便可测出传感器到方凿尖端的唯一距离。根据不同距离，识别出目前使用的器械类型，并且将传感器实际位置传至系统屏幕上，从而实现方凿的导航。做成钛合金的器械，是为了防止少量不合规的不锈钢材料做成的器械干扰磁场，影响导航准确度。

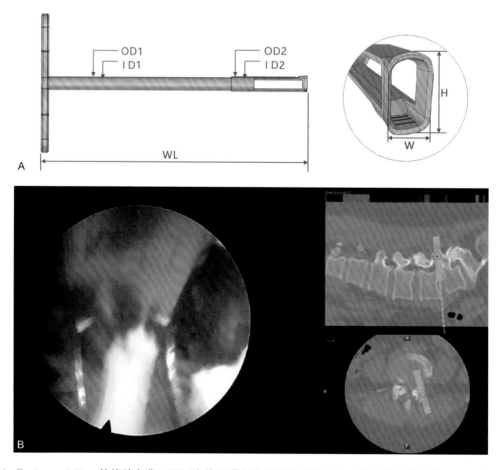

图 14-1-8　A. Endosurgi Plus 的镜外方凿，可以在镜下进行椎间隙的处理；B. 术中导航系统屏幕显示图像，左侧为镜下视野，右侧自上而下分别为方凿在 CT 矢状位及横断面上的位置

第二节 操作步骤与手术技巧

一、手术适应证与禁忌证

有固定融合指征的腰椎间盘突出症、腰椎管狭窄症、Ⅰ度和Ⅱ度腰椎滑脱症（退变性或峡部裂性）、腰椎间盘突出症术后复发、伴有软骨终板炎的腰椎间盘突出症、其他腰椎不稳性疾患等。

本技术没有绝对禁忌证，但是建议随着技术的熟练程度循序渐进，由Ⅰ度滑脱到Ⅱ度滑脱，Ⅲ度及以上滑脱需慎重，警惕术中神经尤其出口神经根损伤概率增加；合并严重骨质疏松症的患者需关注融合器下沉及内固定松动等问题。

二、典型病例

患者女性，48岁，主诉：腰痛6年，右臀部疼痛4年，加重伴左臀部痛1个月。

现病史：6年前无明显诱因出现腰部疼痛，诊断为L5椎体峡部裂并前滑脱，保守治疗2年。4年前出现晨起后右臀部疼痛，症状逐渐加重，持续时间逐渐延长。1个月前出现左臀部放电感就诊。专科查体：L5、S1椎体棘突叩压痛阳性，可触及台阶感，双下肢皮肤感觉无异常，双下肢各肌群肌力Ⅴ级，双侧膝腱反射、跟腱反射可以正常引出，双侧直腿抬高试验7°阴性，双侧股神经牵拉试验阴性，可触及足背动脉搏动，病理征未引出。VAS评分：腰痛6分，腿痛7分。

术前影像学资料：

1. X线片（图14-2-1）。

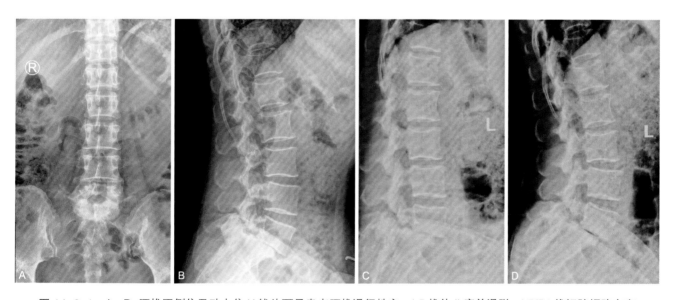

图14-2-1 A~D.腰椎正侧位及动力位X线片可见患者腰椎退行性变，L5椎体Ⅱ度前滑脱，L5/S1椎间隙塌陷变窄

2.腰椎三维 CT（图 14-2-2）。

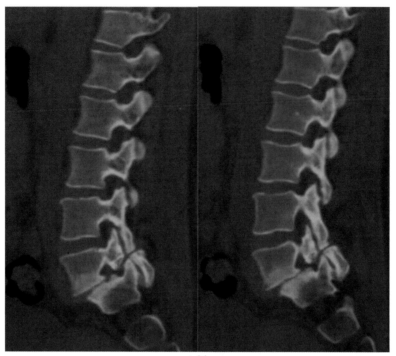

左侧

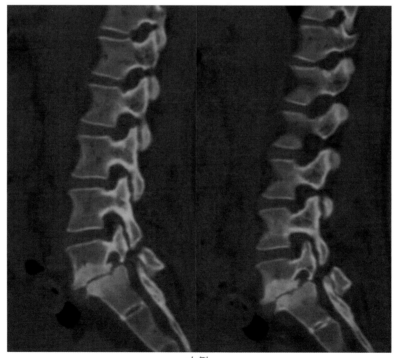

右侧

图 14-2-2 腰椎三维 CT 可见 L5 椎体 II 度前滑脱，L5 双侧峡部裂，L5/S1 椎间隙塌陷，局部硬化反应明显，右侧椎间孔狭窄

3. 腰椎 MRI（图 14-2-3）。

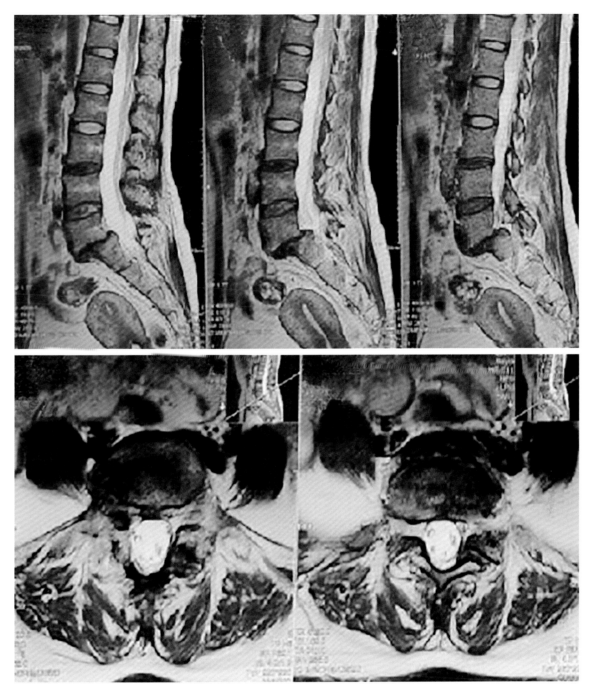

图 14-2-3　腰椎 MRI 可见 L5 椎体 II 度前滑脱，L5 双侧峡部裂，L5/S1 椎间隙塌陷，右侧椎间孔狭窄

三、手术操作步骤

1. 体位摆放及初步切口设计

患者常规俯卧位，屈髋屈膝，保持腹部悬空。将手术床调整至合适高度，便于正位和侧位透视。根据责任椎间隙方向与地面角度关系，适当调整 C 臂机透视角度，以便获得标准的腰椎正位图像。透视标记腰椎后正中线及手术侧髂嵴最高点，标记手术节段 4 个椎弓根的体表投影。

2. 手术切口

根据具体手术节段向外上 1~2 cm 处作为皮肤切口；L5 及 S1 常常会共用一个手术切口，L4/5 及以上节段多为两个切口。具体切口旁开距离根据减压需要来进行微调：如仅需要做一侧神经根管减压及经椎间孔椎间融合内固定术，则按照标准经皮螺钉旁开距离即可；如需要经一侧入路双侧椎管减压术同时行椎间融合内固定术，可向内适当调整经皮椎弓根螺钉进针点并减少旁开角度，以便减少旁开距离，利于双侧减压。借助于电磁导航等设备可以在皮肤表面仔细规划，以便获得最佳的螺钉置入和减压位置（图 14-2-4）。

3. 安放患者定位器

定位器固定部位，早期推荐为手术节段棘突，但是常常会因为骨质疏松、棘突较小等原因出现松动。目前我们采用双孔定位器，同时推荐部位在靠近骶髂关节的髂骨或骶骨上，有效避免了敲击过程中松动的问题（图 14-2-5）。

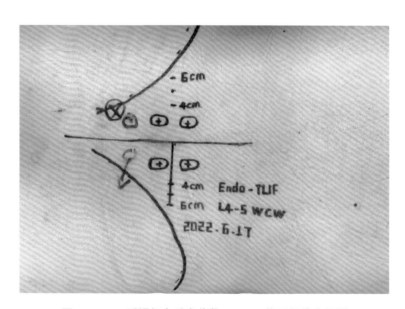

图 14-2-4　透视标定手术节段 L5、S1 椎弓根体表投影

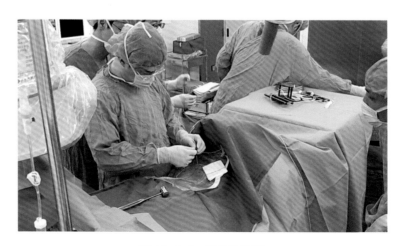

图 14-2-5　安放定位器

4. 匹配注册

此步推荐由工程师和主刀医生共同完成，避免出现难以查找的情况出现，影响匹配质量。图像质量务必清晰，在透视过程中，需要关注桥架位置不要移动（图14-2-6）。

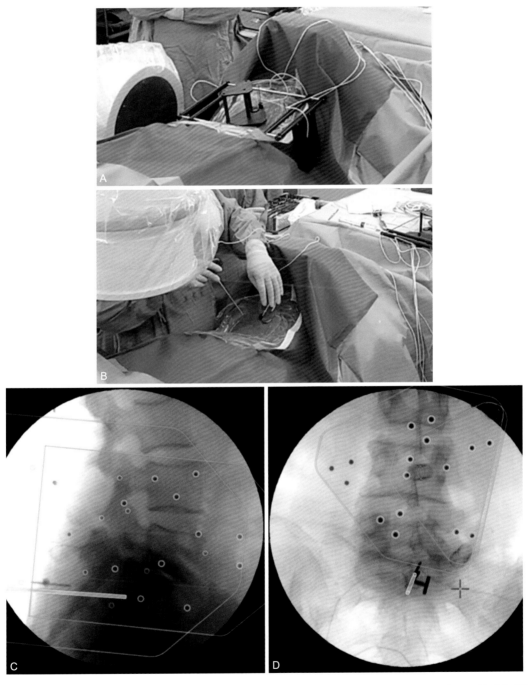

图14-2-6 A.导航桥架在患者体表摆放位置，维持此状态进行C臂透视匹配。B.匹配完成后可使用导航进行探测。C.导航匹配侧位X线像。D.导航匹配正位X线图像

5. 局部应用肾上腺素

肾上腺素 1g/1ml 加入到 500 ml 生理盐水中，取出 20~30 ml，全层注射皮肤、皮下、肌肉组织及椎板表面，可以减少手术区域的出血。注意注射器不要过深以免进入到椎管内（图 14-2-7）。

6. 导航辅助下建立经皮螺钉钉道

根据术前规划，使用导航在皮肤表面进行再次手术规划，获得准确的切口位置。此步需要关注二维和三维 4 副图像，均在理想位置，如果其中有 1 个图像出现误差就要整体进行评估。在穿刺针进入椎弓根时，需要把手拿开，按照徒手置钉的思路观察导航位置是否满意，同时到达椎弓根内缘时也需要把手移开，观察位置，以获得准确的导航信息（图 14-2-8）。

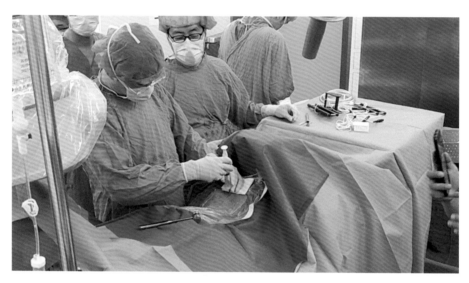

图 14-2-7　逐层注射肾上腺素盐水以减少软组织出血，保持镜下视野清晰

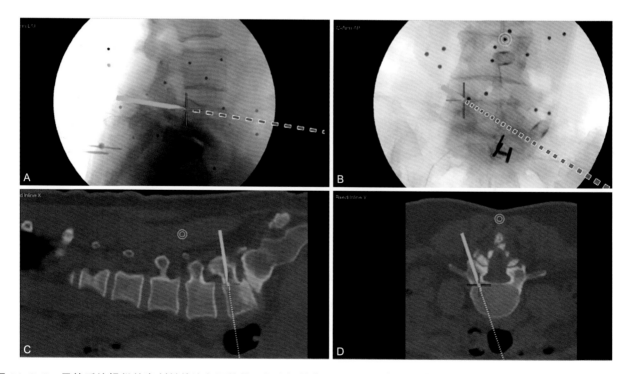

图 14-2-8　导航系统提供的穿刺针轨迹与腰椎椎弓根之间的位置关系，可实现高效精准的置钉。A~D 分别为正位 X 线像、侧位 X 线像、CT 矢状位像、CT 横断像

7. 导航辅助放置工作套管

工作套管需要平行椎间隙放置，以便于准确找到镜下解剖结构，同时进行椎间隙处理，减少对软骨终板的破坏。早期 Endo-LIF 先进行这一步，后面再置入经皮螺钉，通过穿刺针实现平行椎间隙入路，逐级扩张后引入工作套管，整个过程借助 C 臂透视来完成，不断进行调整。后期尤其电磁导航的引入，优化了手术流程，借助导航精准置入经皮螺钉导丝后，再沿下位经皮螺钉的切口调整方向后找到关节突关节，同时平行椎间隙放入工作套管，减少了射线暴露，实现了精准置入（图 14-2-9）。

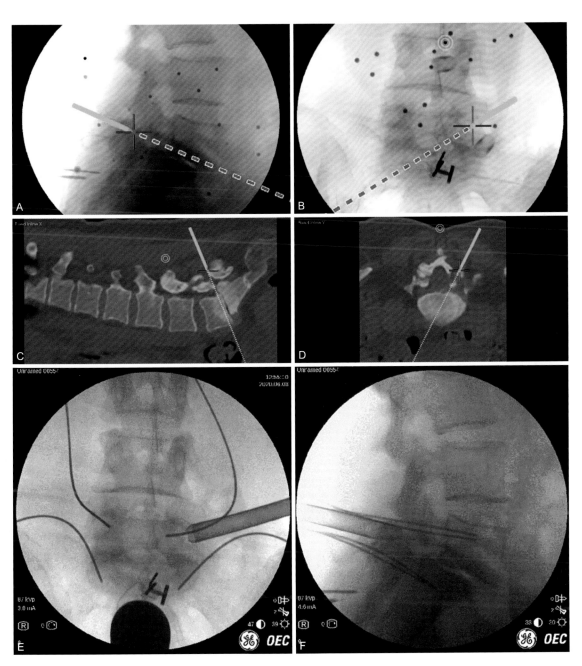

图 14-2-9　导航系统提供的穿刺针轨迹与腰椎椎间隙之间的位置关系，可协助术者快速识别镜下结构。A～D 分别为正位 X 线像、侧位 X 线像、CT 矢状位像、CT 横断像。E、F. 完成钉道导丝置入及套管放置后 X 线透视正侧位以确定位置满意

8. 导航辅助镜下减压及椎间隙处理

早期的电磁导航系统还不能做到全程导航，在减压的过程中，可视化环锯放置到预处理位置，内部插入安放传感器的穿刺针，可以进行导引作用，确认减压的具体位置和方向后进行精准减压。目前随着器械和设备的改进，已经有了可直接导航的U形工作套管、可视化环锯及处理椎间隙的方凿等工具，基本实现了全程导航化。术中首先使用导航确定椎间隙的位置，然后使用纤维环凿打开椎间盘，交替使用髓核钳和蓝钳进一步扩大开口后，连接镜内铰刀对椎间隙进行初步处理。然后置换斜面工作套管，因为该套管直径更大，因此可容纳镜下铰刀及镜下方凿等工具高效处理椎间隙。注意避免损伤骨性终板及前纵韧带（图14-2-10）。

9. 植骨及椎间融合器植入

在仔细处理椎间隙，获得满意的扇形植骨床以后，根据所使用的的椎间隙处理工具及试模大小确定合适大小的椎间融合器。先植入自体骨及同种异体骨，首先需要尽可能多的自体骨，也就是在进行骨窗的减压过程中，需要去除上关节突主体部分及部分下关节突，如果解剖结构显示骨量仍不足，可加入适量同种异体骨。重点是植入过程，需要前期彻底止血，置换成更大的工作套管，同时向内侧牵拉并保护走行神经根，确定位置无误后，可引入导航系统，观察融合器放入的路径是否满意，根据情况调整外套管位置，以确保融合器放入到椎间隙正中位置。具体置入过程目前还是盲视的，助手需要全程稳定住外套管，手术者将融合器敲击进入到椎间隙，并透视确认位置及深度，当然这一步也可以在可视下完成，借助UBE的思路在上位切口内引入内镜作为监视（图14-2-11）。

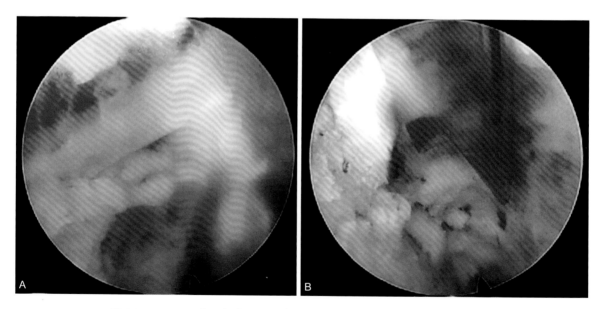

图14-2-10　A. 减压完成后显露神经根及椎间隙。B. 纤维环凿打开椎间盘

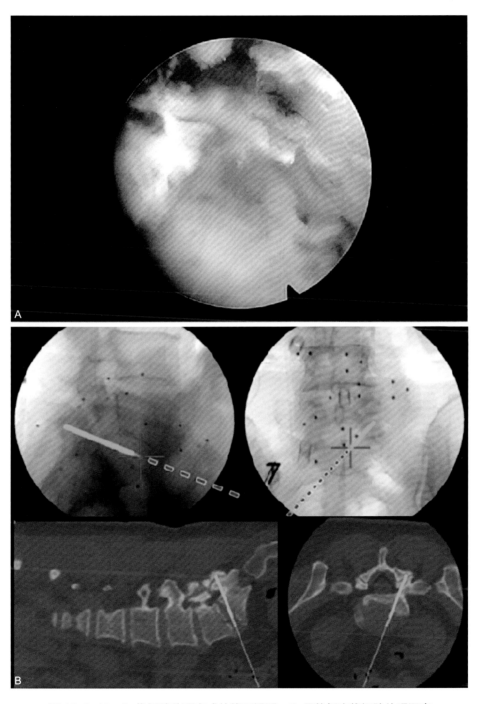

图 14-2-11　A. 椎间隙处理完成的镜下视野。B. 导航探查椎间隙处理深度

10. 置入钉棒固定

此步同普通的经皮椎弓根螺钉置入类似，需要注意的是 L5-S1 节段切口往往会共用一个，直视下直接放入纵棒即可。同开放手术一样，椎间隙的充分松解是复位满意的前提，如果放入融合器后复位仍不满意，可以通过螺钉最后一次复位（图 14-2-12 ）。

四、术后处理

因此类手术采用了综合止血策略：术前静滴氨甲环酸、术区局部应用肾上腺素混合液、术中充分预止血，所以术后无须放置引流。考虑到经皮置入椎弓根螺钉及椎间融合器，术后推荐使用腰椎支具 1~2 个月，第 2 日如疼痛可耐受即可下地活动，术后 1 个月可进行轻体力活动，术后 3~6 个月可进行重体力活动；术后 1 个月、3 个月、6 个月、1 年、2 年坚持随访，均复查腰椎三维重建 CT，评估椎间融合情况（图 14-2-13、图 14-2-14 ）。

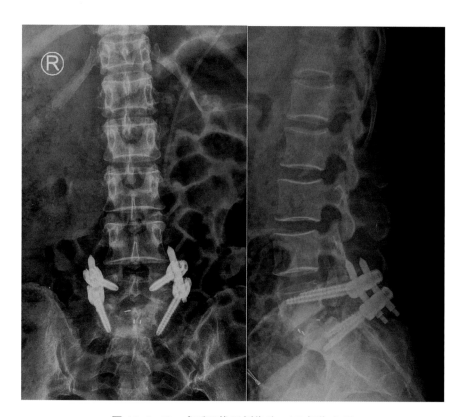

图 14-2-12　术后腰椎正侧位片，L5 复位良好

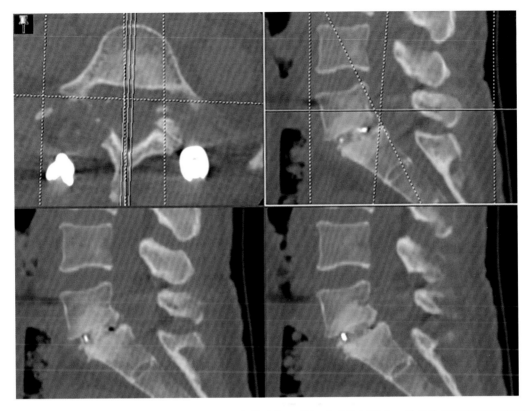

图 14-2-13 术后 1 周腰椎三维重建 CT，L5 复位良好，椎间高度恢复满意，软骨终板没有破坏及下沉

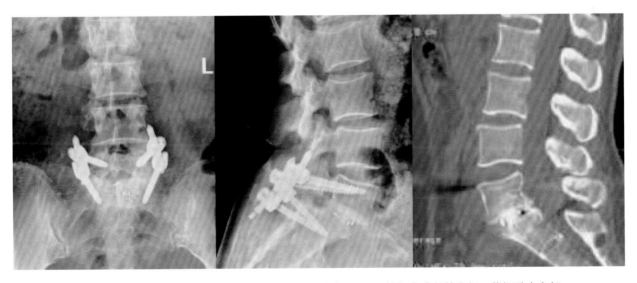

图 14-2-14 术后 1 年腰椎正侧位及腰椎三维重建 CT 显示椎间高度保持良好，椎间融合良好

五、分析与点评

1. 电磁导航在 Endo-TLIF 手术中的应用价值不仅仅体现在经皮螺钉置入上，而且还包括切口的确定、镜下减压、放置 cage 等多个环节。本例患者的难点在于 L5/S1 椎间隙严重塌陷，明显狭窄，常规方式在镜下寻找椎间隙的难度很高。因此，我们通过电磁导航快速精准地明确椎间隙的位置，轻松解决了这一技术难点。

2. 肾上腺素的应用可以明显减少周围组织的出血，有效改善镜下视野的清晰度，是提高手术效率和安全性的有效手段。我们的使用方法为：1 g/1 ml 肾上腺素加配到 500 ml 生理盐水中，每区域浸润 20 ~ 30 ml，尽量覆盖上下关节突等手术操作所涉及的部位。

3. 使用电磁导航构建经皮螺钉通道时，在电磁导航的穿刺针穿破皮质进入椎弓根后，可松开穿刺针，令其自己寻找方向，提高置钉的准确性。

4. 电磁导航目前仍有一定的局限性，它只是一项可以利用的工具，而不可被过度依赖。导航周围不能有太多的金属物，否则会干扰电磁信号，当 cage 置入后，椎间隙被撑开，此时的解剖结构发生变化，导航信息已经失真，需要重新注册配准后方可再次使用。这些问题的解决有赖于未来的进一步探索。

（马学晓　周传利　许德荣）

参考文献

[1] Ricci WM, Russell TA, Kahler DM, et al. A comparison of optical and electromagnetic computer-assisted navigation systems for fluoroscopic targeting[J]. J Orthop Trauma, 2008, 22(3): 190-194.

[2] Fried MP, Topulos G, Hsu L, et al. Endoscopic sinus surgery with magnetic resonance imaging guidance: initial patient experience[J]. Otolaryngol Head Neck Surg, 1998, 119(4): 374-380.

[3] Fraser JF, Von Jako R, Carrino JA, Härtl R. Electromagnetic navigation in minimally invasive spine surgery: results of a cadaveric study to evaluate percutaneous pedicle screw insertion[J]. Sas J, 2008, 2(1): 43-47.

[4] Wu J, Ao S, Liu H, et al. Novel electromagnetic-based navigation for percutaneous transforaminal endoscopic lumbar decompression in patients with lumbar spinal stenosis reduces radiation exposure and enhances surgical efficiency compared to fluoroscopy: a randomized controlled trial[J]. Ann Transl Med, 2020, 8(19): 1215.

[5] Osman SG. Endoscopic transforaminal decompression, interbody fusion, and percutaneous pedicle screw implantation of the lumbar spine: A case series report[J]. Int J Spine Surg, 2012, 6: 157-166.

[6] Grelat M, Zairi F, Quidet M, et al. Assessment of the surgeon radiation exposure during a minimally invasive TLIF: Comparison between fluoroscopy and O-arm system[J]. Neurochirurgie, 2015, 61(4): 255-259.

[7] Xu D, Han S, Wang C, et al. The technical feasibility and preliminary results of minimally invasive endoscopic-TLIF based on electromagnetic navigation: a case series[J]. BMC Surg, 2021, 21(1): 149.

第十五章　内镜下腰椎融合术的循证医学

第一节　融合率的循证医学证据

一、内镜下腰椎融合术概述

腰椎融合术自 1944 年由 Briggs 和 Milligan 提出以来，已被广泛应用于脊柱退行性疾病的治疗，是恢复正常脊柱序列及改善脊柱稳定性的重要手段。由于传统的腰椎后路开放融合手术对肌肉 - 韧带复合体的副损伤较为严重，于是包括 ALIF、XLIF、OLIF 及 TLIF 等相对微创的椎间融合技术应运而生，且各具优势。随着脊柱内镜技术的发展，椎间融合手术的进一步微创化成为可能。Osman 等于 2012 年首次报道了单通道同轴内镜辅助下腰椎融合的研究，并将该技术命名为内镜下经椎间孔减压及椎间融合术（endoscopic transforaminal decompression and interbody fusion，ETDIF）。近年来，国内外脊柱外科医生致力于脊柱内镜辅助下腰椎减压融合技术的探索，在原有技术的基础上不断进行改良，取得了较为令人满意的近期临床疗效。与此同时，仍有诸多问题尚未解决，如远期临床疗效及融合率需进一步明确，手术相关并发症发生率较高仍需在技术上进一步改进等。

内镜辅助下腰椎融合术的手术入路大致分为两大类，一类是在上关节突外侧经 Kambin 三角的椎间孔入路（同时行或不行椎间孔成形），另一类则是需要切除下关节突和上关节突后，在内镜辅助下进行椎间隙处理和椎间融合。而根据是否需放置经皮椎弓根螺钉等内固定器械，可将手术方式分为单纯椎间融合器置入（Stand-Alone）术以及椎间融合、椎弓根螺钉内固定术。

本章所指的脊柱内镜一般指同时整合了照明、摄像、灌洗通道和工作通道的光学硬质杆状镜头，由美国医生 Anthony Yeung 和德国医生 Thomas Hoogland 等在 20 世纪 90 年代初期研发（俗称的"YESS"系统和"THESSYS"系统），后续由不同厂家在镜头工作外径、工作长度、视向角等方面进行了微调，但镜头基本结构没有本质改变。近年来我国的脊柱内镜手术技术发展迅速，周跃教授团队于 2018 年发表了关于内镜辅助的腰椎融合技术的研究报道，并将该技术命名为经皮内镜下腰椎融合术（percutaneous endoscopic lumbar interbody fusion，PELIF）；海涌、杨晋才教授团队进行相关技术及工具的创新型设计并提出脊柱内镜辅助下经皮经椎间孔腰椎椎间融合术的新理念，并最终将该项技术命名为 PE-TLIF（percutaneous endoscopic transforaminal lumbar interbody fusion）技术。尽管同轴内镜下腰椎融合术在文献中有着不同的描述，但均包含以下三个经典的基本过程：①经椎间孔手术入路（切除关节突）或者经椎板间入路（切除椎板和部分关节突）；②使用磨钻、骨刀、椎板咬钳等镜下专用手术器械在内镜下进行椎管减压；③植骨及植入椎间融合器并经皮椎弓根螺钉固定。

二、融合手术步骤

手术可以在局部麻醉、硬膜外麻醉或全身麻醉下进行，部分医生推荐手术过程中使用神经电生理监测，椎间盘切除和终板准备应在充分减压后进行。可以先使用镜下骨刀切开纤维环，镜下咬钳摘除退变椎间盘组织，而后在透视和内镜的确认下，将专用铰刀插入椎间隙中进行进一步的椎间盘切除，逐级增大铰刀型号或使用宽度可调铰刀，显露骨性终板。过程中注意镜下观察工作通道以便充分保护神经。融合部位准备完毕后进行植骨，更换直径更大的椎间融合专用工作套管（通常直径 10~15 mm），在透视和内镜引导下放置椎间融合器。也有学者根据病变椎间隙的高度决定放置椎间融合器和内固定物的顺序，若椎间隙高度＞50% 正常高度，则先进行椎间融合；反之，则先行经皮椎弓根螺钉内固定，适当撑开椎间隙之后，再行椎间融合。关于融合器的选择可以直接选用高度可调融合器，通过 13 mm 通道植入，融合器高度可以从 8 mm 升到 13 mm。

三、内镜下腰椎融合术的融合率

（一）内镜下融合率现状

我们回顾了近年来内镜下融合的相关文献，其中 16 篇文献中报道了内镜下融合的融合率，融合率可达 59.6%~100%。大部分研究的融合率处于较高的水平，其中 13 篇文献中报道的融合率均达到了95% 以上，其余文献受随访时间的限制，融合率较低，可见内镜下融合效果较为令人满意。

Lee 等对术前诊断为原发性或复发性腰椎间盘突出以及腰椎术后失败综合征等 18 例退行性椎间盘病变（degenerative disc disease，DDD）的患者实施了局部麻醉下脊柱内镜辅助下腰椎 Stand-Alone 融合手术。术中椎间隙准备时切除 80% 髓核并保留纤维环，经双侧椎间孔分别植入 B-Twin 融合器各 1枚，术后 46 个月随访的融合率达 88.9%；Park 等在一项随机对照研究中，将 ULIF 及传统开放 PLIF 手术的各项指标对比后发现，PLIF 所需手术时间明显少于 ULIF，但 PLIF 失血量及输血率增高；术后两组患者下肢症状改善程度及时间无显著差异，术后1 年两组融合率基本一致，而 PLIF 组的确切融合比例更高。杨晋才教授团队也于近期通过单中心回顾性对照研究，比较 PE-TLIF 技术和传统后路腰椎椎间融合术（posterior lumbar interbody fusion，PLIF）治疗伴有腰椎不稳的腰椎管狭窄症患者的临床疗效。研究纳入符合选择标准的患者 36 例，根据手术方式不同分为 PE-TLIF 组（15 例）和 PLIF 组（21例）。研究表明，术后 6 个月时，PE-TLIF 组 II 级融合 7 例，III 级融合 8 例；PLIF 组 II 级融合 12 例，III 级融合 9 例，两组患者椎间融合率差异无统计学意义（$P>0.05$）。周跃教授团队通过前瞻性队列研

究，纳入 75 例腰椎退行性疾病的患者，其中微创经椎间孔入路腰椎椎间融合术（minimally invasive transforaminal lumbar interbody fusion，MIS-TLIF）组 40 例，PE-TLIF 组 35 例。研究表明，与 MIS-TLIF 组相比，PE-TLIF 组具有手术创伤小、术后腰痛少、隐性失血量少、恢复快等优点。术后 CT 结果表明，PE-TLIF 组融合率 85%，MIS-TLIF 组融合率 92%，两组椎间融合率无统计学差异（$P=0.561$）。王冰教授团队对 22 例接受全内镜下后路腰椎椎间融合术（full-endoscopic posterior lumbar interbody fusion，FE-PLIF）和 52 例接受 MIS-TLIF 治疗的患者进行了回顾性研究，两组在放置融合器后均加入自体骨和脱钙骨基质，随访时间为 12 个月，两组的融合率分别为 73.3% 和 70.0%，无显著统计学差异。该研究发现 FE-PLIF 比 MIS-TLIF 手术时间长、出血量少、住院时间短，融合率相似。FE-PLIF 组1 周时腿痛和背痛 VAS 评分均有显著改善，而 MIS-TLIF 组在 3 个月时背痛 VAS 评分有显著改善，两组的 VAS 和 ODI 评分在术后第 3 个月和 12 个月时无显著统计学差异。

（二）融合技术要点及影响因素

尽管内镜下腰椎融合术的具体技术仍存在诸多争议，我们通过总结文献后发现成功的椎间融合术具备一些相同的技术要点，这些技术要点是融合成功的重要影响因素。

1. 充分的椎间孔扩大成形或者关节突切除

内镜下腰椎融合术入路均通过椎间孔 Kambin三角，进入 Kambin 三角需要通过出行神经根与上关节突之间的"骨神经间隙"，而神经根与上关节突前侧缘之间的平均距离仅约 4.29~5.77 mm，同时近一半腰椎退变性疾病患者的 Kambin 三角非常狭窄，常规操作及椎间融合器极易造成神经根的损伤。因此，切除部分或全部上关节突以扩大成形椎间孔，对后续操作的顺利进行十分重要。

2. 恰当的椎间隙准备

内镜下该步骤的优势在于视野较开放手术更加清晰，然而内镜操作工具及镜下操作空间往往限制椎间隙的处理。目前文献报道中多采用特殊的可膨胀铰刀或大尺寸软骨终板处理器械进行操作，但是，不同的医生处理的结果差异很大，同时我们应避免

过度处理骨性终板导致术后椎间融合器下沉。

3. 选择适当的植骨材料

由于镜下切除的关节突骨量往往较少，必须选择添加同种异体骨或取自体髂骨植骨。在一些研究中，术者在植骨材料中添加 BMP-2 并认为其能够提高植骨融合率及融合速度。然而，就不同植骨材料融合率的优劣，目前尚无定论。

4. 选择匹配的椎间融合器

由于内镜通道的直径以及椎间孔大小的限制，手术开展初期常因椎间融合器不匹配导致术后出现融合器移位。在内镜下融合开展的早期，不使用 cage 或为求增加 cage 支撑面积而放置多枚 cage 的报道均存在。现有临床报道中使用的融合器包括高度可调和固定尺寸两类，材质方面主要为金属和 PEEK 材料，不同类型的融合器各有优势。高度可调融合器既提高了植入的安全性，又能较好地改善椎间隙高度以提供间接减压；PEEK 材料被认为是椎间融合器的最佳选择，但尚无该材质的高度可调融合器面市。

5. 内固定方式

双侧经皮椎弓根螺钉系统是目前内镜下腰椎融合手术中最常用的辅助内固定方法。尽管有不少文献介绍了 Stand-Alone 术式，但多数学者仍认为不采用辅助内固定会导致椎间隙下沉、融合器移位以及椎间不融合等并发症。

第二节 并发症的循证医学证据

一、脊柱内镜技术并发症概述

随着内镜技术的发展及器械的改进，经皮脊柱内镜技术已逐渐应用于腰椎退行性疾病的外科治疗。与传统开放手术相比较，脊柱内镜技术具有创伤小、准确性高、术后恢复快等优点。但与此同时，受操作空间及视野狭小、学习曲线陡峭等自身技术特点所限，经皮脊柱内镜技术在术中及术后出现严重并发症的报道也屡见不鲜。据文献报道，单通道内镜下腰椎融合术并的发症与传统开放手术及其他脊柱微创手术类似，总体并发症发生率为 0% ~28.5%，主要包括椎间融合器沉降、移位，椎弓根螺钉相关并发症，骶髂部疼痛，硬膜外血肿，神经根或硬膜损伤，减压不充分，以及感觉迟钝、麻木，活动不利等神经并发症。

二、同轴内镜下腰椎融合术的并发症

Jacquot 等报道了局部麻醉下同轴内镜下腰椎融合的病例分析。在全部的 57 例患者中，有 50 例接受了双侧入路手术，即通过双侧椎间孔分别植入固定高度的椎间融合器各 1 枚，另外 7 例于单侧椎间孔植入 1 枚或 2 枚椎间融合器，有 46 例为 Stand-Alone 手术。手术的临床效果满意，但并发症发生率高达 36%，其中出行根损伤的发生率达 12.3%，另有 22.8% 的患者因椎间融合器移位接受翻修手术。作者认为，在出现关键性的技术革新之前，不推荐进行内镜下腰椎融合手术。遗憾的是，作者并未说明选择不同手术入路的原因以及是否进行内固定。Wang 等在其研究中应用高度可调节椎间融合器，并同期行椎弓根螺钉内固定术，全部 10 例患者无一出现并发症且椎间融合效果满意。在 Kamson 等报道的一项回顾性队列研究中，术者使用了钛合金和 Optimesh 材质的高度可调融合器，以及钛合金和 PEEK 材质的非高度可调融合器；内固定方式包括小关节螺钉、椎弓根螺钉、小关节伴椎弓根螺钉以及棘突间内植物，患者术后症状改善良好，并发症发生率 5.88%。但作者并未比较不同类型椎间融合器及内固定方式对手术效果及并发症的影响。

近年来我国的脊柱内镜技术发展迅速。周跃教授团队于 2018 年发表了关于内镜下腰椎融合技术的研究报道，该研究共纳入 7 例患者，均诊断为退行性腰椎滑脱或峡部裂合并腰椎滑脱，其中 4 例合并腰椎间盘突出。手术在全麻和神经监测下进行，平均手术时间（167.5±30.9）min，平均出血量（70.0±24.5）ml，平均术后引流量（24.5±18.3）ml。术后平均随访 2 年以上，腰腿痛 VAS、SF-36 及

ODI 评分均显著改善，无一例并发症发生。杨晋才教授团队纳入的回顾性对照研究显示，PE-TLIF 组 15 例患者中 1 例术后出现一过性腱反射亢进，但对于术后出现短暂性膝腱反射亢进及迅速恢复的原因尚不清楚；PLIF 组 21 例患者中有 2 例出现表浅切口感染，两组并发症发生率无显著性差异（ $P > 0.05$ ）。此外，杨晋才教授团队在 PE-TLIF 手术早期过程中发现有 1 例患者在终板准备期间出现了前纤维环破裂，他们认为这可能是由于刮取终板时操作剧烈所致。由于这是术者首次在套管下进行终板预备手术，熟练掌握相关操作需要时间积累。

部分学者认为经皮脊柱内镜技术可经皮穿刺定位后将套管及内镜直接由椎间孔区置入椎管内，并在循环的水环境下进行操作。这避免了大切口的显露，术中术区出血点经过放大后在镜下清晰可见，应用等离子双极射频止血等多种条件降低了术区伤口并发症的风险。另有学者指出，经皮脊柱内镜技术由于工作管道的限制，存在一定的视野盲区，难以取出手术器械未及部位的髓核组织，因此与传统开放手术相比髓核摘除相对不彻底，尤其在学习曲线阶段，有可能增加了突出椎间盘残留的可能性。

三、总结

首先，微创是内镜下腰椎融合术的最大优势，该技术最大程度上避免了椎旁肌的损伤以及骨性结构的破坏，减少了术中出血，缩短了住院时间，也避免了术后腰背肌肉源性疼痛。其次，内镜下腰椎融合术的另一项优势在于麻醉方式多样。相较于传统开放融合手术或 OLIF、TLIF 等相对微创的术式，内镜下融合可以在局部麻醉或硬膜外麻醉下进行，辅以少量静脉镇静或镇痛药物支持。这样既降低了高龄或合并心肺功能异常的患者进行全身麻醉的风险，又使患者能够及时进行术中反馈。

可视化是提高镜下融合成功率不可忽视的优势，术者在术中应充分利用此优势。在传统手术中，术者无法在切除椎间盘及准备终板时直视椎间隙的情况，可能导致椎间盘或软骨终板切除不完全以及骨性终板损伤过度，进而影响融合的成功率。而通过脊柱内镜系统，术者可以在制备终板甚至植入椎间融合器的过程中，于内镜下充分观察终板准备情况，确认充分显露足够范围的骨性终板，并在直视

下植入假体试模和椎间融合器，有助于减少手术过程中终板损伤、大血管损伤的风险。

然而，内镜下腰椎融合术的适应证相对局限。内镜下难以进行有效的椎间隙撑开以及椎体的提拉，且在进行中央型椎管狭窄的减压时往往力不从心，故严重的椎间隙狭窄、重度中央型椎管狭窄、大于Ⅱ度的腰椎滑脱症等是目前内镜下腰椎融合术的相对禁忌证，虽然也有少数作者有少数成功病例的报道，但目前来讲，并不是内镜下腰椎融合术的适应证。此外，内镜下切除骨量较少，自体骨填充量有限，而椎间孔面积以及通道直径也一定程度上限制了合适型号的 cage 植入，故在该技术开展早期 cage 的移位率较高，神经根损伤也一直是该手术的主要并发症。也有文献报道了术后因内植物下沉导致椎间隙高度下降以及出行根受压的病例。与此同时，内镜下融合技术的学习曲线较长，在外科医生的早期手术案例中并发症发生率显著增高；而文献报道中该技术在操作步骤及器械使用方面差异较大，给初学者在学习该技术时带来较多的困惑。值得注意的是，在内镜操作过程中，如穿刺、放置工作通道以及经皮内固定系统植入等操作均需要在透视下进行，无形中增加了手术团队及患者的放射暴露。

如何降低镜下融合的并发症发生率是我们不断探索的方向，单通道镜下融合总体并发症发生率为 0% ~28.5%，神经结构的损伤是脊柱手术最严重的并发症之一，也是我们需要预防的关键。我们认为进行细致的术前观察，在手术过程中限制深度引导下进行上关节突切除，减少使用叉状尖端的植入管，并在每一步可能对神经根和硬膜构成威胁之前，通过 X 线透视和内镜仔细观察和探查神经根和硬膜，是避免神经损伤的关键。

目前有关内镜下腰椎融合术的高质量文献较少，绝大多数报道为病例回顾研究或手术技术总结，按照牛津循证医学中心提出的文献证据等级归类为 4 级，仅有极少数的文献为病例对照研究（3B 级）以及基于病例系列的系统评价（4 级）。因此，更大样本量、多中心的前瞻性随机对照研究有待进一步开展，将有助于脊柱外科医生更为客观地评价该项新技术的有效性和优越性。

（李子全　余可谊）

参考文献

[1] Heo DH, Son SK, Eum JH, et al. Fully endoscopic lumbar interbody fusion using a percutaneous unilateral biportal endoscopic technique: technical note and preliminary clinical results[J]. Neurosurg Focus, 2017, 43(2): 8.

[2] Kim JE, Choi DJ, Park EJ. Clinical and radiological outcomes of foraminal decompression using unilateral biportal endoscopic spine surgery for lumbar foraminal stenosis[J]. Clin Orthop Surg, 2018, 10(4): 439-447.

[3] Ao S, Zheng W, Wu J, et al. Comparison of Preliminary clinical outcomes between percutaneous endoscopic and minimally invasive transforaminal lumbar interbody fusion for lumbar degenerative diseases in a tertiary hospital: Is percutaneous endoscopic procedure superior to MIS-TLIF? A prospective cohort study[J]. Int J Surg, 2020, 76: 136-143.

[4] Song Q, Zhu B, Zhao W, et al. Full-endoscopic lumbar decompression versus open decompression and fusion surgery for the lumbar spinal stenosis: a 3-year follow-up study[J]. J Pain Res, 2021, 14: 1331-1338.

[5] Kou Y, Chang J, Guan X, et al. Endoscopic lumbar interbody fusion and minimally invasive transforaminal lumbar interbody fusion for the treatment of lumbar degenerative diseases. a systematic review and meta-analysis[J]. World Neurosurg, 2021, 152: 352-368.

[6] Sik Goh T, Hwan Park S, Suk Kim D, et al. Comparison of endoscopic spine surgery and minimally invasive transforaminal lumbar interbody fusion for degenerative lumbar disease: A meta-analysis[J]. J Clin Neurosci, 2021, 88: 5-9.

[7] Wagner R, Haefner M. Uniportal endoscopic lumbar interbody fusion[J]. Neurospine, 2020, 17(Suppl 1): 120-128.

[8] Ahn Y, Youn MS, Heo DH. Endoscopic transforaminal lumbar interbody fusion: a comprehensive review[J]. Expert Rev Med Devices, 2019, 16(5): 373-380.

[9] Heo DH, Hong YH, Lee DC, et al. Technique of biportal endoscopic transforaminal lumbar interbody fusion[J]. Neurospine, 2020, 17(Suppl 1): 129-137.

[10] Park MK, Park SA, Son SK, et al. Clinical and radiological outcomes of unilateral biportal endoscopic lumbar interbody fusion(ULIF)compared with conventional posterior lumbar interbody fusion(PLIF): 1-year follow-up[J]. Neurosurg Rev, 2019, 42(3): 753-761.

[11] Brusko GD, Wang MY. Endoscopic lumbar interbody fusion[J]. Neurosurg Clin N Am, 2020, 31(1): 17-24.

[12] Heo DH, Lee DC, Kim HS, et al. Clinical results and complications of endoscopic lumbar interbody fusion for lumbar degenerative disease: A meta-analysis[J]. World Neurosurg, 2021, 145: 396-404.

[13] Li Y, Dai Y, Wang B, et al. Full-endoscopic posterior lumbar interbody fusion via an interlaminar approach versus minimally invasive transforaminal lumbar interbody fusion: a preliminary retrospective Study[J]. World Neurosurg, 2020, 144: 475-482.

[14] Yang J, Liu C, Hai Y, et al. Percutaneous endoscopic transforaminal lumbar interbody fusion for the treatment of lumbar spinal stenosis: preliminary report of seven cases with 12-month follow-up[J]. Biomed Res Int, 2019, 2019: 3091459.

[15] Xu DS, Walker CT, Godzik J, et al. Minimally invasive anterior, lateral, and oblique lumbar interbody fusion: a literature review[J]. Ann Transl Med, 2018, 6(6): 104.

[16] Osman SG. Endoscopic transforaminal decompression, interbody fusion, and percutaneous pedicle screw implantation of the lumbar spine: A case series report[J]. Int J Spine Surg, 2012, 6: 157-166.

[17] Wu WJ, Yang S, Diao WB, et al. Analysis of clinical efficacy of endo-LIF in the treatment of single-segment lumbar degenerative diseases[J]. J Clin Neurosci, 2020, 71: 51-57.

[18] Jin MG, Zhang J, Shao HY, et al. Percutaneous transforaminal endoscopic lumbar interbody fusion for degenerative lumbar diseases: A consecutive case series with mean 2-year follow-up[J]. Pain physician, 2020, 23(2): 165-174.

[19] Wu JL, Zhang C, Lu K, et al. A novel inextensible endoscopic tube versus traditional extensible retractor system in single-level minimally invasive transforaminal lumbar interbody fusion: A prospective observation study[J]. Pain physician, 2019, 22(6): 587-599.

[20] Zhang YQ, Xu C, Zhou Y, et al. Minimally invasive computer navigation-assisted endoscopic transforaminal interbody fusion with bilateral decompression via a unilateral approach: initial clinical experience at one-year follow-up[J]. World Neurosurg, 2017, 106: 291-299.

[21] Zhao XB, Ma HJ, Geng B, et al. Early clinical evaluation of percutaneous full-endoscopic transforaminal lumbar interbody fusion with pedicle screw insertion for treating degenerative lumbar spinal stenosis[J]. Orthop Surg, 2021, 13(1): 328-337.

[22] Zhang H, Zhou CL, Wang C, et al. Percutaneous endoscopic transforaminal lumbar interbody fusion: technique note and comparison of early outcomes with minimally invasive transforaminal lumbar interbody fusion for lumbar spondylolisthesis[J]. Int J Gen Med, 2021, 14: 549-558.

[23] He LM, Feng HY, Ma X, et al. Percutaneous endoscopic posterior lumbar interbody fusion for the treatment of degenerative lumbar diseases: a technical note and summary of the initial clinical outcomes[J]. Br J Neurosurg, 2021, 24: 1-6.

[24] 杨晋才. 经皮内镜辅助腰椎融合技术面临的问题与挑战[J]. 中华医学杂志, 2019, (33): 2566-2568.

[25] 杨晋才, 海涌, 丁一, 等. 经皮内镜辅助下经椎间孔腰椎减压融合术治疗腰椎管狭窄症[J]. 中华医学杂志, 2018, 98(45): 3711-3715.

[26] 李子全, 余可谊, 蔡思逸, 等. 椎弓根上隐窝在经皮内镜下经椎间孔入路腰椎侧隐窝减压术中的意义[J]. 中华骨与关节外科杂志, 2019, 12(3): 168-172.

[27] 尹鹏, 海涌, 杨晋才, 等. 经皮内镜下经椎间孔与传统后入路椎间融合术治疗伴有腰椎不稳的腰椎管狭窄症的疗效对比[J]. 中国脊柱脊髓杂志, 2021, 31(3): 213-221.

[28] 陈博来, 李永津, 苏国义, 等. 后外侧入路经皮内窥镜下腰椎椎间融合术治疗腰椎滑脱症的临床疗效分析[J]. 中国脊柱脊髓杂志, 2021, 31(6): 527-533.

[29] 李贤坤, 武明鑫, 张云帆. 经皮内镜下腰椎减压椎间融合术治疗腰椎管狭窄症的临床研究[J]. 临床医学工程, 2021, 28(8): 1031-1032.

[30] 李振宙, 侯树勋. 经单侧椎板间隙入路双通道全内镜辅助下腰椎椎体间融合术[J]. 中国骨与关节杂志, 2020, 9(1): 22-26.

[31] 李子全, 余可谊, 王以朋, 等. 经皮椎间孔入路脊柱内镜下单侧减压治疗腰椎管狭窄症临床疗效及非手术侧下肢症状观察研究[J]. 中国修复重建外科杂志, 2019, 33(7): 831-836.

[32] 肖亚杰, 刘士臣, 李惠贞, 等. 经皮脊柱内镜技术与传统开放手术治疗腰椎间盘突出症并发症的系统评价与Meta分析[J]. 中国脊柱脊髓杂志, 2019, 29(4): 325-335.

第十六章　经皮内镜辅助腰椎融合技术面临的问题与挑战

随着微创技术的不断发展，以最小的创伤获得最佳的临床疗效是当今外科医生追求的目标。以脊柱内镜为代表的脊柱微创技术历经一系列的发展，目前已成为脊柱外科最具有代表性的微创技术。手术适应证也从最初单纯治疗腰椎间盘突出症，到现在能够处理部分轻度或中度腰椎管狭窄症等，成为目前进行脊柱单纯减压的最佳手术方案之一。近年来，国内外脊柱外科医生致力于脊柱内镜辅助下腰椎减压融合技术的探索，在取得近期满意临床疗效的同时也存在不少问题，如手术相关并发症发生率较高，远期临床疗效还未得到验证，手术适应证仍需要进一步明确等。如何正确地看待这一新技术是我们需要冷静思考的问题，因此，本章将从经皮脊柱内镜腰椎减压融合技术存在的问题、关键技术及应遵循的原则等方面进行探讨，供大家参考。

一、经皮脊柱内镜腰椎减压融合技术存在的问题

Said 等 2012 年首次报道了脊柱内镜下腰椎融合术（endoLIF）治疗腰椎退行性疾病，并获得近期满意的临床效果。但是，该手术并发症的总发生率高达 20%，其中最主要的并发症是出口神经根的损伤。随后 Jacquot 等也报道了内镜辅助下腰椎融合手术，初步临床结果满意，然而手术中出口神经根损伤的发生率为 12.3%，总体并发症（包括融合器移位等）发生率高达 36%。针对神经并发症高及融合器移位等问题，很多国际学者提出了类似技术，如改良经皮经椎间孔腰椎融合术（pTLIF）及全内镜下腰椎减压融合术（FELIF）等。在国内，周跃教授团队于 2014 年开始对镜下腰椎融合技术进行探索性尝试，最终，其临床结果于 2018 年正式发表，并将该技术命名为经皮内镜下腰椎融合术（percutaneous endoscopic lumbar interbody fusion，PELIF）。北京朝阳医院海涌、杨晋才教授于 2019 年报道了

自主创新设计的经皮内镜辅助下腰椎减压融合术（percutaneous endoscopic transforaminal lumbar interbody fusion，PE-TLIF），初步临床疗效令人满意，这一技术解决了出口神经损伤及融合器移位的问题，但是远期疗效还有待于进一步验证。总而言之，目前有关脊柱内镜下腰椎减压技术的名称繁多，技术方法不完全统一，仍然处于探索阶段。纵观国内外的文献目前存在的几个问题值得关注，一是并发症发生率高，二是适应证不明确，三是远期疗效有待观察。

关于并发症发生原因，文献报道主要集中在以下几点：一是手术操作对出口神经根的干扰；二是由于技术本身的限制对椎间盘处理不够彻底；三是由于工作通道的限制使植入的融合器与椎间隙的高度不匹配；四是内镜下减压的范围有限，同时，内镜减压手术器械的不够完善导致了适应证相对受限。这些都是内镜辅助下腰椎减压融合技术本身存在的一些技术难题，目前并没有从根本上解决，因此，该项技术的推广普及仍然存在争议。

关于适应证的选择问题，不同文献所报道的适应证并不一致，文献中报道的适应证主要包括：复发性腰椎间盘突出症；腰椎管狭窄症；Ⅰ、Ⅱ度腰椎滑脱症；腰椎术后失败综合征；退变性脊柱侧凸等。禁忌证为：严重的椎间隙狭窄；中、重度中央型椎管狭窄；大于Ⅲ度的腰椎滑脱症；任何原因导致的骨质疏松患者。

目前有关腰椎脊柱镜下融合的临床疗效，总体来讲近期临床疗效比较满意，融合率从 59.6% 到 100% 不等。大多数研究的结果显示在随访终期 90% 患者的 VAS 和 ODI 评分都得到了显著改善，仅有一项研究报道 VAS 和 ODI 缓解的有效率仅为 43.9%，并发症发生率高达 36%，因此，作者给出的建议是在技术上没有革命性改进的情况下不建议进行内镜辅助下腰椎减压融合技术的应用。

二、内镜辅助下腰椎减压融合成功的关键技术

尽管目前腰椎内镜减压融合技术存在很多争议，但是，其可行性还是受到认可，越来越多的学者在技术上进行改进，并在临床上进行尝试与总结经验。无论技术上怎么改进，作者认为手术最终成功的关键在于以下几点：

1. 在保证出口神经根安全的情况下做好上关节突的切除

经侧后方入路的手术是通过上关节突与出口神经根之间的缝隙进入椎间孔的。上关节突与出口神经根之间并不是一些文献上所介绍的"三角形"关系，而是呈相对平行的"梯形"关系，我们将之称为"骨神经间隙"。该间隙为 3.5~5.5 mm，在这样狭窄的空间内进行减压与植入常规大小（最小 8 mm×8 mm，最大 8 mm×14 mm）的融合器对于出口神经根的威胁是非常大的。因此，手术中在不损伤出口神经根的前提下做好上关节突的全部切除或部分切除就成为非常关键的技术。经后路全内镜下腰椎减压的手术方法与后路开放的手术方法类似，这样就要求内镜下操作更加小心，手术的时间也会相应地延长，对硬膜囊走行神经的损伤概率也会增加，因此，设计更加便捷、适合于内镜下减压的手术器械迫在眉睫。笔者自主创新设计了钩舌状套筒，该套筒可以确保环锯经皮安全地切除上关节突，有效地避免出口神经根和硬膜囊的损伤，临床应用效果满意。

2. 做好神经的彻底减压

腰椎管狭窄症的形成因素主要有以下三个：一是前方退变的椎间盘；二是关节突的增生内聚；三是黄韧带的肥厚。经侧后路减压时可以做到单侧的椎间盘、黄韧带和上关节突的减压，但是，对于椎弓根水平的侧隐窝处减压效果是有限的，椎管后方的狭窄结构难以减压，需要考虑联合其他途径（后路）的减压方式。经后路减压的临床效果是肯定的，但是，对椎间盘的处理和植入融合器过程中对神经的干扰风险会明显增加。总之，需要在不损伤神经的前提下彻底减压。

3. 椎间盘处理

近期疗效看减压，远期疗效看融合。融合的必

要条件之一就是植骨床的处理，良好的椎间处理要求是较大范围（至少超过椎间盘面积的 1/2）切除软骨终板，充分显露出骨性终板，并可见到有广泛的骨性终板的渗血。内镜下进行椎间隙的处理是较为困难的，特别是全内镜直视下的处理，处理需要更好的手术器械来完成，比如宽度可变的镜下铰刀，随着手术器械的进一步改进，镜下完成椎间处理是完全能够实现的。

4. 关于椎间植骨材料的来源与植骨量问题

植骨材料最好来源于自体骨，但是术中减压得到的自体骨通常不够，需要术中取髂骨予以补充。取髂骨往往会导致取骨区的疼痛和麻木，笔者的经验是在髂后上棘周围 8 cm 范围内取骨可以减少上述并发症的发生。目前也有学者主张采用 BMP 与自体骨混合进行椎间植骨，可以加速椎间融合。笔者不推荐单独采用同种异体骨进行椎间植骨，此种植骨方式往往会导致椎间不融合。椎间植骨除了需要关注植骨材料的来源，充足的植骨量也是至关重要的。

5. 椎间所需要植入的融合器大小与椎间隙高度的匹配问题

内镜手术的本质是将手术创伤变得更小，小到比常规使用的椎间融合器还要小，这就造成一个矛盾，手术通道可容纳的融合器不足以满足临床使用需求，高度可调融合器是目前解决这一矛盾的最好选择，只是现在临床上使用的是金属材料的。理想的融合器应该符合人体相近的弹性模量、组织相容性好、符合椎间生理角度，PEEK 材料的融合器非常符合这些标准，然而，还没有 PEEK 材料的高度可调融合器面市。

6. 融合需要坚强的内固定

经皮椎弓根螺钉内固定完全符合临床使用。但是，单纯关节突固定的融合率还没有获得临床的证实，单边固定的临床疗效存在很多争议。因此，笔者推荐经皮双侧椎弓根螺钉固定。

三、经皮脊柱内镜腰椎减压融合技术的手术指征和遵循的原则

无论采用何种镜下融合技术都需要遵守相关的原则。

首先，内镜下腰椎减压融合当然也需要遵循腰

椎融合的手术指征，绝不能为了微创而微创，为了融合而融合。腰椎的融合主要包括以下几种情况：①腰椎不稳定或滑脱，并由于不稳所带来了疼痛的症状，需要融合稳定，比如腰椎滑脱症；②医源性不稳，由于严重的腰椎管狭窄经腰椎减压过程中不得已造成稳定结构的破坏，需要进行稳定重建；③矫形、退变严重造成的侧弯或后凸等腰椎畸形时需要进行手术矫形，同时需要融合；④椎间盘退变引起疼痛症状，如椎间盘源性腰痛。对于椎间盘源性腰痛是否一定需要融合是有争议的，对于椎间盘突出伴有严重腰疼的可作为选择融合的指征。

其次要遵循的微创原则。微创就是通过相对小的创伤手术达到与开放手术同样的临床疗效，不能为了微创而微创，脱离微创的本意。医生的探索与创新是值得提倡和鼓励的，然而，并不等于可以不讲原则的随心所欲，比如临床上可以见到有的热衷于做"微创"的医生为了"赶时髦"，常见展示腰椎间盘内只放融合器而不加内固定的"微创手术"，这并不可取。

总之，我们在采用经皮脊柱内镜腰椎减压融合技术治疗腰椎退行性疾病时，需要严格把握手术指征，遵循微创的原则。同时，我们也要认识到镜下融合技术比单纯的镜下减压技术学习曲线更长，难度系数更大，熟练掌握镜下减压技术是学习镜下融合技术的前提。相信镜下融合技术会有一个美好的未来！

（杨晋才　海　涌　尹　鹏　韩　渤）

参考文献

[1] Osman SG. Endoscopic transforaminal decompression, interbody fusion, and percutaneous pedicle screw implantation of the lumbar spine: A case series report [J]. International Journal of Spine Surgery, 2012, 6: 157-166.

[2] Jacquot F, Gastambide D. Percutaneous endoscopic transforaminal lumbar interbody fusion: is it worth it? [J]. International orthopaedics, 2013, 37(8): 1507-1510.

[3] Youn MS, Shin JK. Full endoscopic lumbar interbody fusion(FELIF): technical note [J]. 2018, 27(8): 1949-1955.

[4] Wu J, Liu H, Ao S, et al. Percutaneous endoscopic lumbar interbody fusion: technical note and preliminary clinical experience with 2-year follow-up [J]. BioMed Research International, 2018, 2018: 5806037.

[5] Yang J, Liu C, Hai Y, et al. Percutaneous endoscopic transforaminal lumbar interbody fusion for the treatment of lumbar spinal stenosis: preliminary report of seven cases with 12-month follow-up [J]. 2019, 2019: 3091459.

[6] He EX, Guo J, Ling QJ, et al. Application of a narrow-surface cage in full endoscopic minimally invasive transforaminal lumbar interbody fusion [J]. International journal of surgery(London, England), 2017, 42: 83-89.

[7] Lee SH, Erken HY, Bae J. Percutaneous Transforaminal Endoscopic Lumbar Interbody Fusion: Clinical and Radiological Results of Mean 46-Month Follow-up [J]. BioMed research international, 2017, 2017: 3731983.

[8] 杨晋才, 张黎明, 尹鹏, 等. 腰椎出口神经根与上关节突毗邻关系的CT观察 [J]. 中国脊柱脊髓杂志, 2018, 28(10): 888-894.

[9] Kreiner DS, Hwang SW, Easa JE, et al. An evidence-based clinical guideline for the diagnosis and treatment of lumbar disc herniation with radiculopathy [J]. The Spine Journal, Official Journal of the North American Spine Society, 2014, 14(1): 180-191.

[10] Yin P, Yang J, Hai Y. The feasibility for a novel minimally invasive surgery-percutaneous endoscopic transforaminal lumbar interbody fusion(PE-TLIF)for the treatment of lumbar degenerative diseases: a cadaveric experiment[J]. J Orthop Surg Res, 2020, 15(1): 387.

[11] 杨晋才. 经皮内镜辅助腰椎融合技术面临的问题与挑战[J]. 中华医学杂志, 2019, 99(33): 2566-2568.

索 引